中国世界长寿文化

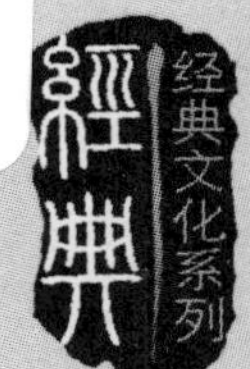

刘丽芳 编著

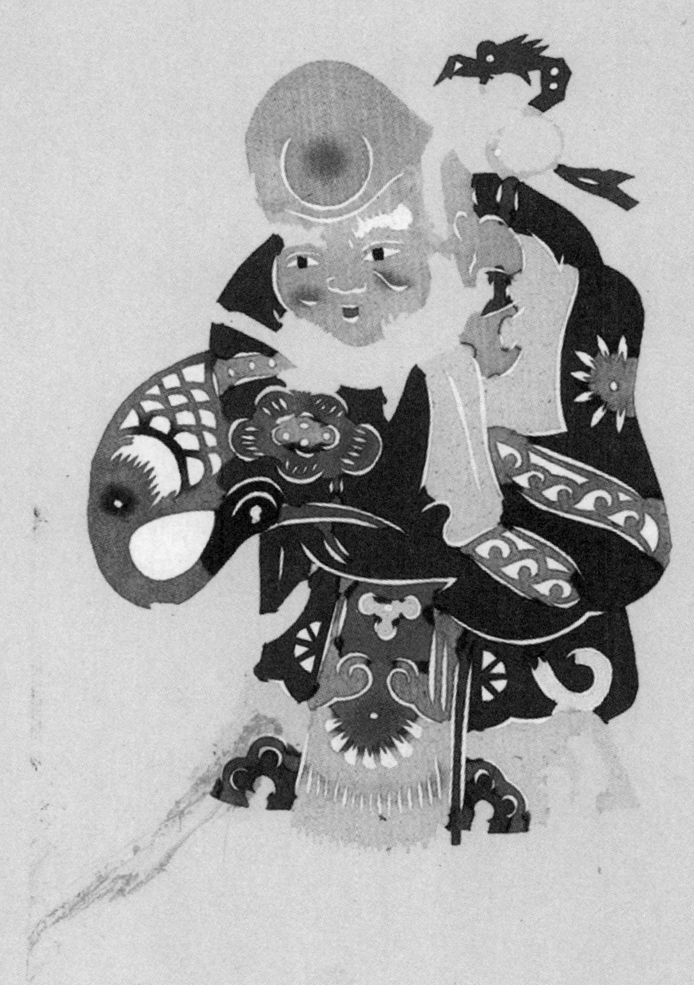

时事出版社

前言

长寿——人类的共同期盼

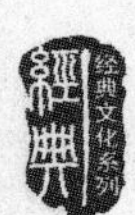

自从人类诞生以来，我们常常对神奇的生命产生好奇：生命究竟是什么？穿越时光的隧道，我们从喧嚣的历史中得到了见证：生命是无比庄严与尊贵的存在、是创造世界的主体。面对由主体缔造的一切美好，我们于心灵深处对生命怀有深深的敬畏和超越其他的神圣之感，这种至高无上的生命崇拜影响着人类对生命价值的认知、理解以及生命意识的构建。生命的岁月无法轮回，它对于我们每个人来说只有一次，正因为此，才方显它的弥足珍贵，才会唤起人类对生命的无比珍爱之情。生命是偶然的，因此人们对于这种冥冥之中的偶然大多会格外珍惜；生命是短暂的，人的一生在人类历史的光阴荏苒中只是瞬间而又是微小的影像，因此人们对有限的生命异常尊重与爱惜，希望永远地把握手中；生命是脆弱的，它在巨大的灾难、疾病以及一切与生命对抗的顽敌面前，往往是那样不堪一击，所以人类对面临危机的生命常会怀着惊恐的心情百般呵护。生命的真谛及它全部的内涵，超越了社会的等级、地位、身份等世俗的条件，使人类对生命的尊重融入文化而铸成信仰，故而追求生命的绵长，对长寿奥秘的漫漫求索，体现了人类生存智慧在终极意义上的“回归”。

恩格斯曾经精辟地指出：人有生存、享受、发展的需要，长寿则是满足这三大总体需要的基本前提，因为愈是长寿，愈能更多地享受人生、享受生活，并为社会做出更多的贡献。目前，世界卫生组织提出了“健康寿命”新概念，把长寿的定义提升到一个新的高度。“健康寿命”的长短是指国民平均能够健康地生活多少年，其中减去了因生病或受伤等健康受到损害的时间。所以，在未来的岁月里，人类所追求的长寿已经不再单纯地用年龄来代表，而是更注重生命的内涵，包括心理的不衰和身体的健康。身心长寿的老人必将拥有无法比拟的特长和优势，从而大大增加对社会的贡献，加速社会的进步。由此可见，长寿的意义不仅在于个体生命的延长，而是具有一定的社会价值。著名物理学家塞曼曾无限感慨地说：“如果科学家的寿命能再延续 10 年，那么世界的文明进程决不会是今天这个样子。”是的，我们可以做这样一个假想：如果爱迪生、爱因斯坦、牛顿等无数杰出科学家的寿命延续 10 年，那么他们对世界文明的进程就会起着无法估量的作用。当然推动社会发展的不仅是科学家，还有思想家、文学家、艺术家等等为人类做出巨大贡献的星级大师。如果这些最优秀的人才能够健康长寿，那么对整个人类进步来说，无疑将是巨大的福音。

在本书中，我们所要探讨的长寿文化是指有关人类健康长寿的一切文化现象的总和，包括物质文化和精神文化两个方面。在这里我们跨越了时间和空间的经纬，从多方面、多角度全方位地摄入了人类长寿文化的全貌，纵横古今、辐射中外，对中国和世界的长寿文化进行了概括的分析和介绍。书中不仅有对世界各地长寿观的剖析，还有对中国、世界著名长寿地区多方面的研究，包括自然环境、人文环境、生活习惯、物质条件等文化载体。另外还包括一些人们比较关注的重要话题，如：古今中外养生之道的解密、科技在长寿领域的巨大作用及所取得的最新成果等等。

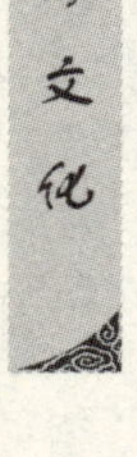

长寿文化如同一片深不可测的浩瀚之海，当我们远远瞭望的时候，看到的只是它的表象，平静而宽广，但真正地遨游其中就会感受到它的惊涛骇浪和激流的汹涌，以至于无法探测它的全部，所以只能随波逐流记录下波峰浪谷间的点点滴滴，至于潜于海底的无尽宝藏，则需要人类永无止息地探索、挖掘。

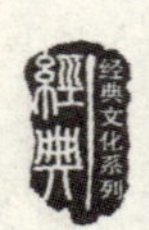

在人类长寿文化的范畴里，无论东方、西方，它们的成长历程呈现出惊人的相似之处：从孕育、形成与发展都走过了一个从蛮荒时期的鬼神崇拜、巫术祈福攘灾、占卜治病到生物学、遗传学等医学的诞生及转基因发现等高科技发达的漫长岁月。一代又一代为之探寻、实践、奋斗，将人类对长寿的崇拜、向往、追求，逐渐变成了健康长寿的现实。它和人类几千年的灿烂文明如影随形，负载着人类的智慧、勇气和无比坚韧的精神，是人类从青涩走向成熟，进而登临非凡的足迹，也是人类一个认识自己、战胜自己、挑战自己、超越自己的光辉历程。而且，它们都不是一个孤立存在的文化现象，而是和宗教、哲学、医学、饮食、艺术、民风民俗等文化息息相关，构成多元而庞大的文化体系，磅礴壮观、气度恢弘，在人类文化的长河中占有重要的一席之地。

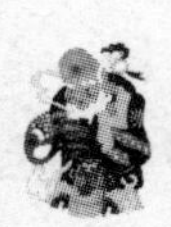

在人类发展的所有活动中，文化的内涵最值得咀嚼和回味，正如我们在提炼中外长寿文化精华部分的同时，也带来了有关文化之间差异的深沉思考。自从人类社会进入文明时代以来，愈是发展，文化愈是能反映一个民族的基本素质和综合概况，于是其在一定意义上就成为民族精神的代名词。同时，文化的形成过程也深受民族习惯、地理环境等诸多因素的影响，不同的民族和不同的环境导致了文化间的巨大差异，形成了不同形态的文化模式，东方和西方文化的差异大体就是这样产生的，这一点表现在长寿文化的领域里也是如此。中国乃至东方的长寿文化予人的感觉是道德的、内向的、心灵的、天人合一的、整体的、静态的、知觉的、综合的、内在超越的，像是在一块厚重的画布上涂满了斑驳的色彩，凝重、繁复、深沉，但带着更多的羁绊，显得有些沉重和压抑；而西方长寿文化的表现是科学的、物质的、外在超越的、个人主义的、二元对立的、动态的、逻辑的、分析的，更为积极、明快、豪放不羁，充满了生命的热忱和活力。

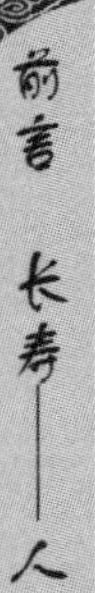

为了让更多的读者了解长寿文化，了解中国和世界的经典文化，我们特地编撰了这套经典文化系列丛书，以飨读者。本书即为其中的重要组成部分。在书中，我们把中国及世界各地区的长寿理念、风俗习惯、文化传承、宗教信仰、科技发展等方面汇聚一起，构筑了中国、世界长寿文化的精髓和魅力，犹如一本包罗万象的百科全书，为我们开启了许多新鲜未知的窗口，它无限精彩的内容唤起了我们研读的热望，从而得以管窥人类长寿文化的全貌。在这个千姿百态的缤纷天地，虽然存在着不同的语言、不同的种族、不同的国家，但在通往人类长寿的道路上，心灵是最有效的通行证，因为无论何时何地都不会改变世界的同一个梦想，幸福长寿将永远是人类的共同期盼。

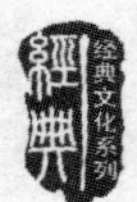

编　者

2006 年 12 月

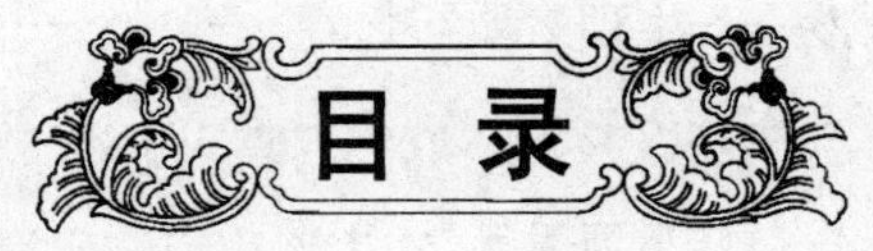

目录

上篇　中国长寿文化

下篇 世界长寿文化

上　篇

中国长寿文化

绪论

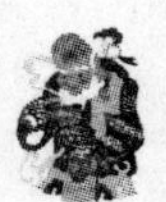

长寿——中国人的生命祝祷

在中国人的心目中，长寿是享受幸福生活的一个标志，中国传统的五福，即福、禄、寿、喜、财，就代表着中国人的生命价值观和幸福感。五福寿为先，只有生命本体存在，人才能拥有和实现其他人生欲求，如仕途辉煌、官高位显、财源茂盛、安居乐业、吉祥如意等等，从而达到人生幸福的极致。因此自古以来，追求心康体泰、延年益寿、长生不老就成为中国人最热烈的向往和祝愿，寄托了人类对完美生命的炽热爱恋与永恒憧憬。

我们在探讨各地区的长寿观念以及长寿之乡的奥秘的同时，惊异地发现：中国长寿文化的内容是如此广博而深厚，它茁壮的枝桠从中国传统文化的根系里汲取了丰富的营养，蓬勃繁盛、经久不衰。它不仅融入了中国古典哲学的理念、中华养生医学的博大精深，还注入了中华民族传统伦理道德的深厚底蕴，并且和文学、艺术、民俗民风等密切相关。而且，中国传统儒、释、道哲学思想所倡导的“尊老爱老”、“大德必寿”等众多道德理念也使我们对生命和长寿的理解蕴含着哲学的思考和人性的光辉。

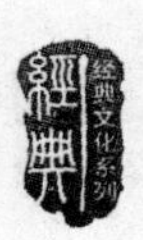

中国的养生文化历经五千年的岁月沧桑，古朴凝重，既注重理念的作用，又注重实践的功效。因为要实现长寿的梦想不仅需要有尊重和关爱生命的意识，还要有足够的智慧和经验，因此中国古老深厚的养生文化就责无旁贷地成为长寿文化强有力的依托。它海纳百川、广收博采，集宗教、哲学、医学、饮食等多种文化元素为一体，是自然科学和社会科学交叉的产物，充分体现了中国人庞大的养生体系和深邃的养生智慧。从历代宫廷的养生秘笈到日常生活中衣食住行的长寿之道、从身体的修炼到心灵的陶冶，无一不在圈点着中国养生文化的精髓。它犹如黑暗中的一束光亮，为我们在人生的历程中导引前进的方向，使徘徊的生命不再迷茫，重新凝聚深沉的力量，创造生命的奇迹。

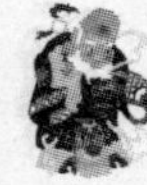

中国历来是一个热爱生命、尊重生命的民族，从它流光溢彩的寿诞文化和诸多关于长寿的民俗民风就可以看出：没有哪一个国家的人能像中国人这样对自己的生日给予如此隆重而丰厚的礼遇。寿诞文化中涉及的寿龄、寿筵、寿桃、寿酒、寿面、寿诗、寿联、寿画等生动广泛的内容含义深远、鲜活多姿。它们和中国的吉祥文化交汇融合，体现了中国人对生命的重视和由衷的礼赞。它是繁杂的，却又如此精彩；它是磅礴的，却又如此深厚！它在华夏民族文明历史的壮阔和辉煌的背景下，不断发展和完善，历经数千年而不衰，演绎出独树一帜的文化格局，色彩斑斓、仪态万方，从而汇聚成灿烂世界的民族瑰宝。

在岁月的记录簿上，我们检视历史的过往，发现中国人从未中断过对长寿的追求。无论是秦始皇求仙、汉武帝炼丹等三皇五帝祈求千秋万岁的故事，还是嫦娥偷灵药、彭祖不老等各种关于长寿的美妙传说，都在围绕着生命永恒的主题——长寿——做最精彩的诠释。这些美丽的神话，至今还在编织着我们对长寿的绮丽梦想。除此之外，有关长寿的诗词歌赋、瑰丽画卷以及各类艺术作品也多不胜数。千百年来，长寿文化在文学、绘画、音乐等诸多艺术领域以生命为主题，并以纷繁多姿的艺术形式表现出来，悠远流长、永恒不朽，使深刻庄重的长寿文化充满了浪漫的奇思和斑斓的姿彩。这是中国人对长寿文化具有想像力的理解，也是创造生命欢娱的一种表现形式。

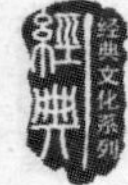

健康长寿是国人共同渴慕的美好愿景，也是对每一个生命的祝福和祈祷，更是我们追求幸福不断前行的内在动因。如今，中国长寿文化已经作为一种传统和习惯，渗透在中国人的血液中。虽然它从远古走来，但在几千年的文化进程中不断注入喧腾的活力，始终保持着蓬勃的气象。它并非是明日黄花，而是和今天与未来息息相关的。因为对长寿的追求体现了人类对自身的觉醒和追求公正、和平、爱心、和谐生活的愿望，是人类文明的终极意义，也是人类永远的眷恋所在。

第一章

长寿文化现象透视

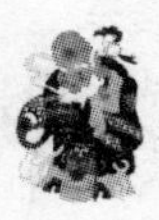

第一节　博大精深——长寿文化解读

一、寿命与长寿

所谓寿命，是指从出生经过发育、成长、成熟、老化以致死亡前肌体生存的时间，代表了一个人的生命历程，其长短通常以年龄来衡量。虽然生命的尺度掌握在我们自己手中，但也存在着与生俱来的自然寿命，人们称之为“天年”。那么人类究竟能活多少岁呢？中国传统医学文献上早就有关于人类天年的记载，如黄帝《素问·上古天真论》上记载：……尽其天年，度百岁乃去。《灵枢经·天年》中提到人的天年为“百岁”，人之寿百岁而死。其他文献如《尚书·洪范篇》则以一百二十岁为寿，可见我国古代先祖推算人的自然年龄在100—120岁之间。

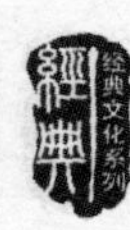

随着科学的进步，近年来科学家已经能够较正确地测算出人类的天年，多方证明人类的自然寿命能够活到100—150岁。当前测算人类自然寿命的方法主要有三种。一种是生长期测算法：哺乳动物的寿命相当于生长期的5—7倍，人的生长期需要20—25年，由此测定人类的自然寿命在100—175岁之间。另一种是性成熟期测算法：哺乳动物的寿命一般应为性成熟期的8—10倍，人的性成熟期为13—15岁，由此推算出人类的自然寿命为100—150岁。第三种是细胞分裂次数与周期测算法：人体细胞分裂次数为50次，分裂周期是3年，以此测定的人类自然寿命在110—150岁之间。综合以上三种方式可知：人类的天年至少应在100—150岁之间，这和我国几千年前古人的推断惊人的相似。

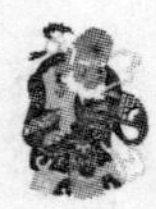

虽然从古至今的科学研究均证明人类的确能够活到100岁以上，但实际生活中大多数人不能克尽天年。主要原因是受了多种因素的影响：诸如先天遗传、自然环境、人文环境、社会习俗、天灾人祸、疾病、意外事故以及个人的生活方式和习惯等，这些都在有意无意间消损着生命的长度。同时，人与人之间的寿命也是存在差距的，所以人们在比较某个时期、某个地区或某个社会的人类寿命时，往往采用平均寿命。因此，平均寿命可以反映一个国家或一个社会的医学发展水平，也可以表明社会经济、文化的发展状况。在我国，原始社会祖先的平均寿命只有22岁；从公元前21世纪的夏朝到公元1911年辛亥革命前，度过了4000多年的漫长岁月，历经67个王朝、446位皇帝，他们的平均寿命只有42岁；建国前，我国人口平均寿命只有35岁；建国后，随着人民物质生活水平的提高和医疗卫生保健条件的改善，我国人口平均寿命延长了将近1倍，到1985年已提高到68.92岁，现在已接近70岁。由此可见，人的寿命是一个随时代变迁而不断变化的指数。

那么，什么样的年龄才算长寿呢？从生物学角度来说，达到生物寿命极限的90％就可以算作长寿；从社会学角度来说，超过平均寿命的20％－25％也可以算作长寿。如此计算，我国年龄在近90岁以上的老人都属于长寿人群。但是现在人们长寿的概念范畴并不仅限于年龄，而更注重生命的质量，更提倡健康的长寿。因为健康是长寿的前提和基础，只有保持身心健康的状态才能更好地安享天年，感受长久生命带来的幸福和满足，进而也达到了人类向往的长寿的极致。

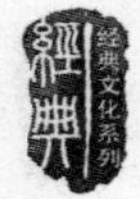

令人欣喜的是：随着社会的进步和科技巨轮的飞速旋转，国人的生活质量显著提升，人生百年不再是遥不可及的神话，而将成为活生生的现实。科学家早已预言：21世纪将是长寿的世纪，人均寿命有望突破100岁，21世纪出生的婴儿有可能见到22世纪的曙光。据有关部门统计：目前我国各地区的百岁老人已接近2万，而且这样的数字会随着时间的推移持续增长，“人生七十古来稀”的古语从此将消散在历史的云烟中。在我们的生活中，将有越来越多的百岁人行走在长寿之路上，以健康的理念领悟着生命的真谛，享受着健康、快乐的幸福生活，对社会大众的福祉做出更多贡献，使长寿的人生更臻完美。

二、长寿文化溯源——奇异的长寿崇拜

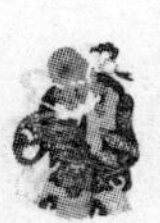

崇拜是人对某种事物一种发自内心的、十分虔诚的仰慕。比如：远古时期就已出现的图腾，起初是一个氏族部落的崇拜偶像，后来逐渐演变成一个民族、一个国家的精神象征，成为一种神圣而不可玷污的情感标志。在中国长寿文化中同样也存在着顶礼膜拜的现象，而这些对象大多是作为长寿象征的动物和植物。它们长久不衰的生命力赢得了中国人的崇敬，并经常被用来赋予他人的美好祈愿和祝福。

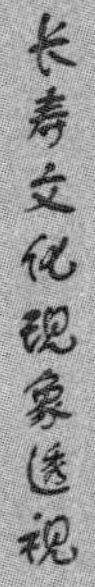

（一）松柏长青

松柏自古以来就是中国人心中非常崇拜的偶像，受到历代文人墨客的咏赞。如：《诗经》中的“秩秩斯干，幽幽南山。如竹苞矣，如茂松矣……”用来比喻君主的家业兴旺发达；《论语》曰：“岁寒，然后知松柏之后凋也。”汉代司马迁的《史记》中也称：“松柏为百木之长也。”在我国传统植物文化观念中，松柏的崇高地位无疑是根深蒂固的。

为什么中国人对松柏如此青睐呢？松柏是松科长绿乔木，松叶为针形，柏叶扁平。其叶子都是四季常青、经冬不凋的；树干挺直高大、树枝屈曲盘旋如虬龙。松柏树龄长久，一二千年的古松柏并不鲜见，其材质优良，是建造屋室的好材料。松柏的果实可以食用，也可以药用。由于松柏四季长青的枝叶象征着经久不衰、常青不败，因此普遍地被视为祝颂、期盼健康长寿的象征物。在被当作祝寿题材的吉祥图案中，就有松竹梅组成的“岁寒三友”、“松柏同春”、“松菊延年”等诸多与长寿寓意有关的纹样，其在画稿、文具、什器中也担当重要的角色。

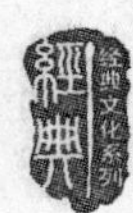

（二）仙鹤千年

鹤是中国稀有的珍禽，《诗经》有云：“鹤鸣于九霄，声闻于天。”意思是它能飞得很高，在天上鸣叫，鸣声高亢响亮。鹤的寿命一般在五六十年，是长寿的禽类。《花镜》中记载：“鹤生三年则顶赤，七年羽翮具，十

年二时鸣，三十年鸣中律，舞应节。又七年大毛落，氄毛生，或白如雪，黑如漆，一百六十年则变止，千六百年则形定，饮而不食。”所以民间视鹤为长寿之禽，并有“鹤寿”之说。《淮南子·说林训》也说：“鹤寿千岁，以极其游。”

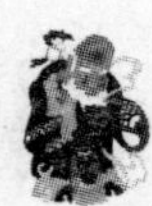

此外，鹤被道家看成神鸟，称为仙鹤。道教故事中就有羽化后登仙化鹤的典故。传说：晋时，辽东有个叫丁令威的人在灵虚仙学道，后来化鹤成仙，常飞回家乡，鸣叫着鼓动家乡的人学道成仙。关于鹤，《神境记》中还有这样一个传说：古时，荥阳郡南郭山中有一石室，室后有一高千丈、荫覆半里的古松，上面常有双鹤飞栖、朝夕不离。汉时，曾有一对慕道夫妇在此石室中修道隐居，后化白鹤仙去，而这对松枝上的白鹤则是他们所化。为此，松与鹤经常构成“松龄鹤寿”和“松鹤长春”的吉祥图画，并衍生出许多吉祥祝寿的图画来，成为从古至今民间美术作品和礼品中常见的题材。另有鹤衔桃的纹图称为“鹤献蟠桃”，与鹿或加桐及椿组成“鹤鹿同春”的吉祥寓意。在传统观念中，用鹤寿、鹤龄、鹤算作为颂人的长寿之词。有人为了表达长寿意愿，还以鹤命名，如鹤寿等。在画稿、文具、衣料的吉祥图案中以鹤为题材的也很多，如团鹤、双鹤等。

（三）同龟齐寿

龟是一种水生动物，腹背有龟甲，头尾和四肢均能缩入甲内，耐饥渴，寿命极长。在中国，龟是一种神秘而蕴藏着丰富文化内涵的动物，也是最大的神物、灵物、吉祥物之一，与龙、凤、麟并称“四灵”。因为中国人一直都相信，龟隐藏着天地间无数的秘密。我们的先祖把龟甲的上盖比作天，下盖比作地。《春秋运斗枢》一书认为：龟的产生是“瑶光星散为龟”。龟背上的花纹据说蕴含着神秘莫测的内容，乃天意所授。有这样一个传说：在大禹治水的时候，天以河图相授，神龟负文而出。其实，早在神龟负文而出之前，夏禹的父亲鲧在治水时，就有一群鸱龟接连不断地呼叫拖尾而过，在地下留下痕迹，鲧即按图索骥筑堤防水。所以，人们认为龟为治理黄河立下了不灭的功劳。龟因屡次立功，天帝为了报答它，给了它一万年的寿命。一般认为：龟一千岁就能与人语，五千岁称神龟，一万岁则称灵龟。因此，龟就成了长寿的象征。

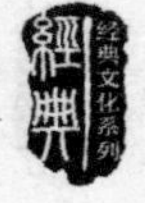

由于龟背的纹理蕴含着天地的秘密，又因它寿命极长、经验丰富、能

鉴往察来，因此商代就用龟甲来占卜。占卜时要灼烤龟甲，视所见的拆裂之纹，以兆吉凶休咎。龟甲上的二十四块板与农历的二十四个节气相一致，可见龟纹对商人的启发很大，并在龟甲上刻下了最早的汉字，后人称为“甲骨文”。

由于龟为长寿的象征，人们就用“龟龄”喻人之长寿，或与“鹤龄”结合称“龟龄鹤寿”，也祝人长寿。寿联中往往用龟鹤入对，如“高龄稔许同龟鹤、瑞世应知有凤毛”。

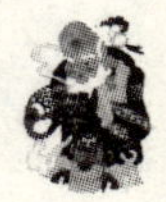

（四）鹿寿千岁

鹿为中国常见动物，历史悠久，《诗经》中多有记载，它还有一个昵称叫“斑龙”。其与象一样，形体比较奇特，四肢细长，母鹿生有鹿角。它身体的很多部分可用来作为珍贵的药材，也被视为吉祥物，表达美好祥瑞的寓意。据传：鹿是长寿仙兽，《抱朴子》云：“鹿寿千岁，满五百岁则其色白。”《述异记》中说：鹿千年为苍鹿，又五百年化为白鹿，复五百年化为玄鹿。所以，鹿被视为古代之瑞兽。《瑞应图》中说：“天鹿者，能者之兽，五色光辉王者孝道则至。”既然鹿是长寿之兽，它的肉也就成为长寿食物，据说吃了玄鹿的肉可以活到2000岁。同时，人们又以鹿为长寿象征，在多种场合用以表达祝寿、祈寿的主题。在传统寿画中，鹿常与寿星为伴，以祝长寿。在其他吉祥图案中，鹿与鹤组成六合同春或鹤鹿同春的纹样。

（五）绶鸟寓寿

绶鸟也叫吐绶鸟或珍珠鸟，通称火鸡，产于巴峡及闽广一带。其因嘴根有肉绶，能伸缩，时时变色，所以被称为绶鸟。绶即绶带，是用来系帷幕和印环的。古时常用不同颜色的丝带，标识官吏的身份和等级。据古书记载：皇帝佩戴的是用黑丝带穿的白玉佩。绶带因帝王将相所用，久而久之也就成为富贵的象征，绶鸟也因此沾染了吉祥的寓意。又因为绶带的绶字同长寿的“寿”是谐音，所以绶鸟便成为长寿象征物，有了祝颂长寿的寓意。在吉祥图案中，常见有山茶花和绶鸟的纹图。山茶花因经冬不凋、生机勃勃，表示春意，因此整个画面称为春光长寿。另外还有梅花、竹和绶鸟的纹样。绶鸟栖息竹林丛中，翠竹挺拔苍翠、梅花傲然绽放，这是传

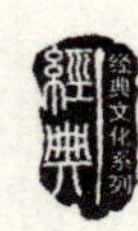

统的祝寿吉祥图案，寓意为齐眉祝寿。如果和水仙、天竹相配，那便是天仙拱寿。

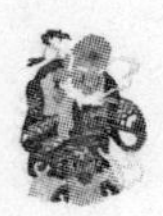

第二节 异彩纷呈——中国各地长寿观

一、东北地区：有规律的生活是长寿的基石

东北地区包括黑龙江、吉林、辽宁三省和大兴安岭以东的内蒙古地区，是一个比较完整的地域单元。其地域辽广、自然资源丰富、环境复杂多样、气候寒冷，这些自然环境都影响着这个多民族聚居区的社会生活和生存质量。

近年来，随着社会经济的发展，生活水平、医疗条件的提高，东北地区出现的长寿老人越来越多。以沈阳为例，据有关部门统计：2001 年沈阳市百岁以上老人 105 名，2004 年增至 120 名，现在则约有 130 位，呈逐年递增的趋势。按照一般规律，女寿星总比男寿星多一些；而在沈阳出现了一个有趣的现象，那就是男女寿星的人数平均，但各区分布不均匀。

探寻其的长寿秘诀，寿星们一致认为除了良好的生活环境、爱劳动、不偏食、笑口常开以外，最重要的一条就是生活有规律。早睡早起、按时作息，几乎是这些百岁寿星的最大特点。每天晚上九十点钟就寝、早晨五六点钟起床，已经成为寿星们多年如一日的起居习惯。另外他们吃饭的时间也很有规律，定点就餐、以清淡为主、喜欢吃粗粮，还有就是每天都要参加一定量的劳动或运动。

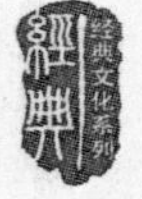

世界卫生组织提出健康的六大根基：规律生活、心理平衡、适量运动、合理膳食、科学饮水、戒烟限酒，并把规律生活列为六大健康根基之首。的确，人体内生来就有一个预定好的时刻表——生物钟，它严格、准确、连续地运转与控制着人体的生命活动，直到生命结束时才停止。规律生活要求把每天日常生活的方方面面，都建立在生物钟运转规律的基础上，同时给自己多加几个“定时”活动，如：定时起床觉醒后先进行“心理养生”，想些愉快的事，然后逐一进行揉腹、叩齿、鼓漱、咽津、提肛等活动。起床讲究“三个半分钟”，即坐起、双腿垂床沿、立起后站立各半分钟。起床后先喝水，进行一番“体内洗涤”；其次是排便，做到有效排毒、抗衰；再次就是洗盥，如梳头、搓脸、转睛、挺腹、按摩、冷水洗脸等。早晨洗脸时的自我按摩是最好的面部美容。天天如此，便成了良好的生活习惯。只要能按步就班、循序渐进地把生命的分分秒秒都浸透生活的激情，那就等于掌握了长寿的秘密。

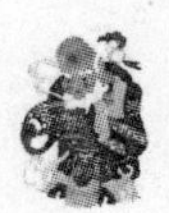

二、华北地区：乐观的情绪是长寿之匙

华北地区是指中国地理上位于北部的一片区域，包括北京市、天津市、河北省、山西省和内蒙古自治区的中西部。在这五个省市之中，生活着相当数量的长寿老人。

如今，首都北京的百岁老人呈逐年递增的趋势。据市老龄委的统计显示：截至2003年年底，北京市共有247位百岁以上老人，其中110岁以上的老人有3人。调查显示：早在2000年，北京市即已全面进入老年型社会，而北京市老年人口的增长速度远快于同期总人口的年平均增长速度。其中仅百岁老人的数字，2003年就比2001年多出57人。而且，在北京市的百岁老人中，女性约占80%。从居住地分布看，百岁老人绝大多数生活在城区，其中生活在城八区内的百岁老人为209人，占全市百岁老人总数的84.6%。山西、内蒙、天津等地的百岁老人也是呈逐年递增的势头。

那么这些百岁老人是怎样看待长寿的呢？有关专家做过一些个案调查，总结了七大因素：(1) 起居有规律、睡眠质量好；(2) 饮食有节、不挑食；(3) 性格开朗、乐观健谈；(4) 有爱好特长，几乎所有老人都爱干净；(5) 一切顺其自然；(6) 性格温顺、善于交友、乐于助人；(7) 家庭环境好、晚辈孝顺、对老人生活照料周到。在这些因素之中，他们更注重精神的自我调节，可见保持乐观的情绪是长寿的法宝。现代医学证明：情绪通过大脑来影响心理活动和全身的生理活动。乐观的情绪可以使人体内的神经系统、内分泌系统的自动调节作用处于最佳状态，有利于促进身体健康，也有利于促进人的感知、记忆、想象、思维等心理活动。身心健康的长寿者，其特点之一就是保持乐观的情绪。其中幽默感是心理成熟的一种表现。有人戏称：“一个城市增加一个马戏团的‘小丑’，比建一座医院对人们的健康更有好处。”因为笑是欢乐、愉快的情绪表现，能增强人体

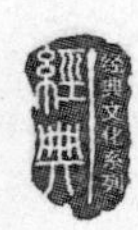

的抵抗力，促进人的身心健康。

四、华东地区：自然与人文契合的长寿之风

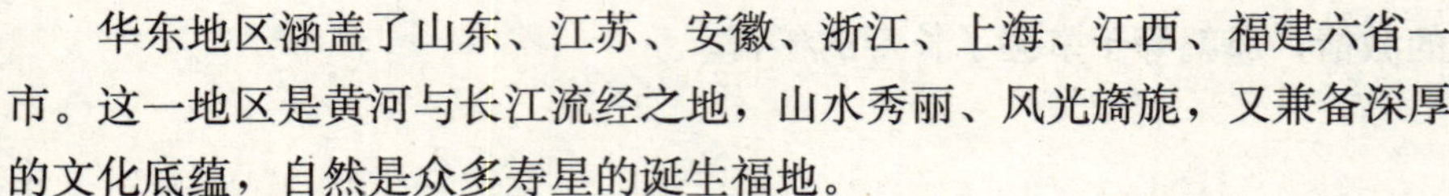

华东地区涵盖了山东、江苏、安徽、浙江、上海、江西、福建六省一市。这一地区是黄河与长江流经之地，山水秀丽、风光旖旎，又兼备深厚的文化底蕴，自然是众多寿星的诞生福地。

特别是中国六大长寿之乡的江苏如皋，以独特的长寿现象引起了世人的关注。根据联合国规定的长寿地区标准，即每百万人中有75位百岁老人就算长寿地区。而人口总数为145万的如皋，目前百岁老人已达125位，且99周岁以上的老人竟有170余位，在全国众多县（市）中遥遥领先，而且远远超过联合国的标准。如皋是个历史文化名城，古称雉皋、雉水，自东晋义熙七年（公元411年）正式置县以来，至今已有1500余年的历史，传统文化积淀深厚、尊老传统源远流长。现今，无论是当地政府，还是平民百姓家庭，敬老爱老蔚然成风。据县志记载：嘉庆年间，如皋寿星吴际昌、施景禹曾经奉旨进京，入席宁寿宫“千叟宴”，并获得皇上的恩赐，从此为长寿老人过“千叟宴”成为如皋长寿文化的内容之一。目前，如皋市共有老年人口27.5万人，其中80岁以上的老人有4万余位。在家庭和政府的照顾下，他们的晚年生活幸福安康。在世界有关组织剖析如皋的长寿现象时，专家认为：一个尊老、爱老的社会风气，是如皋寿星多的原因之一。因为在良好的敬老爱老的社会环境下，高龄老人得到家庭、社会等各界的关爱，生存条件大大提高，心态与心情也处在一个健康愉悦的状态，这些都是一个人能够长寿的外部条件。

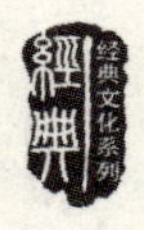

另外，如皋独特的地理位置也是人们关注的焦点。因为世界上公认的长寿地区不是地处高寒地带，就是位于偏僻山区，唯独如皋地处平原，而且位于工业相对发达的沿海地区，可谓全球罕见。如皋属于北亚热带湿润气候区，气温适中、雨水充沛、日照时间足、无霜期较长。其常年平均气温14.7摄氏度，最冷的一月气温在2.1摄氏度，最热的7月份平均温度仅为27.1摄氏度。气温适中的如皋，有利于肌体生理机能的提高。同时，空气湿度也是气候环境好坏的重要标志。如皋常年平均相对湿度为80%，舒适宜人。国内外许多研究资料均表明：自然环境与人类的寿命有关。自然环境包括地层结构、地形地貌、水文气象、气温、气压、日照时间等。

适宜的气候往往会使人们心情开朗、精力充沛、健康美丽。而优美的自然环境不仅有益于身体健康，还可以陶冶心灵，为人们提供舒适、安静的居住环境，是健康、长寿的摇篮。

四、华中地区：千年的积淀是长寿的最佳资源

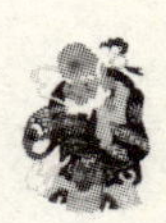

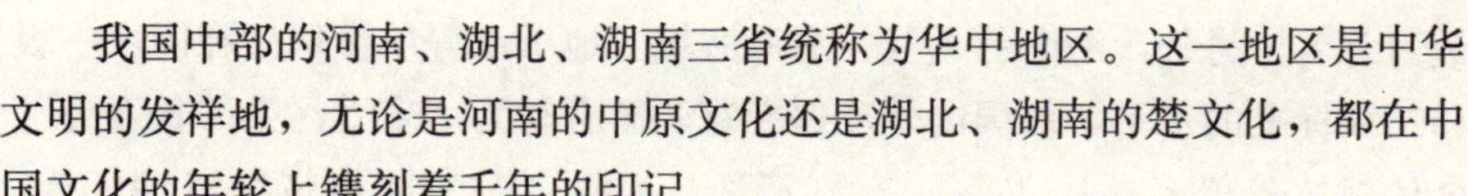

我国中部的河南、湖北、湖南三省统称为华中地区。这一地区是中华文明的发祥地，无论是河南的中原文化还是湖北、湖南的楚文化，都在中国文化的年轮上镌刻着千年的印记。

作为六大长寿之乡之一的湖北省钟祥市，就是一个有着几千年历史的文化名城，其有文字记载的历史长达2700多年，且自古以来就是一个盛产寿星的祥瑞之地。早在周公分封诸侯的时候，此地就已筹建城池，并有一些关于长寿老人的逸闻佳话。传说当地有一位官员叫苌弘，在周朝做了53年的大夫，是远近闻名的长寿老人，人们纷纷把他作为效仿的榜样。随后，这个地方的长寿老人也逐渐增多。到南北朝时，这里的长寿老人已经很多了，于是在南宋明帝泰始六年（公元470年），便以长寿老人苌弘的姓氏将其改为苌寿县。北朝西魏大统十七年（公元551年）又去掉苌的草字头，称为长寿县。从此它便成为名副其实的长寿之县。据《宋书·州郡志》记载：南宋明帝泰始年间人口统计表明，长寿县的长寿老人占县内总人口的1/4。明朝嘉靖十年改为钟祥县，意为“钟聚祥瑞”，但敬老与长寿的遗风一直流传至今并发扬光大。

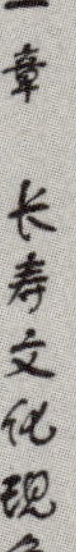

全国第四、第五次人口普查资料显示，钟祥市均被确认为全国的长寿之乡。全市人均寿命75.88岁，高于全国平均水平4.48岁，比世界平均水平高9.88岁，在全国六大长寿之乡中列第二位。而据最近调查登记显示：全市103万人口中，80岁以上老人11073人，其中90岁以上946人，百岁以上71人，长寿老人在第五次人口普查结果的基础上呈扩大趋势。钟祥之所以成为全国的长寿之乡，除了有其独特的自然环境、殷实的物质基础、良好的生活习惯等因素外，还有一个很重要的方面，就是这里千年流传下来的纯朴民风中尊老敬老的传统尤其突出。人们不仅对长寿老人竭尽赡养之责，而且对一些德高望重的老人十分敬重。如：旧口镇百岁村古时有个仁、义、礼、智、信五德俱有的王婆婆活到105岁，无疾而终。众乡亲为纪念她，捐资出力在她居所门前河上修起一座桥，取名“王

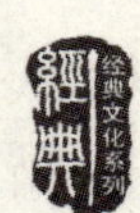

母百岁桥”，这些都成为打造长寿之乡的动力之源。

五、华南地区：山清水秀人增寿

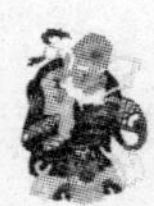

广东省、广西省、海南省是我国南部的璀璨明珠，环境优美，是养育百岁寿星的人间天堂。比如最南端的海南省，以阳光、海水、沙滩、椰树最为著名。另外，海南的大气、沿海海域、地下水等质量保持在国家一级和二级标准的水平，被国内外环保专家、学者誉为“未受污染的长寿岛”。全岛森林覆盖率高达40%，空气清新。而且，海南属热带季风性气候，终年无霜雪、四季如春、气候宜人，且全年平均气温为22℃—26℃，常年气温变化不大，人体较易适应。

广西的巴马于20世纪90年代被国际自然医学会宣布为“世界第五长寿之乡”。现在，巴马的百岁老人为78人。由于其总人口仅为24万人，故巴马成为目前世界上长寿率最高的地方。国际上，关于长寿率的定义为每10万人中拥有百岁老人的数量。“世界长寿之乡”的标准是每10万人中至少应有7位健康的百岁老人，而目前拥有24万人口的广西巴马瑶族自治县有健康百岁老人74位，每10万人中拥有30.8位百岁老人，是“世界长寿之乡”标准的4.4倍。这个县甲篆乡平安村巴盘屯，全屯510多人中，百岁老人多达7人，是“世界长寿乡”标准的近200倍。

广西巴马人之所以长寿，是“新鲜空气”起到了特殊的功效。该地区植物丰富、四季常青、气候十分宜人。大多数老人都居住在山谷河畔，空气清新无污染，是一个天然的大氧吧。据科学分析：巴马空气中的负氧离子含量每立方厘米在2000—5000个，几个长寿村空气中负氧离子更是高达每立方厘米3万个。而在一般城市，这一数目是1000—2000个左右。专家经过对巴马各乡的水田、旱地、菜地中土壤微量元素进行随机抽样分析，发现巴马北部山区土壤中锰、锌含量极高，而铜镉含量低。巴马长寿老人头发中锰的含量比广州、武汉、日本、东京正常人均高出10倍。科学研究得知：高锰低铜的土壤分布与心血管发病率呈负比率，而与长寿老人的密度呈正比率；而锌被称为“生命之花”，能提高人体免疫力。

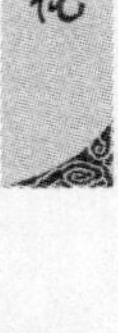

另外重要的因素是巴马县境内多山，由于山区日照时间相对要比平原少，所以山区居民受太阳辐射的影响小，体细胞引起早衰甚至短命的情况也就比平原少。同时，这里的房屋建筑也符合健康居住的条件：两层、朝

南，上层住人，下层放杂物等。清洁、宽敞、通风、干爽、日照适宜，这些无疑对人体的健康长寿是大有好处的。

六、西北地区：粗茶淡饭助长寿

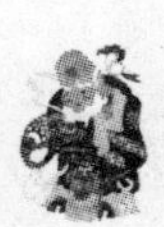

我国的西北部分布着新疆维吾尔族自治区、陕西省、甘肃省、宁夏回族自治区、青海省。虽然这个地区人们的生活水平和物质生活还不是非常发达，但并不影响长寿老人在此聚集。令人称奇的是，新疆维吾尔族自治区的和田恰恰是世界著名长寿之乡的诞生地。

这里的长寿老人主要食物是牛肉、羊肉、鲜奶、酸奶、奶油、鸡蛋、面粉，而且一年四季水果不断。与其他长寿地区的老人一样，他们的膳食热能不高，有充足的优质蛋白质、无机盐、微量元素、维生素，能满足人体需要。此外，他们常吃一些坚果，如杏仁、核桃等等。另外，他们大都按时定量进餐，饮食有节、食量得当，不过饥、过饱，所食多为清淡食物，并且食物有粗有细、荤素搭配、饮食柔软、易消化吸收。

目前世界上的科学家已获得更多的证据，证明生命常驻的主要因素是自然而均衡的营养。所谓自然而均衡的营养，是指未经加工的天然食物营养素搭配均衡，它能带给人体必需的养料，如碳水化合物、蛋白质、脂肪、维生素、矿物质、纤维素和水分等。而这些养料都要比例适当、配制均衡、适应身体的需要。如果营养过剩、营养不足或营养失调，均会导致健康衰退。所以在饮食方面，需遵守食用适量蛋白质、低脂肪、低热量和高纤维食物的原则。这种自然而均衡的营养可以防止过氧化作用所产生的自由基破坏正常细胞的代谢，以及导致皮肤粗糙、有皱纹、老人斑、血管硬化等老化现象。同时，还可以使免疫系统持久保持年轻，延缓老化，让我们得到多数人梦想不到的天年。

七、西南地区：勤劳是延年益寿的砝码

我国西南部的四川省、云南省、重庆市、贵州省、西藏自治区大都属于高原地区，地理环境比较恶劣，却造就了许多长寿老人勤劳的品格。

有关专家曾访问了多名 90 岁以上的老人，他们都认为长寿的秘诀之一就是勤劳。他们一生都生活在山区，一般在十岁左右就开始做轻微劳动，七八十岁时还坚持参加农业生产劳动，九十岁以后大都能生活自理，有的还从事力所能及的家务劳动。有的百岁老人甚至还能割草、砍柴、放鸭、爬山坡。每天做一些适量的劳动，不但使他们的晚年生活更加充实，也使他们因劳动而感到快乐。

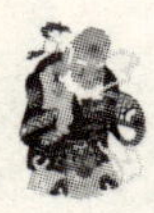

科学家对长寿老人进行的调查结果表明：这里 80％的长寿老人是坚持劳动和体育运动的。现代运动心理学的研究也证明了劳动与运动对保持健康和提高器官生理功能的重要性：适当的劳动和运动可以促进新陈代谢过程，延缓衰老。

生命在于运动。我们每个人都有一条生命的曲线：上升期（生长发育期）—稳定期（成熟发达期）—下降期（衰老期）。如果一生中始终坚持勤奋工作、劳动和体育锻炼，充分发挥机体的潜力并不过分疲劳，就能促进生长发育，保持较长的成熟发达期，延缓衰老。医学工作者经过实验观察证实：到了老年期才开始注意体育锻炼或参加适当的劳动，效果虽比年轻人差得多，但也可有效地增强各组织器官的生理功能。相反，有的人原来身体很好，由于退休后无所事事，甚至连家务劳动也不愿做，结果身体很快衰弱，过早地被病魔夺去了生命。达尔文曾说过："寿命的缩短与思想空虚是成正比的。"因为一个人饱食终日、无所事事，久之可产生失落感和老朽感，进而会精神萎靡、情绪抑郁，甚至导致机体各器官的生理功能紊乱，影响身体健康。同时，一个人如果终日闲坐不动，整个身体得不到应有的活动，会导致血脉不畅、肌肉逐渐萎缩，加速内脏器官退化，使衰老来得更快。

民间广为流传的"十叟长寿歌"，就是长寿经验的总结。其中第五条"五叟整衣袖，服务自动手"就是勤劳的意思。勤劳不但是我国劳动人民的美德，也是防病治病的良药。几千年的实践证明：人要想活着就得动，活动、活动，要活就得动，不能动也就活不长了。

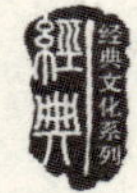

总之，劳动创造了世界、创造了财富，也锻炼了人的身体，使人得以高寿。因此，勤劳是益寿延年的密码。

第二章

追寻长寿的奥秘

第一节 本色天然——生理素质与长寿

一、家族遗传对寿命的影响

在长寿的话题中，我们常常看到这样一个有趣的现象，就是一家几代都有寿星诞生。所以在很早以前就盛行着长寿家族的说法，认为一个人的长寿常常得益于“基因遗传”。如今，关于长寿家族的遗传密码正随着“基因技术”的突飞猛进而被逐一破译，科学家终于揭开了多年难解的谜团，并发现了一个很关键的角色——基因。

那么，什么是基因呢？基因不仅是一个遗传物质在上下代之间传递的单位，也是一个功能上的独立单位。人类的寿命与基因有关，因为体内有多个基因主宰着生命的长短。研究表明：那些在恶劣环境下控制机体防御功能的基因，能够显著地改善多种生物的健康状况并且延长其寿命。了解基因的秘密，可以帮助我们找到消除疾病、延长人类生命的秘诀。利用长寿基因的影响力可以改变人类的生命进程：使生命和活力不因为年老的衰退而却步；使人能够在 70、90 岁乃至 100 多岁时，仍然保持 50 岁时的蓬勃朝气。

人类寿命的第一性因素是双亲的遗传物质通过精卵细胞的结合而决定的，故先天的遗传因素决定着寿命的长短。据资料统计：60—75 岁死去的双胞胎

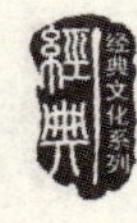

中，男性双胞胎死亡的时间平均相差4年，女性双胞胎仅差2年。在对近500个长寿家庭进行的调查中，科学家发现了很多与寿命有关的基因：如果这些家庭中至少有一名成员活到100岁，那么其他人平均寿命较高的几率要高出平常人50%左右。因此，他们认为人类第4染色体的某个区域存在是使某些人长寿的遗传基因。

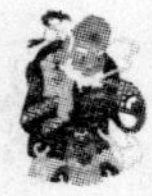

科学家认为：长寿人群和家族可以将对疾病的抵抗力遗传给子女，因此他们患病后比其他人更加容易康复。在长寿家族中，有的属于多代连续长寿，可追溯到的长寿史为长寿者直系的祖先3—5代；有的是隔代相传，如长寿者的父母并不长寿，而其祖父母或外祖父母或曾祖父母长寿；有的是两代长寿，只是长寿者和他的父或母长寿。

据研究：广西巴马老人的长寿现象可能跟线粒体DNA上隐藏的“D密码”有关。而在对长寿群体的家族调查中发现：相当多的家族中出现了两个或者两个以上的90岁以上老人，表现出明显的家族遗传倾向。据专家推断：巴马的长寿群体可能存在某种遗传因素。经过多年的研究发现，在机体免疫反应中，出现起重要作用的白细胞抗原后等位基因的频率，在长寿老人中明显高于其他普通人群。可能正是由于这个原因，巴马长寿老人在自身免疫力方面表现出了更好的优势。

总之，寿命是有遗传基础的，并且寿命的长短还有着家族聚集的倾向。不过，寿命又是一个非常复杂的综合问题，也受环境因素的影响，如饮食习惯、生活环境、工作环境等，这些都在不同程度上左右着人的寿命。

二、长寿与性格、性别的关系

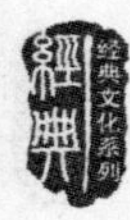

《圣经》中记载：上帝创造了亚当以后，又用亚当的肋骨创造了夏娃。由此看来，女人只是男人的肋骨，好像上帝对女性有些偏颇。其实不然，造物主对女性还是极为眷顾的，因为他给了女性更长久的生命。据世界上许多国家的人口统计，女性一般寿命比男性长5—10年。可是，什么原因致使女性比男性长寿呢？

有的科学家认为：男性基础代谢要比女性高5%—7%，即能量消耗要比女性高；而女性较少的能量消耗使产生的损害性自由基相应减少，对人的DNA和细胞破坏也减少，因此衰老就会减慢。有的认为，女性长寿的原因是比较会睡，且睡得好、睡得香。而近来有研究表明：女性长寿的秘诀在于人类体细胞端区。端区长度随增龄而缩短，即端区长度越长越长寿；端区长度丢失越快，衰老越快。男性端区长度丢失速率比女性快，所以衰老得也快、寿命也短。还有，女性一月一次的月经也决定了她们的耐受力高、生存能力强。此外，人类长寿有明显的母系遗传倾向，即女性长寿者比男性多得多，而人类的线粒体 DNA 也遵从严格的母系遗传规律。男人血液中的雄性激素形成的易怒好斗、争强好胜性格，也是造成短命的重要原因。与女性相比，很多男性的生活方式既不科学，也不健康。抽烟喝酒、暴饮暴食等对男性的损害远远大于女性。

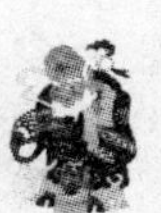

尽管男性寿命短于女性是一个不争的事实，但是只要今天的男性遵循合理膳食、适量运动、戒烟限酒、心理平衡的健康生活四大原则，就有可能延年益寿，甚至活得比女性长。

医学研究证明：人的健康长寿与性格也有密切关系。近年国内有位学者按贝滋氏分类法对长寿老人性格进行了一次调查，发现性格乐观开朗型占 51.14％、安静温和型占 44.32％、孤独忧郁者占 4.54％，而性格粗暴者不能长寿。

长寿者一般都性格爽朗、心胸开阔、爱好活动、热爱生活、乐于助人，适应环境变化和抗挫折能力很强。这种良好的心理状态对健康长寿十分有利。这类人善于控制与调节自己的情绪，保持良好的心境，在心理上充满安全感、满意感和幸福感，没有寂寞感、孤独感和老而无用感，因而可能健康长寿。而忧郁暴怒的性格，不但消极低沉，而且十分情绪化，是身体产生各种疾病的原因所在，也是造成短命的根源。

总之，人的性格与健康息息相关。平时应注意自我调适性格，自觉保持乐观情绪及平和的心态，扬长避短，这对防病健身、延年益寿是大有益处的。

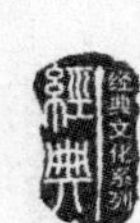

第二节　人间福地——生活环境与长寿

一、长寿的自然环境

人与自然是有机的统一整体。正如恩格斯所言：“人本身是自然界的产物，是在他们的环境中，并且和这个环境一起发展起来的。”因此，人与环境的关系就像鱼和水一样不可分离。环境创造了人类，人类依赖于环境生存，并受其影响，不断与之相适应；而人类又通过自身的生产活动不断改造环境，使人与自然更加亲近和谐。

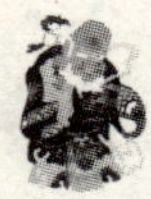

有统计数字表明：全球有 11 亿人饱受大气污染的折磨，另有 25 亿人赖以生存的空气已被严重污染，每年有 500 万到 1200 万人死于与环境污染有关的疾病。如今，环境污染已是威胁城市居民身体健康的最大杀手。适合生命生存的环境应当是：水源洁净，空气清新，空气负氧离子适宜，气候宜人，无工业废水、废气、废渣，无垃圾，住所绿化程度达到 60％以上。

考察我国的长寿之乡，无一不存在得天独厚的自然环境。如钟祥位于湖北江汉平原北端，地质地貌环境优越，境内与人体元素相关的矿产资源相当丰富。其水资源丰富，而且水质好。地下水质不仅酸碱度适中，极少污染，而且富含锶、钼、钾等多种人体健康所需的微量元素。这里全年降水丰沛、气候湿润，有利于人类生存，也有利于整个生态系统的共生。钟祥的空气质量也好，常年处于清洁状态，城区和乡镇大气环境质量的主要指标均控制在国家二级标准以内；阳光充足，太阳辐射年平均值、全年日照时数是全省的高值中心；土壤环境质量好、酸碱适度，为多种植物的成长提供了有利条件。此外，35.7％的森林覆盖率营造了优质的绿化环境。良好的自然环境成为钟祥创造长寿奇迹的天赐之福。

再如彭祖的故乡、著名长寿之乡四川省彭山县，地处川西平原岷江峡谷地带入口处，从都江堰奔泻分流的若干水系恰好在这里汇集，合成岷江主流，滔滔直下。东西两条山脉绵延对峙，两山激荡产生水气，滋润空气，自然形成清润可宜的小气候环境，使得山和风顺、环境优美。而且全年雨量充沛、四季分明，年平均无霜期 313 天，年平均降雨量 909 毫米，光、热、水条件优越，气候十分宜人。境内生态环境良好，半丘平坝，主要土壤类型为水利土，土质疏松，富含多种微量元素，适应多种农作物生长，尤其适宜种植稻谷、玉米、小麦和红薯等农作物以及多品种蔬菜和水果，为人们健康长寿提供了无比优越的自然环境。

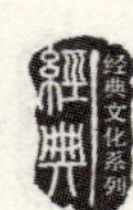

良好的自然环境是养育长寿生命的沃土，也是自然对人类的造福与恩赐。面对自然的慷慨馈赠，我们从心底滋生的感恩之情将与天地共存。

二、长寿的居所环境

生活环境与长寿有着密切的关系：葱郁的草木、良好的气候、清新的空气、充足的氧气、无污染的水源、向阳通风的居所等都是长寿的因素。道教认为高山是神仙居所，是修真长寿的理想境地。佛教的禅修同样要求在幽静和安宁的山林里进行。人们应该经常到树木繁茂、流水淙淙、野禽飞鸣的郊外散步，使自已心静如水、远离尘嚣。

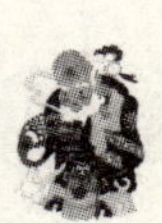

人一生约有一半以上的时间是在住宅内度过的，因此居室环境的优劣与人体健康有着密切关系。居室通风不良，现代家庭的装潢污染、电磁污染、生物污染、生活污染等等，都会直接或间接地影响人体健康，导致亚健康，乃至疾病。因而，中医历代世家都非常重视居室及住宅环境对人类健康和寿命的影响。孙思邈在《居处》、《退居》中对居处卫生环境、养生保健禁忌等有多处论述，认为居处要雅素清洁："凡居处不得过于绮靡华丽，令人贪婪无厌，损志。但令雅素清洁，能避风雨暑湿为佳。"居处还应选择营建在"人野相近，心远地偏，背山临水，气候高爽，土地良沃，泉水清美"的地方。居室内要整洁、干净、安静、舒适；居室装潢宜简不宜繁，选用的材料一定要无毒无害，符合环保要求；并应空气流畅、阳光充足，住宅以坐北朝南、冬暖夏凉为宜。

除了住宅内的小环境对人的健康有重要意义外，住宅外的自然环境也很重要。人离不开自然环境，中医很早就提出"天人相应"学说，非常重视环境对人类健康长寿的影响。《素问·五常政大论》中有言："一州之气，生化寿夭不同，地势使然也。"说明居住的环境与人类的寿命长短有关。"良好的生活环境，可以使人的寿命增加 10—20 年"这种结论是有一定科学依据的。很多长寿之乡长寿老人的居所环境，或坐落在山间景色之中，或在清清水畔，出门见景。如长寿之乡辽宁省辽阳县的兴隆村，百岁老人的居所被美景环绕，在几乎听得见虫鸣的空间还有着花草的芬芳。每一个空间看上去都如此纯净，像春天的梦境。寿星们经常着一身轻装在青山中徐行、在绿水畔濯足放歌……人与自然的接触是如此亲近，这更贴近人的天性、更有益于长寿。

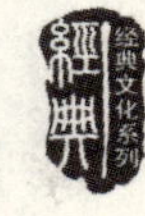

哲学家海德格尔曾说过，人应当诗意地安居。"诗意的栖居"已经是人类的一种居住向往，在青山绿水之间、在没有污染的阳光和空气之中，

没有世俗的束缚与羁绊，将生命融于自然，保持着自由自在生命最初的形态，这才是追求长寿人生的极致。

三、长寿的人文环境

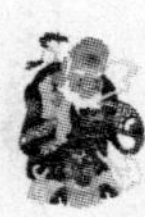

谈及长寿的环境因素，往往不可忽略人文环境，其为高寿老人的生存提供了良好的外部条件。那么什么是人文环境呢？即以文化积淀为背景，以物质设施为载体，以人际交往和人际关系为核心的社会环境。它是指人类在自然环境的基础上，通过一系列社会活动形成的一种人类物质财富和精神财富在一定区域内的分布现象，是该区域人的生活模式、价值观念与待人处事的态度等等。一般而言，它由社会化了的人口、民族、宗教、聚落、风俗、文化及政治、经济、国家、政党和社会团体等人文要素组成，反映了一个地方的历史文化传统、政府管理水平和该地居民的精神面貌、道德水准、文明程度、法制观念等综合素质，是一个地方物质文明、政治文明和精神文明状况的综合体现。具体而言，人文环境应该包括“硬环境（物质环境）”和“软环境（精神环境）”两部分。“硬环境”主要是指为市民服务的文化与市政设施；“软环境”则包括当地的风俗习惯、生活方式、管理水平，以及当地居民的归属感、认同感、人情感等方面的内容。

在我国，许多长寿之乡都有着悠久的、敬老爱老的优良传统和社会风气。子孙对长辈的孝敬，是老人得以健康长寿的最重要原因。许多百岁老人与儿子女儿、养子养女、孙子孙女共同生活，多数四世同堂、五世同堂。他们每天与子女聚在一起吃饭，一家人围坐一桌，气氛和谐温馨，老人享受着子孙绕膝的天伦之乐。因此尊老爱老的人文环境，使绝大多数长寿老人的境遇都较好。在广西巴马，多年来流行着这样一个敬老风尚：年轻人如果虐待老人，姑娘就会嫁不出去，小伙子则娶不到老婆。在这里，谁家有百岁老人是令人羡慕的事情，因为这就意味着家庭幸福。对于那些老寿星，人们更是流露出尊敬呵护之情。比如：吃饭时，凡老人长辈在场，必请之坐于上席；走路时，如果见长者过来，年轻人自觉地站在路边，让老人过去。

良好的人文环境，使今天的百岁老人拥有了前所未有的归属感和幸福感。在社会各界共同营造的敬老氛围中，将有越来越多的长寿老人安享更加快乐无忧的晚年。

第三节 生活有道——生活方式与长寿

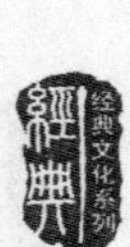

一、良好的生活习惯是关键

在日常生活中，保持良好的生活习惯是益寿延年的最佳生活方式；而放纵自己的行为，则是造成各类疾病及“人体亚健康”的罪魁祸首。有统计数字表明：由于不健康的生活方式而造成的死亡已占人类死亡率的50%以上。专家估计：到2020年，每年将有840万人因吸烟死亡，而20%—30%的肝病患者是由于酗酒所致。

在长寿之乡的调查报告表明：许多百岁老人中经常吸烟的仅占13%，从不吸烟的占77%，已经戒烟的占10%；经常喝酒或偶尔喝酒的占66.2%，其中喝本地产黄酒、自制米酒等低度酒的占饮酒者的67%；不失眠的占90%，偶尔失眠的占7.5%，53%的人每天睡觉超过8小时；有65%的人经常或天天参加运动与锻炼；大便有规律的占84%。

凡是长寿的人，绝大多数始终保持着良好的生活习惯，饮食、起居都很有规律。巴马人常年以粥为主食、以粥代饮，特别是以水磨玉米粥为主。农忙时做的粥稠一些，农闲时做的粥就稀一些。而且食物都是新鲜的，营养丰富。另外，他们还有其独特的食物烹饪方式，即所吃的蔬菜、鱼虾、豆类等都放入粥中一起煮食。更为独特的是巴马人不吃油炸、炒制食物，只是常年在粥中放入“火麻油”食用。而所谓的“火麻油”，也是仅仅用“火麻籽”榨制的一种白色豆浆状的植物油脂。他们常年来还保留了吃饭只吃八成饱的良好习惯，且保持低盐、低脂、低糖的“三低”的饮食，因而老年慢性病的比例较低。同时，巴马人祖祖辈辈保持农耕的生活习惯，日出而作、日落而息，睡眠时间充足，而且有午睡的习惯。最为可贵的是他们的卫生习惯也比较好，虽然在条件艰苦的山区，但每日劳作后他们都要洗澡，还坚持每晚用热水泡脚。这些良好的生活习惯为这些长寿老人的健康奠定了坚实的基础。

二、均衡的饮食营养是核心

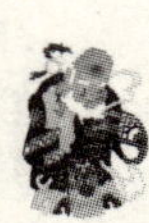

饮食是人类的能量来源。现有资料和研究证明：地球上还没有任何一种单一食品可满足人类机体生长发育、新陈代谢及生活、学习和工作所需的能量或物质供给。我们知道：维持人体生命的七大营养素是碳水化合物、脂肪、蛋白质、维生素、矿物质、纤维素和水。但由于偏食、食物单一，以及食物中各种营养素分布不够全面均衡，我们普遍缺乏多种营养物质，形成营养不良或营养过剩的局面。数字表明：粮食缺乏使全球每年有300万以上的人因吃不饱而死亡。而与营养不良所造成的死亡形成鲜明对比的是：每年同样有数以百万计的人死于暴食暴饮、营养过剩所造成的肥胖病。美国科学家经研究得出结论：营养不良和营养过剩都会缩短人的寿命，只有均衡的饮食营养才是延年益寿的法宝。研究一下长寿老人的食谱，我们便可以找到其中的奥秘：60%以上的老人既吃粗粮也吃细粮；74%的老人早晚吃粥，中午吃干饭。显然，低热量、低脂肪、低动物蛋白、多种类的饮食习惯是促进人类长寿的最佳营养方案；而节制饮食可减少人体氧负荷、降低血糖水平、降低疾病发病率等。

考察江苏如皋百岁老人的食谱，发现他们煮粥的主要用料是粳米、玉米面、大麦糁等。按中医观点，它们具有健脾养胃的特殊功效，在维护健康方面起着重要作用。大多数老人吃菜荤素兼有、以素为主，但其中58%的老人以吃鱼和蛋类荤菜为主；78%的百岁老人以喝白开水为主，主要喝淡茶的占10%，喝浓茶的仅占7%；89%的百岁老人吃饭不挑食，然而只有11%的老人饭量比一般人大。如皋当地有句俗话：萝卜干咯嘣脆，常吃活到百十岁。如萝卜及萝卜制品富含维生素和纤维素，常吃不但可以均衡营养，还可以带走身体中的有害物质，是养生佳品。同时，如皋特产的白蒲香干是高蛋白食品，为老人们的一生提供了充足的蛋白质来源，延缓了他们的衰老。这里的黄酒更是许多百岁老人必备的饮品，其含有蛋白质、酶、微量元素以及有益健康的双歧杆菌，少喝一点对身体很有好处。

很多事实证明：长寿的食品不是山珍海味、美酒佳肴，而是多样化的食物。因为只有每天进食多种食物才含有均衡的营养物质，才可以保证全面的营养。其实，要保持身体健康，必须补充40种以上的营养物质。俗话说："平衡祛病、失衡患疾。"只有均衡的饮食才能打造健康的生活。

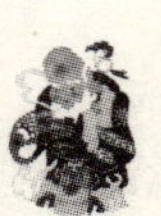

三、合理的运动起居是助力

动物学家发现一个有趣的现象：大象在野外可活到200岁，而一旦被俘虏，关进动物园后，尽管吃住有人照顾，生活条件比在野外好得多，但却活不到80岁。田野里乱跑乱跳的野兔平均可活15年，而自幼养在笼内过着舒适生活的家兔平均寿命不过4—5岁。在艰苦野外环境中生存的野生动物虽时刻面临着食不果腹、野兽袭击等生存危机，却比过着舒适安逸生活的家养动物寿命要长。其中的原因是多方面的：野生动物为了生存、为了寻找食物、自卫或逃避敌人、适应外界恶劣环境的变化，不得不经常东奔西跑，长期过着积极活动的生活，机体得到了良好的锻炼，抵抗力大大提高。所以，它们比过着安逸生活、缺乏运动的家养动物的寿命长。这个事实揭示了生命的真谛，即生命在于运动。

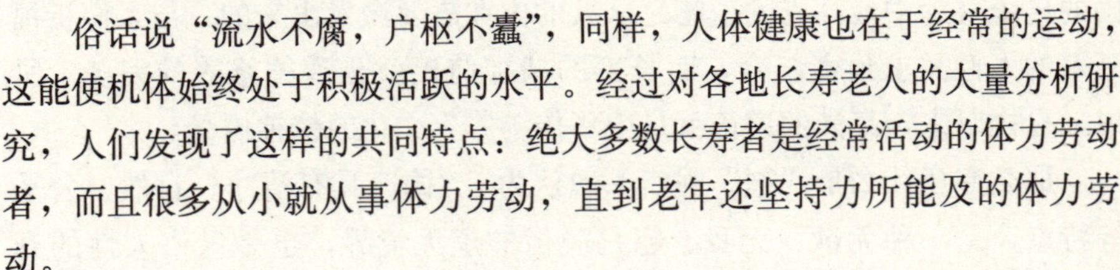

俗话说“流水不腐，户枢不蠹”，同样，人体健康也在于经常的运动，这能使机体始终处于积极活跃的水平。经过对各地长寿老人的大量分析研究，人们发现了这样的共同特点：绝大多数长寿者是经常活动的体力劳动者，而且很多从小就从事体力劳动，直到老年还坚持力所能及的体力劳动。

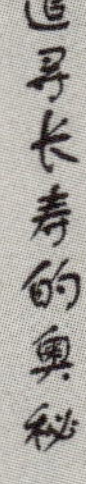

医学上认为：肌肉不活动就会萎缩，内脏活动过少其功能会减退。运动锻炼不仅强身健神，还可消耗体内多余的热量，使体重稳定。因体内多余的热量可转变成脂肪，使人变肥胖，从而诱发高血压、高脂血症及糖尿病等。因此，勤劳可长寿、懒汉会短寿是常见现象。19世纪初，德国著名医生戈朗特指出：“世界上没有一个懒人可以长寿，凡是长寿的人，其一生总是积极主动的。”这是因为人不活动时，体内新陈代谢减弱、呼吸变浅。实践证明：3天不活动的人，力量将下降5%；长期不活动，各组织器官将发生退行性变化和机能衰退，甚至危及生命，这都说明体育锻炼对健康、长寿有着重要的意义。

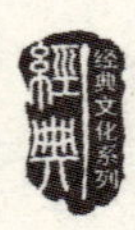

另外，合理的起居也是养生内容的一部分。其一是要制订合理的生活制度：这种制度既要适应四季气候的特点以及每日早晚变化的规律，又能满足年龄、性别、体质、地区、工作、习惯等多种不同情况，做到因人制宜、因地制宜。其二要注意一般起居宜忌：注意劳作的宜忌、娱乐的宜忌、房事的宜忌、睡眠的宜忌、淋浴的宜忌等方面，调适精神形体、增强体质、提高防病能力。

第四节 安享天年——心理素质与长寿

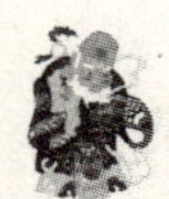

一、高尚的道德是养生的灵魂

古罗马哲学家西塞罗认为：一个人如果年轻时就很注意修身养性，到了老年依然会从容、愉快。虽然容貌不能永远年轻，但丰富、恬静的心态却可以永驻。

道德修养代表着一个人的品格，是一个高度自觉的、持之以恒的磨砺过程。它不仅是人格的自我完善，也是生命所必须经历的自我修炼。在中国的传统观念中，高尚的道德是从人的内在需要激发出来的，与人们祈福延寿的人性需求紧密结合，而长寿的精神前提就是道德修养的完美。所以，自古以来，高尚的道德就是中华传统养生文化的精神内涵。

那么究竟什么是“德”呢？一般认为：“德”具有清净、自然、公平等特点，是一种无欲、无我、超凡脱俗的虚无境界，也是世俗人性的升华。养德可以使人品格高尚、心态平和，充溢着无私的幸福感，所以它不仅是延年益寿的基石，而且是人生幸福的根本。古往今来，道德高尚而又善于养生的人，往往得享康乐之寿。中国哲学与宗教中的儒释道三家都把道德修养置于养生之道的首位，因为经过岁月的验证得出的结论是：道德修养既是修身养性的诀窍，又是为人处世的法宝。古代哲学家认为德是道在人身体的体现，所以求道必重修德。德，人人皆有，只是多寡、高下程度不同，只有功德圆满方为得道。修德可以提高人的层次，低层次的人只注重眼前的既得利益，过多强调自我，凡事要占上风、得便宜，常常为达到私利而不择手段。高层次的人追求的是民族之名、国家之利，表现出大智若愚、大勇若怯，其行为顺其自然、唯道是从。

修德不是一件纸上谈兵的事情，而需要坚持不懈的身体力行，同时又和个人的教育和社会经历、情感、意志、信仰等多方面有关系。所以修德养性是复杂的综合性的修炼工程，需要在人的一生中不断完善提升。修德者重人格、重仁义、重道而贵德，心胸宽广、包容一切；修德者恬淡而寡欲、不以得喜、不以失忧；修德者注重体察自然平衡之理，探讨社会协调之法；修德具有净化心灵、增加智慧之妙。由此可见，具有高尚的道德会给人带来身心的快乐，进而走向健康长寿的光明幸福之路。那么怎样才能达到这样一个人之向往的境界呢？其中的秘诀很简单，需要我们从生活的点滴做起，把良好的道德修养体现在工作、学习、家庭等方方面面。这样身心自然会得到无声的滋润和舒展，那么我们也就掌握了长寿的一半奥秘。

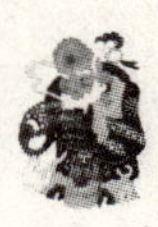

二、强烈的社会意识为生命增色

随着时代的变迁，我国已经步入老龄化社会，但因经济的发展和社会的进步，老年人本身的角色意识也在发生变化。他们正超越“颐养天年”、享“天伦之乐”的传统意识，试图在社会中扮演更为重要的角色，继续将自己的知识、智力和经验贡献给社会，实现自身的价值和理想。所以，老有所为既是社会的需要，也是老年人自身以良好的心态积极养老的需要。很多老年人刚从工作岗位上退下来，都有一些失落感和不适应感，时间一长，各种疾病就不请自来。因而，如何缓解精神和心理压力、丰富晚年生活、保持健康体态成为老年人养生的热点话题。

很多事实证明：强烈的社会意识和参与精神使老年人的生活更加充实、有意义，广泛的社交则使他们的心理总能保持最佳状态。美国耶鲁大学医学院随机对7000名成人做了一次历时9年的跟踪调查研究，结果发现社交可以调适人的情绪，对心理健康能起到良好的保健和按摩作用。国内研究表明：社交广泛的男性和女性的死亡率分别比对照组低43.5%和35.7%。因此广泛的社交可对人生的不幸遭遇和不良心理因素起到缓冲作用，可以预防老年痴呆症，对于保持心情愉快也有很大作用。

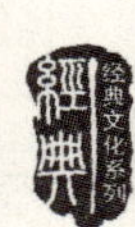

澳大利亚最新公布的一项调查显示：朋友众多的老人往往会活得长久，同家人关系密切的老人却未必会延年益寿。研究结果显示：社交网络广、知己多的老人寿命较长，而朋友和知交少的老人长寿几率不高。各类的社交活动都有利于人类寿命的延长，那么人类之间的哪一类接触最有利于延年益寿呢？研究人员把社交活动分为三类，那就是同朋友交往、向未必为密友的人倾诉以及同家人相处。他们发现：经过十年的时间后，那些说自己朋友众多的老人寿命高于平均寿命，有倾诉对象的人寿命也会长一些，而那些生活以孩子和亲人为重心的人就不会显著长寿，朋友多和朋友少的老人寿命相差20%。

目前，老年人口大多都是当年的社会精英，虽然从工作岗位上退了下来，但仍然是能为社会做贡献的资源群体、是社会的财富。如今，老年人已经不再是与社会分离的人群，而是一个通过代际关系与社会紧密相连的群体。他们在积极参与社会的活动中再次找到了自身的价值，为老年生活平添了无比的亮色，从而带来身心的健康长寿，重新焕发了生命的姿彩。

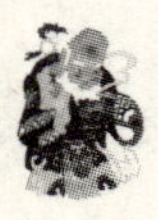

三、健康的心理是延年的营养剂

当代心理免疫学研究表明：健康的心理状态能增强机体抗病能力。神经系统可通过肾上腺素、5—羟气胺等神经递质对免疫器官产生支配作用，而积极快乐向上的生活心态能使这种支配作用增强，从而使抗体增多。

其实，影响每个人心理健康的主要是人的精神，它包括思想、情绪、性格、爱好、脾气以及对外界事物刺激的反应等一系列心理活动。著名长寿学者胡夫兰德在《人生延寿法》中强调指出："一切对人不利的影响中，最能使人短命夭亡的要算是不好的情绪和恶劣的心境。"这充分说明了心理健康对人体的健康至关重要。

在各种精神因素中，人的情绪是很重要的形式。它是一种主观的心理现象，是对客观事物的直接反映，也是机体内部状态的外部表现。现代生理学、心理学和心身医学的研究都足以证明：情绪的好坏对人的身体健康有着十分重要的影响。愤怒、憎恨、忧愁、悲伤、惊恐、焦虑、抑郁、痛苦等消极的、不愉快的情绪活动，可能会引起人的心理活动失衡，还能引起身体各种器官及生理生化的一系列变化，如表现出心慌、脸色苍白、心率改变、血压上升等症状，对人的身心健康会带来严重的影响。在强烈的或持续的消极情绪状态下，神经系统功能会受到影响，引起精神错乱、行为失常、各种神经官能症等。心脏和血管是对情绪反应最敏感的器官，愤怒、焦虑时则心率加快、血压上升，这种不良精神刺激如果持续下去，并结合其他生理条件，就会造成心血管机能的紊乱，出现心律不齐、高血压症和冠心病等。

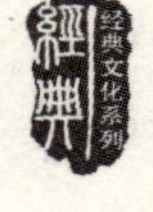

高兴、喜悦、欢欣、满意等愉快而平稳的积极情绪状态，对人体的生命活动则能起到良好的作用：能够提高大脑及整个神经系统的张力，充分

发挥有机体的潜能，提高脑力和体力劳动的效率和耐久力，使人感到自己的生活、学习和工作中充满乐趣和信心，表现出动作轻松有力、精力充沛、笑口常开、吃得饱、睡得香。此时，人体内的各器官系统的活动能协调一致，肾上腺素分泌适量，整个内分泌系统和体内化学物质处于稳定和平衡状态。只有这种情绪状态，对人的健康和长寿才会有积极的、良好的作用。由此可见：只有在健康心理的调节下，人们才会获得健康愉快的生活、才会拥有享受天年的幸福。

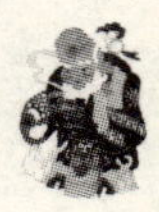

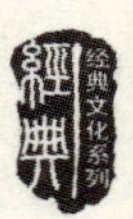

第三章

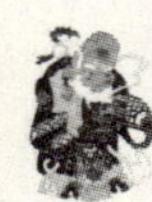

中国传统文化中的养生观

第一节 源远流长——中国古老的养生观

一、殷商时期养生观的萌芽

在人类茹毛饮血的时代，生存环境十分恶劣，自然、疾病、战争等诸多危险的因素时刻威胁着脆弱的生命。如何摆脱死亡的追随、悉心养护宝贵的生命已经是先祖生存中的重要命题，所以养生作为一种文化现象是随着人类的诞生而出现的。起初它只是模糊的行为意识，而且由于远古时代缺乏文字记载，仅仅留下了一个个充满神异色彩的历史传说。所以养生观真正萌芽的时期是在殷商，并且有了确切的文字记载。

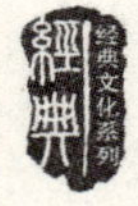

商代重鬼，顺应“天命”，万事祈天：他们一是祈求风调雨顺，以保证物质财富的增加；二是祈求免于战祸，保证自己拥有的财富不受掠夺。因此，当时的祈愿中并不包括“长寿”的愿望。到了殷商后期，才逐渐产生了人对其本身寿命的祈求和愿望，开始出现长寿思想。这种新的“生命观”的最早记载见于殷商巫祝之作：《尚书》。在该书《洪范》中首次提出了“五福”和“六极”的具体要求——“五福：一曰寿，二曰富，三曰康宁，四曰攸好德，五曰考终命。”“六极：一曰凶短折，二曰疾，三曰忧，四曰贫，五曰恶，六曰弱。”其中所提及的“寿”，长寿；“康宁”，健康无疾病；“考终命”，寿命自终不横夭；“凶短折”，寿不长；“疾”，不健康；“忧”，感情不愉快；“弱”，身体不强壮，明确指出了幸福与不幸的两个极端，并把长寿放在了首位，体现了人们对健康长寿的向往。在养生方面虽然没有形成比较系统的养生思想和方法，但已经出现了养生文化的思想萌芽。

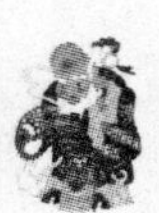

根据殷商的文字——甲骨文记载：那时的人们在生病、分娩的时候都要祈求祖宗神灵保佑；对日常生活中的吉凶祸福与健康状况都要进行占卜，并举行各种形式的祭祀活动消灾除难。此外，甲骨文中还出现了有关个人卫生和集体卫生之类的记载，如：有表示洗脸的“沐”字、表示洗澡的“浴”字、集体大扫除称寇帚。另外还注重食养，并出现了强身健体的气功导引养生法，我们今天所流行的传统养生术，诸如气功、太极拳、八段锦、保健按摩等都是由那时的导引术演变而来的。

那个时期的养生家也不乏其人，其中最有名的要数彭祖。传说彭祖是上古五帝中颛顼的玄孙，他经历了尧、舜、夏、商几个朝代，到殷商末纣王时已有七百六十七岁。相传：他活了八百多岁，是世上最懂养生之道、活得最长的人。而且，他生性恬淡、不关心世俗名利、不追求虚名荣耀，只是专心致志地讲求养生长寿之道。他还经常服用水桂云母粉、麋角散，使得颜面长葆青春。他脸无怒容、笑口常开，生病或疲劳时就运用气功祛病、消除疲劳。商朝的开国宰相伊尹也颇谙养生之道，在先秦诸子的著作中就曾经提到伊尹是精于烹调技术的人。《吕氏春秋·孝行览》中也记载了他的食养食调之论：“时疾时除，去臊除膻，必以其胜，无失其理，调和之事，必以甘酸苦辛咸。”

殷商古老朴素的养生观代表着我们先祖的生存智慧，为中国养生文化的发展完善勾画了最初的轮廓和导向，成为世代相传的文化传承。

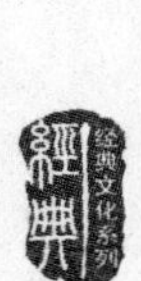

二、诸子百家的养生观点

养生一词最早见于《庄子》，其《养生主》篇说：“吾闻庖丁之言，得养生焉。”老子在《道德经》中也有“善摄生者”的论述。养生，又称摄生、道生、养性、卫生、保生、寿世等。所谓生，就是生命、生存、生长的意思；所谓养，即保养、调养、补养的意思。养生的理论和方法也叫做“养生术”，或曰“养生之道”。最早的、最典型且流行、实用的养生术，主要是导引、行气术。总之，养生就是根据生命的发展规律，达到保养生命、健康精神、增进智慧、延长寿命之目的的科学理论和方法。

在思潮汹涌、流派纷纭的战国时代，各种养生理论和养生方法大行其道，使我国传统养生文化步入了一个繁花似锦的兴盛时期。

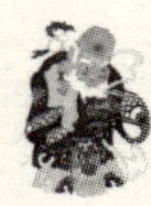

首先，在养生文化的领域里占主流思想的是儒家学派孔子的“寿命在天”的天命论。但随着对自然和生命的认知以及种种实践经验，人们更认识到人的巨大能力，体会到了人的寿命和万物一样是可变的。所以此时天命论的思想开始动摇了，特别是当时的《吕氏春秋》、《左传》及《荀子》等著作开始持有变化的思想，相信人体自然的强弱和寿命的长短是可变的，而人的自为行动（如通过养生术）是促成改变的途径。这一观点是对天命观的一定程度的否定，并为传统养生术的广泛实施奠定了理论基础。

杂家吕不韦在《吕氏春秋》中提出了“动以养生”的思想，认为养生贵在于动。他说：“流水不腐，户枢不蠹，动也。形气亦然，形不动则精不流，精不流则气郁。”他还竭力主张通过运动来宣通血脉，以此达到延年益寿的目的。这种比较系统的养生思想与方法的叙述，是对先秦养生文化的一个概括和总结。

以老子、庄子为代表的道家则主张“静以养生”的思想。老子从“虚无、无为”的哲学观点出发，提出了“恬淡寡欲”、“清静无为”的养生思想和养生原则，强调“致虚”、“守静”是养生的根本。他认为：虚、静是一切事物最根本的状态，人们应该回归生命本源的虚静状态才能得以养生，为后世以静养生奠定了理论基础。后来的庄子继承和发展了老子的养生观点，进而提出了“静以养生”的思想，提倡人们要做到“恬淡寂寞虚无无为”。老庄思想构成了我国古代养生文化主静派的主体思想，对后世的养生家、医学家，甚至哲学家所采用的修炼身心的方法产生了巨大影响。“静以养生”的思想是在“动以养生”思想形成以后，于养生实践中派生出来的一个支流。至此，我国传统养生思想就有了动静之分，虽然这两种观点的出现相差了500—1000年之久，但它们却确立了我国传统养生思想的主导地位。

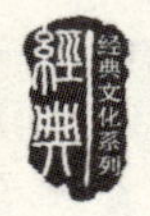

当然，还有将动静两种学说合二为一的观点，那就是孔子及其儒家学派的继承人所推崇的动静结合、刚柔相济。《孔子家语》中说：“若夫智仁人将身有节，动静以义，喜怒以时，无害其性，虽得寿焉，不亦宜夫。”同时期的管子认为养生要“顺天之道”，一方面讲“滋味动静”；另一方面强调治气养神。他绝不单一主张动或主张静，而是从生命的自然需要出发，养护生命所必需的。而养生又不单纯地是为养生而养生，而是为了身心的全面健康，以便进一步为治国平天下服务。可见，儒家的养生观将养生的目的提升到一个更高的层次。

先秦诸子从各个不同方面阐述了各自的养生理论和方法，极大地丰富了我国传统养生文化的内容，为养生文化的发展开启了广阔的视野。

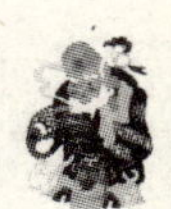

三、从医学角度看秦汉养生观

秦汉时期堪称中国养生文化的兴盛期。西汉初年，由于当时的最高统治者大多热衷于追求长生不老之术，从而在客观上促进了养生文化的繁荣。同时秦汉医学的迅速崛起，又为这一时期的养生观开辟了一个崭新的天地。

在西汉产生的众多养生作品中，最令世人瞩目的要算《黄帝内经》，它可谓秦汉医学的经典之作。该书汇集了先秦时期的各种养生观点、并且首次专门从医学角度探讨了养生问题。其中涉及的养生原则主要有两条：一是调摄精神与形体，努力提高机体防病抗衰能力；二是适应外界环境，避免外邪侵袭。此外，《黄帝内经》还记载了许多具体的养生方法，如《异法方宜论》中介绍的导引等都是行之有效的养生秘诀。《黄帝内经》堪称历代养生著作的始祖，对中国养生文化产生了巨大的影响，历经几千年而不衰。

东汉以后，在《黄帝内经》的引导和带动下，中医养生学日趋繁荣。这一时期很多著名的医学家都长于养生，其中又以张仲景和华佗最为著名。

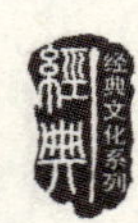

医圣张仲景是东汉南郡涅阳人，相传曾举孝廉，做过长沙太守。他从小嗜好医学，年轻时曾跟同郡张伯祖学医。经过多年的刻苦钻研和临床实践，他医名大振，成为中国医学史上一位杰出的医学家。而且，他刻苦学习《内经》，广泛收集医方，写出了传世巨著《伤寒杂病论》，对我国中医学做出了巨大贡献。同时他在《金匮·脏腑经络先后病脉证第一》中提出了若干具体养生原则，即“不令邪气干忤经络”、“导引、吐纳”、“房室勿令竭之，服食节其冷热苦酸辛甘，不遗形体有衰”以及“饮食禁忌”等等，首次为秦汉养生学注入了医学的内容。

东汉另一名医华佗在总结前人导引术成就的基础上，经过自身的实践，创编了一个套势相承的“五禽戏”，开创了导引术套路术式的先河。所谓“五禽戏”就是把虎、鹿、熊、猿、鸟五种禽兽的代表性动作，按照锻炼身体的要求进行编排，形成了动作互相衔接的五套运动健身术。1973年，湖南长沙马王堆3号汉墓中出土了一批医书，其中《却谷食气》和《导引图》的发现为进一步了解汉代及汉以前的“导引”发展提供了极为珍贵的历史资料。其中《导引图》彩绘有44个各种人物的不同导引动作，图侧有文字说明，是迄今我国考古发现的时代最早最完整的古代导引图象，也是世界上最早的健身图谱。每个图象为独立的导引姿势，上下共4排，每排11个。从导引图中可看到，有人从事呼吸运动，有人在做肢体运动。进行肢体运动的人除个别采用蹲、跪姿势外，其余全部是站立姿势，并注意了站位的方向性。导引者有的徒手，有的手持简单器械。总之，同先秦导引术势相比，西汉初年导引术发展较快，术势大量增加，重视动作幅度，以及导引与行气相互渗透与交融，标志着以疗疾治病的单势导引术已趋于成熟。

四、初成体系的魏晋养生观

魏晋南北朝时期朝代更迭、社会动荡，在这种环境下，许多在官场失意的庶族地主开始把目光转向清谈、寄情山水，或以特立独行的生活方式打发时光。而且，浓烈的出世思想形成了以老庄思想为核心的玄学，鼓吹虚无寂静、动中求静，同道家思想相似。因此这一时期的养生之风大盛，养生思想和养生方法在前代养生发展的基础上有了长足的发展，已经初成体系。另外，外来佛教的流行使魏晋南北朝的养生哲学又涵盖了玄学、儒学、佛教、道教的思想内容，突出了以人生、生命、形神为中心的主题，开始重新审视对人的肉体和精神的关系，并力求追寻生命长久的美好境界。在魏晋追求个性独立的时代，养生家们抛弃了汉代的谶纬神学的迷信，从不同角度提出了行行色色的养生思想和养生方法，出现了嵇康、葛洪、陶弘景等著名的养生家。

比如：南北朝末期的北齐人颜之推，不为玄虚不经的神仙之道所蛊惑，独辟蹊径，提出了自己一套毫无神学色彩的养生观。它完全建立在现实生活基础上，反对滥服金丹大药，认为要达到养生之目的应该重视保健

卫生，注意调养，养成良好的起居、衣食等日常生活习惯，适当注意药物调护，这样才能健康长寿。他的这种儒家养生思想确立了其在养生史上的重要地位。

魏晋的玄学是一种儒、道混合的唯心主义思想体系，在当时的思想潮流中占主导地位。虽然它对生命极力主张即时行乐、放浪形骸，但也时刻流露出对人生、生命的强烈追求和留恋。因此，玄学家们也是提倡养生的，并提出了一些合理的养生主张，对导引养生的发展起到了一定的积极作用。其主要代表人物是嵇康。他认为人应该“感物而动，应事而作”；而沉醉酒色、醴醪之中，花天酒地的生活方式与人类长寿延年的愿望是相背离的。所以他认为只有“修性服食、恬淡无欲”，“外物以累心不存，神气醇白独著，旷然无忧患，寂然无思虑”，才能达到“与自然齐光”的养生境界。他的养生思想强调发挥人的主观能动性，持有积极的态度，是对当时很多消极养生思想的批判，同时对后世养生思想的解放具有推动作用。另外，他的养生理论是在总结前人的基础上有所继承、有所发展，充实、丰富了我国古代养生学说。

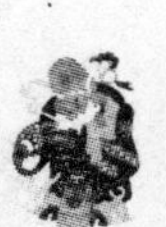

道教著名的养生家是两晋之间的葛洪和齐梁之间的陶弘景。他们继承和发展了早期道教的神仙信仰和神仙方术，成为中国道教理论和养生思想颇有影响力的人物。他们的神仙方术除了提倡服食金丹以外，也致力于导引行气术的研究和整理，使两晋南北朝成为我国古代导引行气术发展的重要时期，并对隋唐导引行气术的发展产生了直接影响。

当时传入我国的佛教在养生方面也有其独到的观点，特别是禅宗，主张坐禅静虑、静坐修性。其方法大体与我国的“养气”、“养神”法相似，侧重“见性”，轻“修命”，提倡清静养性，并形成了一套独特的养生理论。

总之，魏晋南北朝时期的儒学、玄学、道教、佛教的并存，导致了异常活跃的思想潮流，在养生思想上出现了繁花似锦的局面，对我国导引养生的发展产生了深远影响。

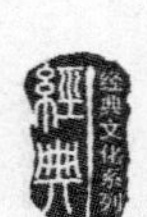

五、隋唐养生观的主流色彩

经过了魏晋养生观的异彩纷呈，隋唐时期的养生思想更加系统化、科学化。此时导引、按摩、吐纳、调气、眼食等养生方法都有新的发展，特别是医用导引术与道教炼养功取得了长足的进步，表现出儒、释、道、医相互渗透发展的趋势。这一时期有不少医学著作问世，最著名的有三部：巢元方的《诸病源候论》、孙思邈的《千金方》以及王焘的《外台秘要》。这三部著作都从防病、治病的观点出发，辑录了许多导引、行气、按摩的具体方法，且从医学角度科学地阐述了养生的诸多观念。

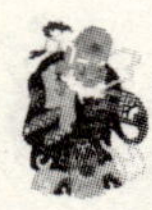

巢元方是隋代的太医博士，他的《诸病源候论》一书广泛吸收了前人导引养生和治病的方法，论述了一千多种病候，并附有“补养宣导”的具体方法以代药品。同时还介绍了以体操为主，配合呼吸吐纳和自我按摩的导引术，即用医学和养生相结合的方法治疗疾病，为中医养生学的发展奠定了良好的基础。

唐代著名的医学家、养生家孙思邈一生著作丰富，其养生思想主要收录在《千金要方》和《千金翼方》两部书中。孙思邈从医学角度出发，既主张静养，又强调运动；既强调食疗，又主张药补；既强调节欲，又反对绝欲。书中不但涉及到衣、食、住、行与养生的关系，而且专门探讨了老年保健问题。这些都对中国养生文化的发展产生了无比震撼的力量。

此外，养生学家司马承祯著有《天隐子》、《坐忘论》、《修真秘旨》以及《修身养气诀》、《服气精义论》等著作。他大胆地引佛入道，不但较系统地解决了传统气法中的入静问题，而且对唐末五代兴起的内丹派“性命双修”理论产生了深远影响。

隋唐时期的养生文化中还有一项重要的内容就是道教气功的兴盛。此时气功不但开始被道教吸收，而且逐渐形成了最能体现道家养生特色的“存思”和“内丹”两大流派。其中存思派是一种专以调神为基本练功手段的气功功法，在道教早期的经典《太平经》中有具体的论述。隋唐以后，道教存思派气功广为流行，形式多样、内容极为丰富的宋代张君房所辑《云笈七签》收录的《老君存思图》所述存思法的具体方法就达 18 种之多。而道教养生的另一门派内丹派则是道教炼丹术的一种。该法将人体拟作“鼎炉”，把体内的精气当作“药物”，运用“神”去烧炼，从而使精、气、神凝聚结成“内丹”。内丹派气功早在东汉魏伯阳所著的《周易参同契》中就有所记录，但“内丹”这一名称却直到晋代许逊的《灵剑子》中才始有记载。魏晋时期，道教气功方面出现了一部融合内丹、存思两派基本特点的内修专著——《黄庭外景经》。内丹气功兴盛于隋唐两代，此时相继出现了《群仙会真记》和《日月玄枢论》之类的内丹气功集大成之作，极大丰富了隋唐养生思想的内容。

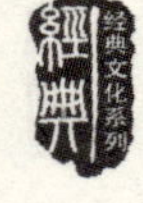

六、宋元流派争鸣的养生观

两宋、金元时期，由于中医学的不断发展，出现了流派纷呈的繁荣气象，在养生方面也有了长足的进步，先后涌现出金元四大家和陈直、邹铉等一大批著名养生家。特别是宋代的皇帝十分热衷于养生，并加强理论的构建，组织一批人马编写了《太平圣惠方》、《圣济总录》等一系列大型官修医书，从理论上丰富了《黄帝内经》以来中医养生学的主要内容，并创建了新的观点和思路。

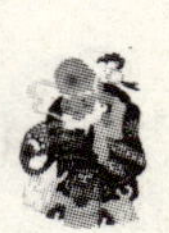

当时的中医养生家在养生议题上各抒己见。如：有的养生家认识到人的形体“因气而荣，因气而病”，开始从发病学的角度探求养生的奥秘，主张益寿的主旨应该保养气血、调理气机。金元四大家之一的李东垣认为“脾胃之气既伤，而元气亦不能充，而诸病之所由生也”（《脾胃论》），从而相应地提出了养生的关键在于保养脾胃之气的理论主张。但同为金元四大家的宋丹溪在它的《格致余论》中则强调阴精对人体的重要作用，认为人的一生“阳常有余，阴常不足”，因而在治病和养生方面应以滋阴为主。

邹铉的《寿亲养老新书》专门探索老年长寿之道。从老年人的生理特点出发，认为老人精神真气及五脏衰弱耗竭、肠胃虚薄、喜怒性情不定，类似儿童，且孤僻易于伤感，应重视饮食调养、精神调摄、怡情悦志，以及顺应四时气候变化，以此达到延年的效果。宋丹溪在《格致余论·茹淡论》中则根据老年人的生理特点，提出了以植物性食物为主的老年养生食谱。

宋代以后，由于真宗、徽宗等皇帝狂热崇道，道教宗派如雨后春笋发展起来，道教理论也更加丰富，其中仍以内丹派理论的影响最大，并相继出现了陈抟、丘处机等著名道教养生家。陈抟所著的《指玄篇》、《阴真君还丹歌注》、《二十四气坐功导引治病图》都是阐述道教内丹派养生理论和方法的重要专著，特别是《二十四气坐功导引治病图》在民间广为流传。丘处机则注重“全神炼气”、养气内守，并著有《摄生消息论》一书。

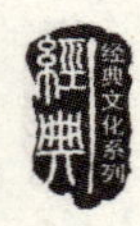

与前代不同的是，宋代的统治思想不再以儒家为正宗，而是引释、道入儒，形成了独树一帜的理学。当时的理学家认定“理”是先天存在的、是永恒而至高无上的。为了穷究此“理”，理学家们提出了“去人欲、存天理”的论调，而静坐则被视为实现这种论调的最有效的途径之一。尽管

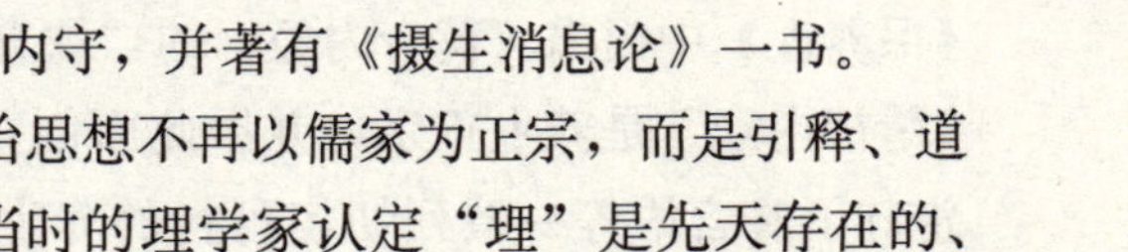

这种不符合人性的理学原则与人们的养生目的相距甚远，但静坐方式却包含了积极的养生意义。如：北宋著名理学家邵雍为把“静坐”视为穷理尽性的主要方法，在“静坐”穷理的过程中也感验到了这种方式给他带来的养生效果。

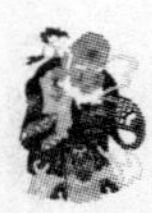

对静坐养生感受最深的，大概莫过于南宋理学家朱熹。由于晚年身体虚弱，朱熹十分倾心符合其理学大师身分和经历的静坐养生法。据《宋元学案》记载：为了提高和加强静坐的养生效果，朱熹还作有《调息箴》一首。

继朱熹之后，南宋著名学者真德秀（世称西山先生）更为注重养生，认为“运气之术，甚近养生之道”，于是采集诸家养生要点，编成了朗朗上口的《卫生歌》。宋代的理学家们十分注意对各种养生功法的博采众长，表现形式更加通俗易懂，这预示着中国养生文化开始走向通俗与普及，成为一种名符其实的大众文化。

七、明清养生观的完善和普及

明清两代，中国的养生文化得到了飞速发展和广泛传播，进入一个日臻完善的成熟时期。当时人的平均寿命得以显著提高。

明清时期在养生文化理论方面贡献最大的是张景岳。张景岳是明代著名的医学家和养生家，他在《类经》的“摄生”部分中汇集了《黄帝内经》的观点，并逐一进行解释。他自己的养生观点则集中体现在他的《治形论》中。张景岳在《治形论》中首先批判了老子消极的人生观，辩证地阐述了形与神、形体与生命的内在联系，提出形是神和生命现象的物质基础，并明确指出：“善养生者，可不先养此形以为神明之宅?”张景岳之前的养生家大多重视养神，他首次提出“养形”学说，无疑是明代养生理论的重大突破。

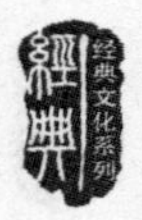

除了张景岳之外，明代著名的养生家还有李诞和李时珍。李诞在他的《保养说》中提出《黄帝内经》的“饮食有节，起居有常，不妄作劳”和“精神内守”是养生正宗，并据此而创立了避风寒、节劳逸、戒色欲、薄滋味、寡言语等一系列切实可行的养生方法。李时珍则在他的恢弘巨著《本草纲目》中丰富和发展了饮食调养的理论，在养生学领域产生了极大的影响。

明清以降，随着医学的进一步发展与普及，很多养生学家都开始注重养生理论与实践的大众化。此时的养生家们针对修炼内丹所涉及的人体部位及五脏功能进行了详细的解剖，尤其提出了修炼内丹的重要部位在于三丹田和三关，并指明其要点，使人一看即懂、一学就会，十分通俗明了。以大众喜闻乐见的形式宣传普及养生知识，成为这一时期养生文化的显著特征。以往少数养生者才能掌握的内丹气功，已成为较为普及的养生方式，这种通俗化不仅表现在功法的阐述上，还突出地表现在许多通俗易懂的养生著作方面。比如：当时比较流行的养生书籍有《医先》、《遵生八笺》、《食色绅言》、《呻吟语》、《类修要诀》、《老老恒言》等等，它们浓缩了自古以来博大精深的养生文化的精华，内容通俗易懂、普及性较强。在这些著作中，有的以人们十分熟悉的事物作比喻，用浅显的语言阐明了许多深奥难懂的养生理论；有的则以警句和格言形式，介绍了许多重要的养生方法，融知识与趣味于一体。另外，养生读物的通俗化不仅是对历代养生文化的继承和完善，同时也促进了明清养生文化的普及，以至于形成上至皇宫内院，下至平民百姓大兴养生之风的热潮。

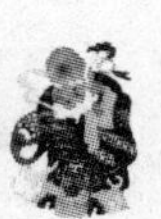

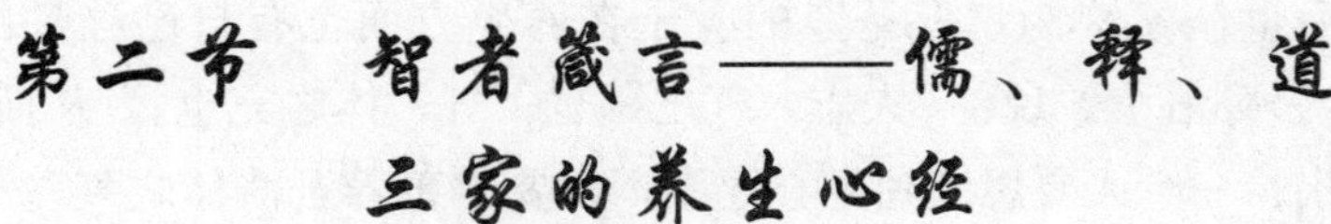

第二节 智者箴言——儒、释、道三家的养生心经

一、儒家修身养气的养生哲学

儒家学派的始祖是孔子。他不但博学多才、精通六艺，而且也长于养生之道。所以，儒家也是一个注重养生的门派。但与其他教义不同的是：儒家的养生观是建立在伦理道德基础上的，这就决定了它以人的精神修养和道德品行为主，以修身为养生核心的观念。儒家这种注重道德修养的思想，对中医养生学产生了巨大的影响。孔子《礼记·中庸》云："大德必得其寿"，故"仁者寿"。那么仁者何以能长寿？按照孔子的观点，"仁者"指的是有良好道德修养的人。这种人"以仁爱之心待人"，"己所不欲，勿施与人"，德高望重、宽恕厚道。他们淡泊名利、知足常乐、性格开朗、胸襟宽广。其实，孔子本人就是这样一位"仁者寿"的身体力行者。他一生坎坷、四处奔波，遭受过无数挫折和磨难，长时间过着清苦贫寒的生

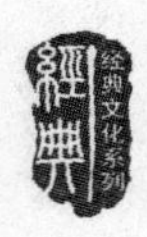

活。但他泰然处之，认为物质生活与精神生活相比，精神上的充实才是非常重要的。他说："饭疏食，饮水，曲肱而枕之，乐亦在其中矣。不义而富且贵，于我如浮云。"又说："发愤忘食，乐以忘忧，不知老之将至"（《论语·述而》）。在孔子看来，这种"乐"是发自内心的一种精神享受、是真正的快乐，也是物质享受无法比拟的，因此人最重要的是知足常乐，对物质生活不要过分奢求。这是孔子"忧乐"观的具体阐述，也是"仁者寿"的最好诠释。历代儒家都继承了孔子这一观点，提倡修仁爱之心，通过"仁民爱物"、"止于气善"，达到在任何情况下都能保持仁爱之心的境界。清代养生学家石金成在《长生秘诀》中明确地阐述："寿之切要，唯以德善为主，调养为佐"，坚信"德可延年"。可见儒家认为养生应当从修德入手，养德养生是历代儒家养生的准则。儒家倡导要保持良好的情绪，乐观地对待生活，这是人生不可缺少的修养，也是健康防病、益寿延年的精神依托。明代龚延《寿世保元》中强调："养生莫若养性"，要求人们自觉地培养高尚的道德、理想、情操，做到"莫忧思，莫大怒"。儒家倡导保持心情舒畅、精神愉快、真气和顺、血脉通畅，可以防止疾病的发生，以享尽天年。

被后世儒家称为"亚圣"的孟子在养生方面也有自己独到的见解。《孟子·公孙丑上》说："夫志，气之帅也；气，体之充也。"从而颇富创见地提出：一个人要想做到身心健康，就要"善养吾浩然之气"。至于如何才能养"气"，孟子也提出了带有鲜明儒家色彩的独到方法：其一是"配义与道，无是，馁也"，也就是说一切都要从儒家的所谓道义出发，理直气壮，从而使个体保持一种旺盛的精神状况；其二是"行有不慊于心，则馁矣！"意思是说养"气"必须培养良好的心理状态，心地要光明坦荡，不能邪念存心。总之，孟子的养生思想具有一种强烈的道德色彩，堪称后世强调通过陶冶道德情操以养生流派的鼻祖。

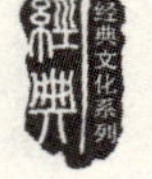

二、佛教明心见性的养生观念

佛教是三大世界性宗教之一，自从魏晋时期传入中国以来，佛教文化就成为中国传统文化中一个不可分割的部分。就养生而言，佛教养生的教义是主张身心健康、延长寿命、明心见性，以期修正成佛。那么什么是明心见性呢？即从究明人们的"心"（本心）的形相与作用，而彻见、领悟、神会生命的根源——“性”（本性）之妙体与真理，以觉醒迷梦，而了生脱死，证大涅槃。其意义极为深广，是佛教文化的精髓所在。而体现在养生方面，其已经具象为“五福”，即长寿、富贵、康宁、好德和善终。那么，佛教对福寿究竟有什么看法呢？《六祖坛经》的经文告诉我们：一切的福寿果报都离开不了心地的修持，心地纯善，平时又知道与人结缘，修得福寿的因缘命，自然富贵随身、长命百岁。如果用心险恶，虽然能够左右逢源，享受一时的快乐，但是转瞬间就变成灾难的祸端。因此，虽然眼前因缘不具足，只要宅心仁厚、心存慈悲，有一天灾祸也会转变成幸福。如果心地既凶狠，又不知善植福德因缘，必然会遭到贫穷短命的果报。所以佛教认为：福禄寿命的获得，取决于我们的心念清净与否。

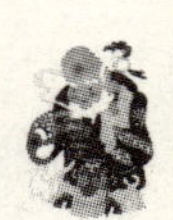

佛教养生之道中还融入了佛教思想中极为重要的两点内容：第一，断绝妄执之心。佛教讲“色空”，色指物质现象，空指自性空，不是“无”。世界上不存在永恒的事物和现象，一切都在流转变化之中，一切都是无常。佛教认为事物皆是因缘和合而生，也由因缘消失而亡。明了“色空”，人们就不会贪恋一切，在现实生活中才能断绝妄执之心，才能达到心境自明的康寿境界。第二，具有慈悲之心。现实生活中总会存在一些不平等和不美好的事物和现象，就个人而言，一个人总摆脱不了生老病死的纠缠。佛教倡导大家都要有一颗慈悲心，认为以众生之苦为苦，修无量功德、度化众生，这样的人生才是最有价值的人生。一个人生于今世就当勤持慈悲心、悲天悯人，并有甘于奉献的精神，这样他的一生就能获得无量功德，进而获得健康长寿的因缘。

另外，佛教中还有一套独特的修炼方式，即禅定修持。从总体上来看，中国佛教禅宗的养生长寿法分为南北二支，南支注重于“理义修心”，北支注重于“静坐修心”，两者同工异曲，都提倡禅定的修习。且禅定与养生之道密切关联、不可分割。修习禅定，可以更深刻地理解佛教，理解佛教徒的生活方式和内心世界，更为重要的是可以理解人类自身生命的奥秘，从而觅到安康长寿的金匙。

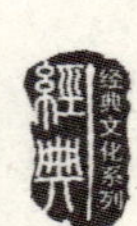

三、道教天道自然的养生观

道教是中国土生土长的民间宗教，它对人的生命、人与自然、精神与自然关系等一系列问题充满了哲学的思辩，尤其是养生文化贯穿了它的主体思想。可以说，道教对养生的热衷超过了任何一种宗教，并形成了颇为独到而又影响广泛的道教养生观。

道教是世界上最重视现世生命存在的宗教，它不像其他宗教那样超越世俗，追求精神的虚幻和解脱，而是建立在现实的基础上，尤其是以人的生命为本位，认为生命是最可贵的，人生的最高境界就是呵护和延展自己的生命。道教教义的核心是道，这个道是和人的生命相关的。所谓得道，就是人们经过修炼获得的长生不死之道。得道之人可以返璞归真，和大自然之道合为一，而且永恒不变。早期道教经典《太平经》说："天地之性，万二千物，人命最重。"所以，返提倡人们应当热爱自己的生命，炼养躯体，以健康长寿为人生的终极目标。因为道教以长生作为信仰的核心，所以将身体的养护与延续置于一个极高的价值尺度之上，认为人们只要得道，就可以"形体得之永固"，成为长生不死的神仙。在道教养生家看来，要想做到长生不死。肉体成仙，首先应当从爱护、保养自己的身体和生命着手，注意自身的锻炼和养护，鼓励人们至少要争取尽其天年，最好能长生不死，体现了道教独有的、积极的养生观。

而且，道教是认同今世，不讲来生，认为只要生活在世界上就是一件快乐的事，死亡才是痛苦的。因此，早期道教养生家提出了重命养身、乐生恶死的主张，力求以人的主动精神去探索和实现人类的健康长寿，并通过各种实践方法努力实现人类主宰自己生命的梦想。因此，重人贵生的养生观是道教养生学的重要特征之一。而人天观是道教养生思想的又一重要观点，它以中国古代思想中的"天人合一"理论为核心，反映了道士们在养生实践中对人与自然关系的认知，也直接影响了道教养生理论与实践模式的形成发展。道教还认为人体的内环境与外界的自然环境是一致的，二者有着共同的生长、变化和盛衰规律。而且，道教继承了以《黄帝内经》为代表的天人合一理论，认为人体与宇宙的结构是相同的，不仅人的身体器官构造与宇宙结构相应，而且通过阴阳五行八卦等符号体系，将天与人巧妙地组合在同一体系中。宇宙相当于一个放大的人体，人体则是一个缩小了的宇宙。根据天人合一的宇宙图式，并结合清静思想和自身内、外丹修炼的体验，道教建立了一个纳天道变化和人体养生、外丹炼制与内丹炼养为一体的养生修炼理论实践体系，其目的和作用在于把握人体与天道自然的共同变化规律，法天地日月变化、阴阳消长来从事养生修炼，使人体精气在"抱元守一"的意念作用下上下运行，从而促进人的生命的改善和

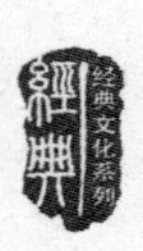

发展。

总之，道教养生观是积极向上的，《西升经》中说："我命在我，不属天地。"这种精神的实质就是最大限度地发挥人的主观能动性，使人生自我的生命得到极大的延续和发展，从而获得生命的超越和自由。因此，道教养生观是不断获得生命能量的源动力，也是修炼生命长久的精神支柱。

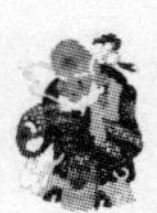

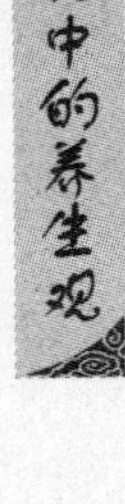

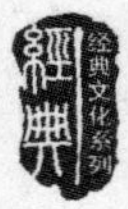

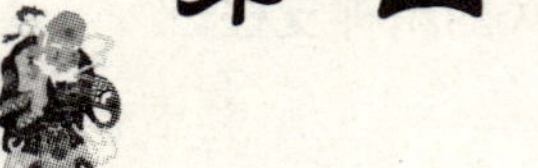

第四章

历代宫廷长寿秘诀

第一节　如日之升——汉代宫廷养生

一、第一部养生专著——《黄帝内经》

关于生命的起源、人与自然、生命的发展规律以及生命衰老的原因等诸如此类的问题，都是我们人类永远追寻的主题。其实我们的祖先很早的时候，对这些问题已经做了深入的探讨，找到了至今仍有深远意义的答案。这本探索生命奥秘的宝典就是西汉成书的《黄帝内经》。它是秦汉以来名医家的论文汇编，是我国现存医学文献中最早的一部典籍，比较全面地阐述了中医学理论体系的系统结构，反映出中医学的理论原则和学术思想，为中医学的发展奠定了基础。

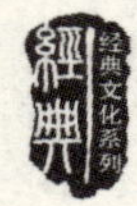

此书为什么叫《黄帝内经》呢？原来，黄帝是古代的帝王，姓公孙氏，又因他生于“轩辕之丘”，又名“轩辕氏”，再因建国于有熊，又名“有熊氏”。他战胜蚩尤以后，成为天子，“因有土德之瑞”，土色黄，所以称“黄帝”。本书假托黄帝一问、医学家岐伯一答的形式来论述，因此冠以“黄帝”二字。

《黄帝内经》正确地回答了生命的起源问题，认为生命与自然界息息相关。如《素问·宝命全形论》里指出：“天地合气，命之曰人”；《灵枢·本神篇》也曰："德流气薄而生者也"，即认为自然界的阴阳精气是生命之源，这种认识是符合实际的。同时提出"天人相应"的理论，认为养生的根本在于"顺应自然"。《内经》把人与自然界看成一个整体，自然界的种种变化，都会影响人体的生命活动，即天有所变，人有所应，因而，强调要适应自然变化，避免外邪侵袭。如《灵枢·本神篇》指出："要顺四时而适寒暑"，《素问·四气调神大论》则提出了"春夏养阳，秋冬养阴"的四时顺养原则。《素问·上古天真论》又明确指出"虚邪贼风，避之有时"，从而开辟了中医防病养生的先河。另外清楚地阐明了生命的发展规律。《内经》对人体生老病死的生命规律有精妙的观察和科学的概括，不仅注意到年龄阶段的变化，也注意了性别上的生理差异。如《素问·上古天真论》中，男子 8 岁为一生理阶段，女子 7 岁为一生理阶段的递变规律，《灵枢·天年篇》以 10 岁为一阶段的递变规律，分别详细阐述了人的生理变化特点。《内经》对衰老的认识也极为正确，详细论述了衰老的变化过程及衰老表现，并指出情志、起居、饮食、纵欲、过劳等诸方面若调节失当，是导致早衰的重要原因，并提出要"法于阴阳，和于术数，食饮有节，起居有常，不妄作劳，故能形与神俱，而尽终其天年，度百岁乃去"（《素问·上古天真论》），初步建立了抗老防衰及老年病防治的理论基础。

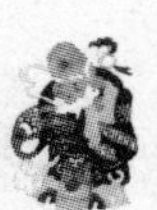

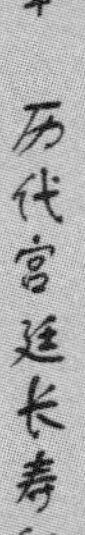

《黄帝内经》荟萃先秦诸子百家养生之道，从医学角度探讨养生与长寿，创造了不少养生理论和方法。提出了自然观、防治观、意志观、精气观、动静观、食疗观等科学实效的养生思想。《黄帝内经》的问世，使当时尚在黑暗中摸索的传统养生术有了理论的指导，并为此铺设了前进的道路。从此，我国的养生术便沿着《黄帝内经》所确立的规范不断地向前发展，并逐渐形成了道家、儒家、医家、佛家等养生学派。

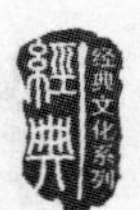

《黄帝内经》堪称我国古代气势恢宏的医学巨著，闪耀着古人智慧的灵光。它对中医学及养生文化精辟准确的论述，推动了我国养生文化的传承和发展，历经几千年的岁月风霜依然在今日的养生文化领域散发着夺目的光彩。

二、保健养生的运动项目

运动项目成长图谱：

夏商时期→御术、军事武艺、田猎、跑、跳跃、水上活动

↓

西周时期→继承前者，发展“射礼”（包括大射、宾射、燕射、乡射）以德育教化为目的

↓

春秋、战国时期齐、楚一带→蹴鞠、弄丸、斗鸡、走狗等

↓

秦代→“角抵戏”

↓

汉代→射术、剑术、角力、保健养生，并形成其技术和理论体系

这份运动项目成长图谱清晰地记录了夏商至汉代我国保健养生的运动项目，并逐渐形成了技术和理论体系。

除了这些运动项目以外，东汉时期的名医华佗还创编了一套健身健体的保健引导动作，为后人进行养生的研究提供了重要参考，这就是“五禽戏”。

“五禽戏”，顾名思义就是把虎、鹿、熊、猿、鸟五种禽兽的代表性动作，按照锻炼身体的要求进行编排，形成了动作互相衔接的五套运动健身术。它是华佗在《庄子》“熊经鸟伸”和《淮南子》“六禽戏”的基础上创编的，因其炼身效果显著而经久不衰。

虽然“五禽戏”的具体动作早已失传，但幸运的是，淮南朝陶弘县在《养生延命录》中载有“五禽戏”的术势，也是仅存的现有所见的具体术势，摘录原文如下：

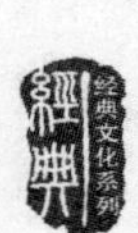

“虎戏者：四肢距地，前三踯（掷），却二踯（掷），长引腰，侧脚（乍却），仰天，即返距行，前，却各七过也”。

“鹿戏者：四肢距地，引项反顾，左三右二；伸左右（左右伸）脚，伸缩亦三亦二也”。

“熊戏者：正仰，以两手抱膝也，举头，左擗（僻）地七，右亦七；蹲地，以手左右托地。”

“猿戏者：攀物自悬，伸缩身体，上下一七；以脚拘物自悬左右七，手钩却立，按头各七。”

"鸟戏者：双立手，翘一足，伸两臂，扬眉用（鼓）力，各（右）二七；坐伸脚，手挽：足趾（距）各七，缩、伸二臂各七也。夫五禽戏法任力为之，以汗出为度。"

"五禽戏"动作中的气功外动是按照祖国医学五行"相生"的规律编排的，因而疗效也与五行相关。（见下图）

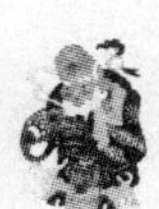

五禽	五行	五脏	疗效
鹿	金	肺	固腰肾、增强行走能力
熊	水	肾	增强脾胃功能、壮健力量
虎	木	肝	增长气力、精力旺盛
鸟	火	心	加强呼吸功能、提高平衡能力
猿	土	脾	灵活头脑、增强记忆、发展灵敏性、开阔胸襟

此外，华佗"五禽戏"的出现使东汉末期导引养生术得以进一步发展，不但突破了"导引图"单势导引的局限，还突破了"导引图"单一疗疾手段的局限，为武术的发展，特别是某些象形拳的创编提供了有益的启示。

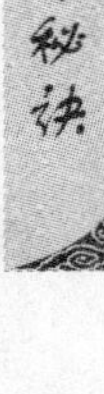

三、养生宫廷药膳的出现

"食疗"这一思想不单是现代人的宠儿，追根溯源，早在远古时代，中华民族就开始了探索食物和药物相结合的历程。公元前一千多年的周朝，就有为帝王调配膳食，进而养生保健的"食医"。据载：我国至少在两千多年前就已出现"药膳"其名，该词最早见于《后汉书·烈女传》。

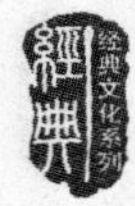

由于君主帝王具备寻求养生的优越条件，可以尽天下物质、精神之财富为己之用，因而宫廷药膳养生成为更深层次、更具效果的养生之道，宫廷御膳即成为食补与食疗的融渗、中医与饮食的结合，达到"寓医于食"的理想目标。

我国从汉代起宫廷就引入了药膳食补、食疗的理念，而宫廷御膳更是将国粹中医巧妙地和帝王的饮食提炼融合、寓医于食，使饮食极具营养价值，又可延年益寿。如：在汉代，即有"鹿身百宝"之说，皇帝将稀有的鹿角、鹿血、鹿茸、鹿肉等纳入宫廷，制成各种药膳，强壮龙体。

药膳的中药原料是药物，也是食物。它须寓药于食、寓性于味，融药物功效与食物美味于一体。同时，它必须以精湛的烹调艺术为手段，借助炖、焖、煨、蒸、煮、熬、炒、卤、烧等中国传统的烹调方法，根据患者身体的需要进行中药的选料，对所选用的中药应根据药物的不同采用不同的炮制、加工方法及分离提取方法，以保证制成的食品既具有一般美食的色、香、味、形，又可在享受美味的同时达到治病、保健和强身的目的。

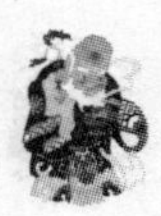

此外，药膳通常与人们的一日三餐紧密相连，是一种以药物和食物为原料合理配伍，经过烹饪加工制成的、具有治病强身作用的膳食，通常称其为饮食疗法。它既将药物作为食物，又将食物赋予药用，药借食力、食助药威；是既有营养价值，又有防病治病、保健强身、延年益寿功效的一种饮食文化。

第二节　高峰迭起——唐代宫廷养生

一、医圣孙思邈的养生理论

孙思邈是我国唐代著名的医学家、养生家。由于养生得法，他健康地活了101岁。其养生之道的理论与方法主要阐述在《备急千金要方》与《千金翼方》等著作中。

《备急千金要方》全面地阐述了养生理论和方法，分为养性、道林养性、居处法、按摩法、调气法、服食法、黄帝杂忌、房中补益八个部分。共养生思想的核心是养性，再配以运动身体、饮食起居、营养药物等辅助的养生方法，形成了孙思邈“养生之道”的全部风貌。

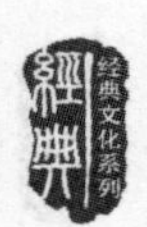

他认为要健康长寿就必须首先养性。养性就是调养自己的精神心性，使身心处于宁静祥和的境界。他认为：要实现这一目标，首先要修炼高尚的道德品质，淡泊无私，做到“于名于利，若存若亡，于非名非利，亦若存若亡”，达到宁静致远的心境。他还认为能养性就能够百病不生、健康长寿，如果没有高尚的道德，就是服用灵丹妙药也不能益寿延年。他又提出了养性的具体方法，要求做到“十二少”与除掉“十二多”。即做到

“少思、少念、少欲、少事、少语、少笑、少愁、少乐、少喜、少怒、少好、少恶行”。除掉“多思则神殆、多念则志散、多欲则志昏、多事则形劳、多语则气乏、多笑则脏伤、多愁则心慑、多乐则意溢、多喜则忘错昏乱、多怒则百脉不定、多好则专迷不理、多恶则憔悴无欢”。

孙思邈的养生思想是以《黄帝内经》与魏晋嵇康的养生理论为依据的，其在《要方》中所阐述的养生之道就是对它们的养生理论的继承和发展。因为《黄帝内经》也强调养性的重要性，认为只有保持宁静祥和的心境，才能固守精神的平和，真气就会畅通全身，身体就不会受到疾病的侵害。而嵇康认为：“精神之于形骸，犹国之有君也。神躁于中，而形丧于外，犹君昏于上，国乱于下也”（嵇康《养生论》）。意思是说人的精神制约着人的肉体，只要人的精神保持祥和宁静，人的肉体就不会生病、死亡。

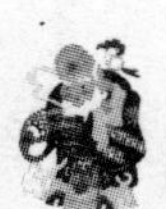

孙思邈的养生论虽以养性为基础，但也配以其他养生方法。《要方》中详细介绍了养性以外的辅助养生方法，如居处、按摩、调气、服食、杂忌、房中六项。居处就是生活要有规律；按摩就是经常对四肢进行按摩；调气就是进行呼吸吐纳的修炼；服食就是注意适当的营养滋补及药物治疗；房中讲性生活要有节制；杂忌讲一些生活中的禁忌。

几千年来，孙思邈的养生理论指导着中国的养生文化的发展历程，并通过实践得到正确的验证，因此直到现在其养生理论依然是养生文化中一盏指路的明灯。

二、宫廷的茶道养生

在远古时代，智慧的中国人就发现了茶的妙用，起初把它作为解毒的良药。传说：神农尝百草，日遇七十二毒，得茶而解之。后来人们发现茶有更多的用途：既可健体，又可养生；既能清心，又能修身，于是茶被尊为保养身体的“万病之药”。

在唐代，当人们知道了茶对人体的营养价值后，由南方传至北方，开始大规模种植茶树，饮茶之风大兴。开元以后，在北方饮茶风气的影响下，宫廷用茶数量日增，皇帝便下令建了一个专门生产王室用茶的场所，于是我国历史上最早的一个专门贡焙——常州义兴和湖州长兴间的顾渚贡焙出现了。据说：在唐宣宗大中三年（公元849年），有一个已是100岁出头的和尚来到洛阳，宣宗问他服何药而得此寿的。和尚回答说，少时很贫苦，不知药性，没有服什么药，只是平时爱饮茶，到处唯茶是求。宣宗听后，便赐他茶叶五十斤，并请他居住保寿寺以示犒赏。

中国宫廷茶道文化虽然大兴于唐代，但并非始于唐代。早在迄今三千多年前的西周宫廷，已设置了司掌宫廷茶事的官员，并有近乎茶宴形式"聚茶"的饮茶方式，这就可看作是中国古代早期的宫廷茶道。

茶道是以养生修心为宗旨的饮茶艺术，是东方文化的代表。唐代被奉为"茶神"的陆羽撰写了举世闻名的茶书专著《茶经》，他不仅全面总结了唐代以前茶叶的生产、制造，茶具的制作、使用，烹茶的技艺、要求、各地名茶的分析比较以及对历代茶事的辑录，而且第一次把中国传统文化的核心儒家学说与饮茶过程融合起来，首创了中国茶道精神。他把饮茶当作一个美仑美奂的艺术过程，在茶艺、茶技、茶具等方面融合了不同层面的美学意蕴；同时他还将饮茶视为一种清雅脱俗的精神陶冶，是超出物质生活之上的一种精神需求、一种文化享受、一种高雅情趣、一种修身养性的自我修炼。从造茶、选茶到炙茶、煮茶、饮茶，乃至茶器茶具，煎茶的水、煮茶的火，无一不求精、求工，这里讲究的是分寸、适度，有条不紊，要求内心要平静、意念要集中、动作要协调。而饮茶人在这个过程中，自然会怡情养性、平和心境，达到自我节制、自我修养、精行俭德的境地。

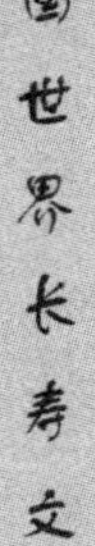

事实证明：茶叶确实可以延年益寿，因为其色味清香，且含有的各类物质有益于人体健康。唐诗中就有"日饮香茗三五杯，有益健康精神爽"的句子。茶叶中还含多种化合物，其中的可溶性蛋白质、氨基酸、碳水化合物和多种维生素，特别是绿茶中的维生素 C、维生素 B 和 P，对肌体很有益处，是体内新陈代谢中不可缺少的成分。此外，还含有对健康有关的无机盐，特别是一些在其他食品中含量少的元素（微量元素）如铜、氟、铁、铝、锰、锌、锶、钙、镁等，可以补充人体对矿物质的需要，对人体健康和延缓衰老起着重要的作用。

三、唐代的道乐养生

道教音乐是道教进行斋醮仪式时为神仙祝诞，祈求上天赐福、降妖驱魔以及超度亡灵等诸法事活动中使用的音乐，即法事音乐、道场音乐。它

是道教仪式中不可缺少的内容，能够烘托、渲染宗教气氛，增强信仰者对神仙世界的向往和对神仙的崇敬。

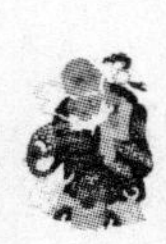

唐代是道教音乐发展的鼎盛时期。唐太宗以老子为祖宗，把道教尊为国教，于是朝廷大兴道乐，创制各种道曲。唐玄宗也是有名的道教皇帝，他一生笃信道教，对茅山道教宗师非常尊敬，与许多道士交往十分密切。与此同时，他对道教音乐也耳濡目染，并产生了浓厚的兴趣。玄宗曾诏命道士司马承祯制《玄真道曲》、茅山道士李会元制《大罗天曲》，把道乐逐渐引入了宫廷音乐。《册府元龟》卷五十四记载："天宝十年（751 年），玄宗于内道场亲授诸道士《步虚声》韵……"另外，《唐要会》卷三记载："天宝十三载七月十日，太乐署供奉曲名，及改诸乐名。"这次大规模的道乐整改活动，使道乐构成了天宝年间宫廷燕乐的主体，而道教音乐也开始和俗乐相融合。热衷道教的玄宗也成为我国历史上第一位亲制道曲的皇帝。素有"千古绝唱"的《霓裳羽衣歌》素有千古绝唱之称的《霓裳羽衣歌》就是唐玄宗亲自创制的。传说道士罗公远于中秋夜侍玄宗游月宫，在月宫中见仙女数百素练宽衣，舞于广庭。玄宗问这是什么曲子，舞女回答说是霓裳羽衣曲。玄宗记住其声调，翌晨命伶官依声调谱曲，即命名为"霓裳羽衣曲"，成为唐代宫廷道乐的经典。著名诗人白居易特意为此做诗一首，名曰《霓裳羽衣歌》，高度赞美了乐曲的精妙如入仙境。

唐代宫廷道乐的经典既是大曲，也是法曲，又是道曲，传说是唐玄宗亲自创制的。唐玄宗在创制道乐的过程中，受到茅山道的巨大影响，信仰道教的他把道乐视只应天上有、人间能得几回闻的"仙音妙乐"。与此同时，茅山道乐在一定程度上也受到宫廷用乐的影响；因为茅山宗师在承受皇恩下创制的"仙曲"，也不得不采用宫廷音乐所长为道所用。这样，茅山道乐与宫廷音乐在发展的过程中相互交融相互影响。

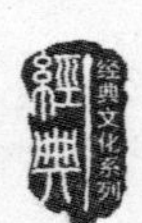

唐玄宗为什么对道乐如此痴迷呢？因为他在接触道乐的过程中发现了它特有的养生功效。其实，有关道乐养生的论述在道教经典《太平经》卷一百十三中早有记载："乐，小具小得其意者，以乐人；中具中得其意者，以乐治；上具上得其意者，以乐天地。得乐人法者，天地为其和……上士治乐，以作无为而度世；中世治乐，乃以和乐俗人以调治；下士治乐，以乐人以召食……夫乐者治乐，形者致刑，犹影响之验，不失铢分也。"道教认为音乐对人是有启迪的，它可以使人的心灵浸润其中得到愉悦欢喜，也可以使天地和谐融为一体。对于道乐的创作者来说，其可以陶冶身心，达到宁静祥和的超然境界。道教音乐融合自然、清澈无尘，更能使歌者在咏唱的状态下犹如进入清虚之境而得到心灵的净化，堪称心理养生的净化剂。

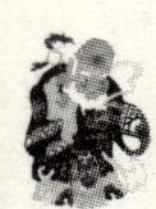

四、宫廷按摩术的流行

在源远流长的养生文化中，按摩作为我国一种最古老的自然疗法，在人们的保健养生中发挥了重要的作用。它以经络学说为指导，以穴位主治性能为基础，运用不同手法作用于人体体表的特定部位，从而达到诊治疾病、延年益寿的目的。

按摩的渊源可以追溯到茹毛饮血的远古时代。那时的人们经常进行采集或与狩猎，常常有一些外伤。在当时的艰苦条件下，人们会本能地用手去抚摸，以此来抚平伤痛，时间一长，竟能受到明显的效果。所以在实践中，人们逐渐总结了一套用按摩健身祛病的手法，这就是按摩最初的起源。

殷商时期，在甲骨文的文字记载中就有“磨面”、“干沐浴”的记录。当时的按摩主要是为宫廷服务的，宫廷中还有专职按摩师为王室贵族治疗，所以按摩在宫廷生活中有着不可低估的地位。同时，还出现了使用和制作按摩工具。当时按摩手法由于操作简单，得以迅速流传，并在以后各个时期由简至繁地发展成现今上百种按摩手法。

战国时期出现了我国第一部按摩专著《皇帝歧伯按摩经》，记录了关于按摩的知识。隋唐则是按摩发展兴旺的时代：隋宫廷设按摩专科和按摩博士；唐代太医院中不但设科，还把按摩医生分为按摩博士、按摩师和按摩工的等级，并进行有组织的按摩教学工作。这个时期导引非常盛行，自官医到庶民，都普遍用按摩方法来治病。至唐天宝年间，按摩医术先后传入朝鲜、日本、印度等国。后来有一位叫富康的人写了一本《按摩手册》，竟不胫而走，传入法国，被译成法文，叫做“马沙适”；后又经瑞典人林氏在动作上加以研究，成为后来欧美按摩疗法的基础，称为“南洋按摩术”。

宋元时期，宋代太医局取消了隋唐以来宫廷教育中设置的按摩科，但宫廷医书《太平圣惠方》、《圣济总录》中仍记载了宋代医家在按摩上所取得的成就。此时按摩虽不及晋唐兴盛，但在养生保健中仍得以广泛应用，为当时文人道家所推崇，成为这一时期的显著特点。

按摩医术经过数千年的积累流传，学术分支越来越细。明代将按摩改称推拿，太医院将其列为医政之一，形成小儿推拿的独特体系，现存最早的按摩专著《小儿按摩经》即成书于此时。明代对保健按摩也很重视，《摄生要言》总结出了“养生十六宜”自我按摩手法。清朝太医院虽然撤消了按摩科，但正骨按摩、一指禅推拿等却在民间取得了很大成绩。《医宗金鉴》把摸、接、端、提、按、推、拿、揉列为伤科八法，并对推拿按摩手法治疗伤科疾病做了较系统的总结。

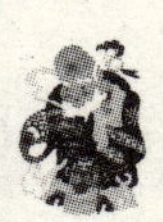

貌似简单的按摩为何会有如此神奇的功效呢？中医学认为：经络在人体内有运行气血、沟通内外、联络脏腑、贯穿上下的作用，人体通过经络系统把各个组织器官连成一个有机的整体，以进行正常的生命活动。按摩治病就是根据脏腑经络、营卫气血学说，并根据疾病发病的原因和症状，运用不同的补泻手法，按穴道、走经络、疏经通络、调节营卫气血，并通过经络的传导作用，调整脏腑组织器官的功能，从而扶正祛邪，达到治病的目的。

第三节 传承不辍——宋代宫廷养生

一、宫廷养生专著《太平圣惠方》

宋朝伊始，社会经济有了很大发展，科技也有了巨大飞跃，印刷术的应用为各类书籍的流传提供了方便条件。在医学方面，编写医学著作比以前更为便捷。

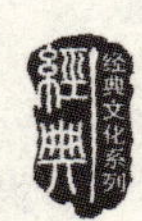

宋太宗赵匡胤酷爱医术，曾收载验方千余首，称帝之后便诏令翰林医官们搜方献方，并且将这些方剂试验其效于民间。最后，命翰林医官王怀隐［宋朝睢阳（今河南商上）人，初为开封建隆观的道士，精通岐黄之术，医理精深，医术精湛，为人诊治多效验，名重一时。公元978年奉皇帝诏命还俗，任“尚药奉御”，后来升为“翰林医官使”］和他的副使王光佑、陈昭遇等将征得的万余首良方汇编成书，也就是这部大型方药著作——《太平圣惠方》。

宋朝以前，大多方剂只出现在各家医著的治疗方法之后，作为该治疗方法科学见效与否的佐证，却尚无专门的书籍来归纳总结，这就为后人诊病开方带来诸多的不便，也使为某种疾病或某一征候寻求专门合适的方剂困难重重。《太平圣惠方》的问世极大地推动了中医学的发展，使中医学的基础学科——方剂学正式形成。

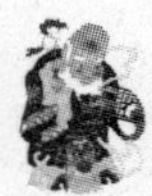

经对众多医方的细致归类整理，《太平圣惠方》根据疾病征候划分为1670门，选用方剂16834首，内容涉及五脏病症、内、外、骨伤、金创、胎产、妇、儿、丹药、食滞、补益、针灸等诸多方面。每门之前都冠以巢元方《诸病源候论》有关理论，次列方药、以证统方、以论系证。全书共100卷，规模十分庞大。卷首详述诊脉及辨阴阳虚实诸法，次列处方，用药基本法则，理、法、方、药俱全，全面系统地反映了北宋初期以前医学发展的水平。由于各门按类分叙各科病证的病因、病理、征候以及方剂的宜忌、药物的用量，方随征设、药随方施，临床应用颇为便利实用。“医者诊病应该首先诊断出疾病的轻重程度、病位浅深，辨明虚实表里寒热，再来选方用药”，这就是书中强调的重要学术观点。

《太平圣惠方》不仅对中国医药的发展有深远影响，而且传至国外共同应用。中祥符九年（1016年）与天僖五年（1021年），宋真宗赵恒两次将《太平圣惠方》赠给高丽，促进朝鲜医药的发展。《太平圣惠方》后来还传至日本，日本梶原性全1303年所编的医学名著《顿医抄》50卷就是以《太平圣惠方》等中国医书为宗编撰的。

这部大型方书编纂经历了14年时间，至淳化三年（992年）才告完成。由宋太宗亲撰序文，颁行天下。本书最早刊本为淳化三年五月刊本，久已失传。因本书卷帙过大、不易流传，北宋中期福建何希彭曾节取本书内容编成《圣惠选方》60卷，载方6096首，今已失传。

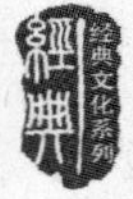

二、养生药酒的广泛应用

养生药酒，一般是把植物的根、茎、叶、花、果和动物的全体或内脏以及某些矿物质成分按一定比例浸泡在低浓度食用酒精，如白酒、黄酒、米酒或葡萄酒中，使药物的有效成分溶解于酒中，经过一定时间后去除渣滓而制成的，还有一些药酒是通过发酵等方法制得的。这种药酒，药力增强、疗病效果佳。

酒虽多饮无益，但其保健之功不可否定。人类最初的酒是采集的野生水果在剩余的时候，得到适宜条件，自然发酵而成。由于许多野生水果是具有药用价值的，所以最初的酒可以称得上是天然的“药”，对人体健康有一定的保护和促进作用。药酒可更好地发挥药效，助于吸收补品，且利于药物有效成分析出还可防腐蚀，使药酒保持良好的品质，为饮酒养生者创造了极大便利。

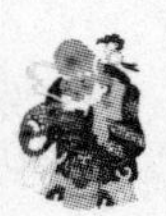

鉴于酒有如此之多的功效，智慧的古人创造了饮酒养生的奇迹，将酒与中药材配伍，使得药酒的以上独特作用浮出水面。

宋代是养生药酒的快速发展时代，其种类和应用范围有了显著的拓展。就其范围而言，已涉及到内科、外科、妇科、五官科等多种疾病，而其种类之多也已在《太平圣惠方》、《圣济总录》、《太平惠民和剂局方》、《三因方》、《本事方》、《济生方》等书中的百余种药酒记录中得以体现。《圣济总录》卷四认为“药酒长于宜通气血，扶助阳气，既可用于祛疾，又可以用其防病。”“兼有血虚气滞，陈寒痼冷，偏枯不随，拘挛痹厥之类，悉宜常服。”可见，人们已对药酒的主要功效有了更进一步的认识。除了这些大型方书所记载的药酒外，宋陈直《养老奉亲书》等书中也收载了许多适合老年人服用的养生保健药酒。不仅如此，对于养生药酒的制法上也不再匮乏，产生了诸多的创新与发展。比如：此时就开始出现对多种药物采用隔水加热的“煮酒法”，提高了药物有效成分的浸出率、增强了药酒的功效。而用于补益强身的养生保健药酒在这一时期也是层出不穷，一些治病养生疗效尚佳、口味纯正的药酒自然成为宫廷的宠儿。

三、琴棋书画中的养生之道

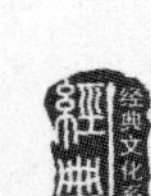

古人早就认识到琴棋书画具有影响人的情感、转移情志、陶冶性情的作用。因为艺术能陶冶情操、开阔胸襟、美化心灵，人们从中可获得精神满足，对延年益寿大有裨益。宋朝实行厚待文人，重文轻武得到了科举制度的有力配合。与此同时，科举制度影响了文人的兴趣、爱好。因此，作为琴棋书画的审美意识在这一时期也得到了重要的发展。

宋代的统治者偏爱古琴和古琴艺术。宋太宗、宋徽宗尤为突出，这必然极大地保护了琴乐的发展。由于受官方的支持，宋官府有专门的造琴局，并有造琴法传世，分载于《太音大全集》《琴苑要录》等书中。除“官琴”以外，民间的“野斫”的制作也达到了较高的水平。同时，为了适应当时乐队合奏的需要，琴的尺度上也相应地发生了变化：“‘增其长阔’与‘效古制微短’，‘垂肩而阔’与‘耸肩而狭’之作相继出现。”其中，历史上就有冰馨、玉壶冰、海月清辉、万壑松、明风、春雷等宋代名琴的流传与记载。

古琴的声音沉静悠远，如同行云流水，常常使人沉浸在美妙的意境之中，能产生愉悦身心、修身养性的效果。经常抚琴还能祛除病痛、强心健脑，因为弹奏古琴时需用双手手指直接抚琴，手指要有力度，左右手交替做轻、重、缓、急的动作，达到人体力量的最佳平衡点。这符合传统中医人体平衡、阴阳平衡的养生之道。经常弹奏古琴，还能够很好地促进手指末梢神经的血液循环，降低心脏血液的回流及供血的压力；同时由于呼吸及音乐节奏的和谐把握，可增强心脏功能，因此可以得到很好的有氧运动。弹奏古琴者大多数是端坐凝神、上身脊柱挺直、立身中正，下肢平肩坐姿、足底平行着地，两膝相合、松胯收腹、松肩重肘、顺腕、微含胸拔背等，这种坐姿类似于武术中的太极拳、站桩，有利于促进全身的气血循环。另外，古琴乐曲是根据阴阳五行创作出来的，它的音波能促进大脑的“静态思维”，训练大脑，从而产生调整人体各系统的作用。

宋徽宗一生酷爱书法绘画创作，由他首创的“瘦金体”，在书法史上独树一帜。在绘画上，他则是工笔画的创始人，尤其擅长画花鸟、山水、人物，注重写生，体物入微，以精细逼真著称。

和其父宋徽宗一样，作为南宋第一帝的宋高宗赵构自幼便好书法，且这一爱好随着年龄与日俱增。他访求法书名画，不遗余力。至晚年，他曾在自己所著的《翰墨志》中说：“……凡五十年间，非大利害相仿，未始一日舍笔墨”，由此可见他于书法一道的痴迷程度。

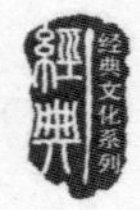

书画是一门艺术，创作时思想高度集中，甚至可以达到忘我的境界，心情和思想都融入文字的意境美中，对眼前或身边发生的不愉快的事情视而不见、听而不闻，从而进入既轻松又安适的状态，没有了妄念和烦恼。因而有益身心健康，对养生大有好处。倘能持之以恒，还能达到意念集中、襟怀坦荡、身心愉悦的境界。同时赏画也能治疗疾病，因为赏者借助条件反射的作用，触景生情和移情易性，通过想像和联想的过程自觉地跟随书画信息进入了一个具有美感境界的精神状态，犹如进入催眠境界，能起到调节情绪、解郁掘潜的作用。

第四节 兼收并蓄——元代宫廷养生

一、宫廷养生著作

元代崇尚医学，因而对于医官的考核也较为严苛，常以《内经》、《本草》、《伤寒》等书为题。御诊太医尚从善有鉴于此，于至顺二年（1331）撰成《本草元命苞》9卷，以便于应付考核及临床实用。该书主要辑自《证类本草》，分别对药物性味、功效、主治、产地、采收、形态等加以记载，是现存唯一的元代综合性本草著作。元代承袭宋制，也设立御药院，掌握由各地进贡和外藩馈送珍奇药品，修造汤药。现存《御药院方》是宋金元三朝御药院所制之成方配本，大多是搜集金元及宋的宫廷秘方，多为配制丸、散、膏、丹之类成药的医方，不少方剂为一般方书未见者，是名符其实的宫廷秘方。元代末期出现了一部特殊的医方集《回回药方》。该书是一部回回医学传入后在蒙古和元代百余年同汉族医学、蒙医学、维吾尔医学逐渐汇合而有明显的、阿拉伯医学特点的医学著作，也是一部中外医学交流的产物。其中记载了大量阿拉伯药物，也有像牡丹皮、巴豆、当归、细辛、知母等中国特产药物；还有一些由阿拉伯经中南亚、欧洲、非洲传入，早已被中医习用的中药，如无花果、石榴、安息香、乳香、没药等，书中残存医方涉及内、外、妇、儿等科，还有制药技术的记载，并且对骨科的记载尤为突出。

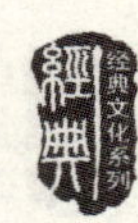

同样，元代宫廷也比较注重食物养生，以药膳治疗老年病的专著《寿亲养老新书》中曾经强调："以食治病胜于用药，凡老人有患，宜先以食治，食治未愈，然后名药，此养老人之大法也。"元代，蒙古的统治者大都喜欢盛宴豪饮，所以对宫中的食医和食官非常重视。从成吉思汗王朝起就设有食医，如元仁宗时期的赵国公常普兰奚的曾祖父常资、祖父常兀迩笃，就先后担任过成吉思汗宿卫兼典御膳。长寿皇帝忽必烈对食疗尤为重视，他设置有执掌饮膳的太医四人，负责宫廷的补养调护，还有较为严明的规章制度，每天吃的、喝的都必须按时禀报，而且要有科学多样的搭

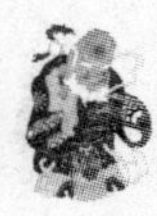

配，长此以往逐渐积累了丰富的食疗经验。出生于印度的铁哥，就是当时的饮膳太医之一，为忽必烈掌做饮食汤药，深得皇帝的信赖。元初名医许国祯的母亲韩氏，曾经以食医的身份侍奉元世祖的母亲庄圣太后。著名营养学家忽思慧也曾长期担任元廷的饮膳太医，负责宫廷的饮食调理、养生疗病诸事。他重视食疗与食补的实践与研究，得以有机会将元文宗以前历朝宫廷进用的奇珍异馔、汤膏煎造的技艺与经验加以及时整理总结，编写了我国最早的一部营养学专著——《饮膳正要》。

元人对于健康长寿的追求可谓达到一个高峰，并根据实践经验编出了独特的养生口诀："善摄生者，薄滋味，省思虑，节嗜欲，戒喜怒，惜元气，简言语，轻得失，破忧阻，除妄想，远好恶，收视听，勤内固。不劳神，不劳形，神形既安，病患何由而致也？故善养性者，先饥而食，食勿令饱，先渴而饮，饮勿令过。食欲数而少；不欲顿而多。盖饱中饥，饥中饱。饱则伤肺，饥则伤气。"告诫人们要节制情欲，保持神志的安然；要清淡饮食，不要过饥或过饱，以免伤气伤身。其简单扼要，是对我国养生经验最概括的总结。

二、最早的一部营养学专著《饮膳正要》

若要为世界营养学发展排个名次的话，我国应当之无愧地名列榜首。早在 14 世纪以前我国就有人注意到了食物疗法，但受到条件、社会的种种制约，并没有专门论述营养的著作诞生。时代的脚步踏入了宋、元时期，我国对营养学的研究已经发展到了一个崭新阶段，出现了最早的营养学专著——《饮膳正要》。

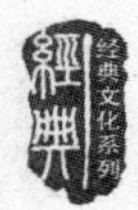

《饮膳正要》初刊于元天历三年（公元 1330 年）。作者忽思慧是元代一位蒙古族医学家，兼通蒙汉两种医学，曾于元仁宗延祐年间（公元 1314—1330 年）被选为宫廷饮膳太医，主管宫廷饮食、药物补益等工作。在职期间，他积累了丰富的烹任、营养卫生与饮食保健等方面的经验，因而选食疗之精华，著成此书。

全书的内容以食疗养生为主，讲述了饮食菜点、主副食及点心的配膳和烹制方法，重在饮食美味，且寓治疗作用于饮膳之中，特别是介绍了蒙、汉、回、藏等各民族常用的食物，并分析论述了其营养价值，填补了少数民族药膳著述方面的空白。书中论及聚珍异馔，食疗诸病的食谱 93

例。由于元朝统治者是喜食羊肉的蒙族，所以书中有关羊肉的配方最为多见。同时附列食疗本草，如米谷、禽、兽、鱼、果、蔬菜料物59种，并最早记载了蒸馏酒的制造工艺及其性味、功效、主治和毒性问题，认为烧酒可用于医疗保健。另外还从营养学、养生学的角度论述了养生避忌、妊娠食忌、乳母食忌、饮酒避忌、四时所宜、五味食性、服药食忌、食物相反、食物中毒等方面的独到见解。在养生观念上有明显的防范疾病于未然的思想，强调“治未病，不治已病”。告诫人们“若贪爽口而忘避忌，则疾病潜生”。

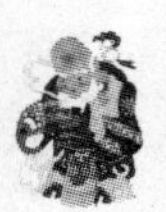

比如：忽思慧在《饮膳正要》中，首先总结了元世祖忽必烈的长寿经验：“昔日祖黄帝饮食必稽于本草，动静必准乎法度，是以身跻上寿。”鉴于此，他把饮食调养，作为养生之首务，并且认为“使五味调五脏，五脏和平则血气资荣，精神健爽，心志安定，诸邪自不能入，寒暑不能袭，人乃怡安”。因而，将药物与食物配合，加工烹调为美味菜肴的饮膳调养方法，一直是他所坚持的主张。这种将苦口良药变为美味膳食，既饱口福，又治病强身、延年益寿的观念，为历代皇亲贵族所喜爱。

因此，膳食养生不乏为此书的一大主旨。此外，该书还重视妇婴卫生保健问题，强调了妊娠胎教问题的重要性，以及对新生儿提出预防疮疹的方法，对优生保育、保障妇女、儿童健康意义深远。其他如晚饭少进食、饭后漱口、晚间刷牙等，也都包含着丰富的营养学内容。该书文图并茂、形式活泼，具有独到的见解和鲜明的民族特色，堪称我国第一部独具一格的营养学专著。

三、蒙古特色的御用奶酒

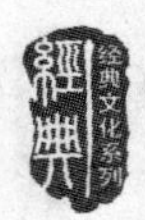

香飘四溢的奶酒是蒙古族先民的特产，盛于元代。在蒙医中，奶酒常常作为药引来治疗风湿、痛经等症，一代天娇成吉思汗将奶酒定为宫廷御酒。关于奶酒的重要作用，还有这样一个真实的故事。

相传在公元1221年，正值成吉思汗六十岁大寿。为了庆祝这一天，他在草原上大摆三天筵席，大家在一起载歌载舞、非常高兴。他最宠爱的妃子见状便对他说：“大汗，您认为在您的四个儿子中，谁最能接过您威武的大旗呢?”大汗听后略微思索了一下：长子术赤刚武、次子察合台骁勇、三子窝阔台仁慈、四子拖雷机智，他们各有所长，究竟选谁做自己的接班人呢？这时，老臣亦老温上前说道："就让四兄弟一起出发，为大汗找一份最珍贵的礼物吧。走路的头羊总能找到最好的水草，献上最珍贵礼物的人就是得到上天眷顾的接旗人！"成吉思汗沉思片刻，便对他的儿子们说："就这么定了，明天此时，谁能够将最贵重的礼物带到这里，谁将来就能够接我的旗帜。"

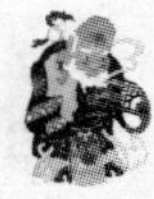

第二天，到了月亮爬上天空的时候，还不见他们的踪影。突然，随风飘来一阵若有若无的香气，人们的精神顿时为之一振：这是什么香味？能够比奶香绵长，比美酒醉人？这时，草原上传来了渐渐临近的马蹄声，四兄弟同时到达了。术赤献上了碧玉珊瑚、察合台带来了紫貂皮、拖雷找到了百年老参、而窝阔台却献上了一个皮囊。成吉思汗将皮囊上的木塞拔掉，一股浓郁的香气顿时扑鼻而来，原来刚才闻到的就是这奶酒的味道！人们这时都非常想知道究竟谁能继承大汗的衣钵。只见大汗指着这四件物品说："这碧玉珊瑚虽然贵重，却只能把玩；紫貂皮在我部族中又有几人能穿？"又看了看百年老参说："百年老参虽然难得，却只够我一个人滋补，但是这壶奶酒出自我们的草原，味醇而绵长，可强身也可助兴，可和睦友邦又能去除隐患，实在是这四物中最为珍贵的物品啊！"其他三个儿子见状，连忙一起拥护窝阔台来承成父王的大业，成吉思汗转身问窝阔台："你有什么话可说？"窝阔台答道："父王恩赐，兄弟推举，我只有尽力去做。"于是窝阔台成为了成吉思汗的继承人，并封这敬献的奶酒为御酒。

第五节　承古拓今——明代宫廷养生

一、繁富的养生著作

随着医学知识的普及，明代养生思想也在不断完善和发展。为了使更多人客观系统地认识和接受这类养生思想，作为信息的重要传媒——书作，自然如雨后春笋般应运而生。这些书籍大体可分为如下几类：

（一）养生方法类

张介宾：《类经》：将养生列为十二类之首。

王文禄：《医先》：认为养生当在医药之先，论述了多种养生方法。

胡文焕：《寿养丛书》：收入前人养生著作。

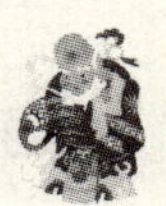

另有自选自编的《素问心得》、《养生导引法》、《类修要诀》、《养生食忌》等34种著作问世。

（二）养生资料类

李时珍：《本草纲目》：大量论述饮食和药补。

虞抟从：《医学正传》：肯定先天禀赋的重要，强调后天保养的必要。

李杲：《保养说》：提倡避风邪、节劳逸、戒色欲、正思虑、薄滋味、寡言语等养生法则。

张景岳：《治形论》：颇有创见的提出养神亦要养形，认为养形重在养精血，提倡用温补药养精血。

汪绮石：《理虚元论》：提出虚劳的诊治，拓宽了对老年病的认识；提倡六节、八防、二护、三候、三守、三禁等防衰保健理论。

（三）引导养生术类

《仙传四十九方》：载录的“五由由”，以图文相配合的形式，详明记叙华佗引导法。

《修真捷径之导引术》：结合穴位按摩“搓摩肠腹利”。

《易筋经》：介绍了按摩结合器具，以拍打为主的独特的健身方法，以及以强身壮力为主的“易筋经十二势”导引术。

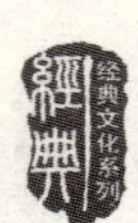

此外，明末清初，由陈玉廷创造、经杨露禅等发展的太极拳，也成为后世经久不衰的健身方法。

（四）养心神类

宁献王朱权（朱元璋第十七子）：《仙神隐》：提出“疗人之心”的命题。

《霞外杂俎》：进一步主张调摄心神的重要，指出摄生之要在于“每日只服一利快活无忧散”。药方内容为“除烦恼、断妄想”，或遇事不如意，加服一剂“和气汤”，配方为“忍、忘”二字。

（五）养生结合类——这一时期养生著作中的重要主张

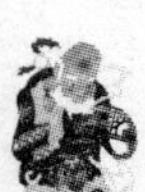

《寿世保元》的“延年良箴”：提出十一类延年的摄养事宜，包括“四时顺摄，晨昏护持”、“悲哀喜乐，勿令过情”等。

万全：《养生四要》：把寡欲、慎动、法时、祛疾视为养生的四大要义。

龚居中：《五福万寿丹书》和《红炉点雪》——强调养生要坚持动静结合，综合调理。老人的安养和延龄，应从居处、调摄、保形、节欲、按摩、功药六个方面入手。

（六）其他类

龙遵叙：《食色绅言》为专门讨论饮食、色欲和养生关系的养生专著。

胡文焕：《类修要诀》中广收前人养生诗歌、格言，如“笑一笑，少一少；恼一恼，老一老；斗一斗，瘦一瘦；让一让，胖一胖”等，别具一格。

最值得一提的是高濂所著《遵生八笺》。据说：康熙皇帝与慈禧太后从中年开始随身携带的一部秘籍，就为《遵生八笺》；而去世前特别要求为其陪葬的一部秘籍，也是《遵生八笺》。为什么这部养生著作会受到皇帝等人的如此青睐呢？它的独到魅力在哪里呢？

该书于万历十九年（1591 年）撰成，共 20 卷，是养生学集大成之作，影响很大。它汇编了万历以前的养生成就，分为清修妙论、四时调慑、起居安乐，延年祛病、燕闲清赏、饮馔服食、灵秘丹药、尘外遐举等八个类别。其书特色在于把培养德行作为养生第一要义的同时，又从鉴赏书画，诠评花木盆景，以及“节嗜欲、慎起居、远祸福、得安乐”的角度着因，从而在很大程度上扩展了养生的实际领域。此书由英国人德贞节译成英文，收入其所辑《功夫：道家健身术》中，于 1895 年在天津出版，传播国外。

养生专著虽然是有限的，但养生思想的渗透却是随处可见的。在李时珍、张介宾、赵献可、徐春甫、万全、杨继洲、李梃、龚廷贤、龚居中等医家的著作中经常可以看到专篇论及养生的话语。并且，由于医学家着重实践，他们的养生论著大抵通俗易懂、便于施行。如李梴的《医学入门》首卷即载有“保养论·附导引法”，提出“与其病后善服药，莫若病前善自防”。

事实上，明朝时期，历代的养生经验已经相当丰富，但由于知识的局限、技术的匮乏，很难再有什么新的突破，所以反映在养生著作上的多为前人养生法则的翻版。

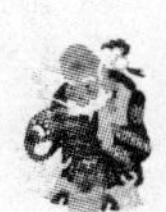

二、食疗养生的成熟时期

我国自古就有“寓医于食”、“医食同源”之说。“食疗”顾名思义，即食物疗法或饮食疗法。根据各人不同的体质或不同的病情，选取具有一定保健作用或治疗作用的食物，通过合理的烹调加工，成为具有一定的色、香、味、形的美味食品。因而“食疗”既是美味佳肴，又具有养身保健、防病治病，能吃出健康、益寿延年。我们的祖先把“美食养身”和“防病治病”两者相互结合、溶为一体、能补能治，创造了“中国食疗学”。

若要洞悉食疗养生法的成长，临床经验、众人评价无疑是有力的佐证，同时相关著作的大量出炉也从一个侧面反映了它的成熟。（参见第 64 页图表）

这些著作只是诸多典籍中的九牛一毛，却涉及了食疗养生的各个方面，包括养生机理、养生疗法、养生保健、养生食材等。这些全面而丰富的养生经验，不仅为平民百姓带来了健康生活的福音，更为帝王将相实现益寿延年的梦想，提供了行之有效的方法和指导。这一时期，各种药膳在宫中颇为流行。如“参归羊肉”，即用党参、当归、黄芪炖羊肉。这是开国皇帝朱元璋的宫廷御膳，有益气活血的功效。同时他们利用自身的特权尽情享受着极品的食疗养生法，鱼翅、燕窝等珍贵食物就是在明代登上了皇家的“上席”筵式席面，因为它们大多具有养生宜身、强肾壮阳等特殊作用。明万历皇帝喜欢吃的一道“三事”菜，就是用海参、鲍鱼、鲨鱼（翅）筋、肥鸡、猪蹄筋共烩一处而成的。在食疗之风大肆盛行的明代，皇帝贵族乐于把这种方法作为养生的重要内容。毫不夸张地说，他们不仅是食疗养生的实践者，也是最大的受益者。

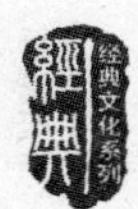

这一时期的养生书籍另一个关注重点为药粥方面。明初开国元勋刘伯温的《多能鄙事》载有药粥 30 方，戏曲作家高濂《遵生八笺》中收有 38

方，古琴家、戏曲理论家朱权《臞仙神隐》收录10方，以及万历进士王象晋《二如亭群芳谱》载粥18方；周王朱橚等编撰的《普济方》是汉唐以来最大的一部方书，其中第257—259卷专列食疗一门，并以病为纲，详细论述了180个药粥方，而且对每一粥方做了全面而详细的论述，是明以前记载药粥方最多的一部书籍。由此不难看出，明朝应用药粥防病、治病已十分普遍了。

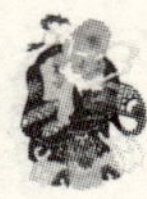

著作	作者	主要内容
《本草纲目》	李时珍	收集大量前人和当代人的药酒配方约200多种，极大多数是便方，用药少、简便易行，并且选载了各种药膳42种，药酒75种，药粥62方，同时列出专节做了论述。
《遵生八笺》	高　濂	一部养生食疗专著，其中的《灵秘丹药笺》记录了30多种药酒。还载有大量补益性药酒，像“八珍酒”、扶衰仙凤酒、长生固本酒、延寿酒、延寿瓮头春酒、长春酒、红颜酒等都是配伍较好的补益性药酒，影响深远。载汤类药膳32种、粥类药膳35种，且多为中老年人保健所用。
《古今医统》	徐春甫	明代在药膳的烹调和制作方面更有很多发明创造。载有菜、汤、酒、醋、酱油、鲜果、酥饼、蜜饯等品种。
《韩氏医道》	韩　懋	指出“善用饮食奉，使人亲有勿药之害。”
《多能鄙事》	刘伯温	记载了不少药膳方和治疗作用。
《饮馔服食谱》	钟　惺	记载了不少药膳方和治疗作用。
《寿养取书》	胡文焕	强调药膳的保健增寿作用。
《益龄单》	梅颠道人	强调药膳的保健增寿作用。
《李东垣食物本草》	李东垣编、李时珍参订	内容丰富，全书58类，2000余条。

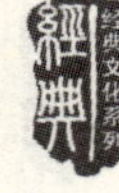

食疗著作的大批涌现，标志着食疗养生日渐成熟，其中所载的偏方、秘方、食材、疗效等将对后人的生活产生巨大、久远的影响。

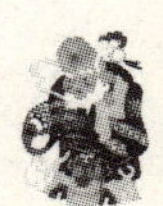

第六节　海纳百川——清代宫廷养生

一、清代养生家石成金的《长生秘诀》

人们在不断的摸索中发现了养生的种种内涵，并随着时代的变迁，将养生不断加以总结、发展，直至清代，终于使古代养生学得以完善和系统。其中，最突出的就是由清代著名养生家石成金编撰的《长生秘诀》。

石成金，字天基，号惺斋、觉道人、良觉居士，清初扬州人。其《长生秘诀》一书刊行于康熙三十六年（1697 年），全书畅谈养生妙法，意境深邃、真知灼见、臻于精妙。

但是身为养生家的石成金却自幼多病，十六七岁时身体仍很瘦弱，时常发晕病。他父亲就教他读医书和养生著作，因而他从十八岁时就自加调摄，且进行了 20 多年，不但大病全无，小病也未曾近身。

其实，《长生秘诀》一书并非其攻读医术、搜罗天下秘方汇编而生，而是通过对自身经历的总结概括所得。他从很多方面揭示了养生的真谛，如他在起居养生方面明确地指出："夜卧常习闭口，最是固养元气。若开口，则走失元气，且邪恶从口而入，又生血绝诸症。凡夜卧开口，其牙齿为出入之气所触，后必病齿，但睡而张口者，牙齿无不早落，可以验之。"因此，他告诫人们夜卧张口，不仅损伤元气，容易引起面色失润、夭然不泽、头晕目花、四肢清冷、脉来空虚的血脱征候，并且还能引起牙齿不固、过早脱落，理应引起人们的高度重视。

浏览全书，介绍了他多年来调摄自身的心得，总结起来有以下几个方面。

1. 养心六长存：长存安静心——少嗜欲；长存正觉心——要有觉悟；长存欢喜心——保持乐观情绪；长存善良心——做利于人事；长存和悦心——对人和蔼；长存安乐心——苦中求乐

2. 房事七戒事：虚弱戒房事、疾病戒房事、衰老戒房事、寒暑戒房事、雷雨戒房事、恼怒戒房事、醉饱戒房事。

3. 饮食姜六宜：饭食宜多，肉杂宜少；食宜早；食宜缓（缓缓地咀嚼）；食宜暖；食宜烂。

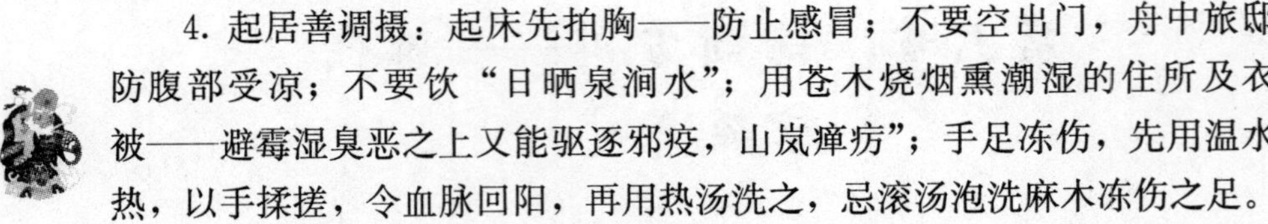

4. 起居善调摄：起床先拍胸——防止感冒；不要空出门，舟中旅邸防腹部受凉；不要饮“日晒泉涧水”；用苍木烧烟熏潮湿的住所及衣被——避霉湿臭恶之上又能驱逐邪疫，山岚瘴疠”；手足冻伤，先用温水热，以手揉搓，令血脉回阳，再用热汤洗之，忌滚汤泡洗麻木冻伤之足。

5. 天地多乐事：静坐之乐、读书之乐、赏花之乐、玩月之乐、观画之乐、听鸟月、狂歌之乐，故要常怀乐意。如此，随时随地都有乐趣，身心自然健康愉快。

《长生秘诀》阐述的内容全面翔实、贴近生活，表述的形式通俗易懂，具有实用性和指导性，它自问世以来受到了后人的关注和喜爱。

二、集大成的宫廷养生

清代，不论是社会生产还是科技的发展，都远远超出先前的各个朝代，养生学理论已处于鼎盛时期。清代皇帝 12 人，平均年龄为 53.42 岁，比以往历代皇帝的平均寿命都要长（北宋皇帝年均 47.78 岁、元代皇帝年均 39.36 岁、明代皇帝年均为 42.22 岁）。之所以如此：一是因为身份的优势，他们可以轻易获得大量名贵药材进补养生；二是他们充分认识到食疗的重要，食物进补优于药物治疗；三是药酒业有了蓬勃发展；四是药茶保健成为风尚。

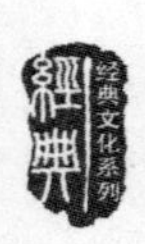

清朝时期，人们对于药酒的要求已不仅仅局限于对传统的继承，突破和创新成为挑战的重点。在这一时期，新的药酒配方接踵而至。如汪昂的《医方集解》、王孟英的《随息居饮食谱》、吴谦等人的《医宗金鉴》、孙伟的《良用汇集经验神方》和项友清的《同寿录》等等，均收载了不少明清时期新创制的一些药酒配方。与此同时，养生药酒的广泛应用也空前兴旺，集历代酒方之精华，精益求精，甄选优质药材、炮制的方式，使其功效卓越。一方面，药酒的补肾壮阳功力极尽强大。如归圆菊酒、延寿获嗣酒、参茸酒、养神酒、健步酒等对康熙、乾隆的高寿、多子功不可没；另一方面，用于补益作用的药酒也层出不穷。“夜合枝酒”是清宫御制的药酒，组方中除了夜合枝外，还有柏枝、槐技、桑技、石榴枝、糯米、黑豆和细曲等，可治中风挛缩之症。乾隆皇帝偏爱“松龄太平春酒”，是因为其对老年人诸虚百损、关节酸痛、纳食少味、夜寐不实清症均有治疗作用。

清代的保健药茶也极为流行，两个“天下第一泉”——北京玉泉和济南趵突泉破茧而出，为乾隆这一伯乐所掘识。乾隆皇帝位品茗择水选取全国多处饮水，认定北京玉泉水为最好的品茗用水，称其为“天下第一泉”。此外，乾隆也看中了济南趵突泉的水。因为那里水质清净、甘洌，用于饮用有益于身体健康，用于煮水品茶香正味醇。清代乾隆、嘉庆、道光、咸丰、同治时期，由紫苏叶、泽泻丝、山楂丝等近10种药物配制的仙药茶等广为使用，代茶饮用具有降脂减肥之效。从汉代到清代，药茶的内容经收集已广载于各种医学书籍中。清代宫廷中饮药茶养生保健，已成为王公贵族的普遍风尚。

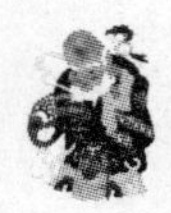

三、清代宫廷养生秘方

清朝时期，皇室成员们对健康长寿的追求已处于全公开状态，不少人便借此契机不断向皇帝、官员敬献秘方、验方，企图以此升官。因此，疗效显著的药方得以与世人见面。清代宫廷就有经典的养生秘方“蟠桃丸”，是由益智仁、大生地、枸杞子、胡桃肉等干药制成的。临床验证：服用8周，可以使具有衰老症状的老年人的衰老见证积分（越低表明越年轻）下降。

这个方子的由来还有一个故事。话说有个御医某日经过一个村子，看见一个须发皆白的老头在村头痛哭，御医以为是他的儿女对他不好，一问才知老头是被自家爷爷打的。御医大惊，马上将老头一家平时吃的东西记录下来，制成了这味“蟠桃丸”。

宫廷中的另一主体——后宫佳丽，也是养生秘方的积极追随者与推动者。她们选入宫中的时候都是豆蔻年华的妙龄美女，除了极少数能得到皇帝的宠幸以外，大多数则是寂寞孤独一生，把青春和美貌消损在宫廷的高墙之内，正如一首诗中所说的：“后宫佳丽三千人，三年未能承主恩。寂寞良宵谁得宠，萝卜黄瓜也消魂。”虽然处在如此凄凉的境地，但她们始终不曾放弃见到皇帝的梦想，并为之付出努力。其中搜寻各种各样的养生秘方，就成为她们生活中无比重要的内容。由于久居深宫、寂寞孤独，加之平素缺少身体锻炼，妃嫔们大多弱不禁风，有的甚至久病缠身。为了在激烈的宫廷竞争中胜出，她们尽其所能地寻求偏方，企盼可以容颜不老、强健体魄。清宫的御药房就珍藏着大量的妃嫔用药底方及药材药具，为后人了解清代后妃们疗疾养生提供了翔实的佐证。其中，美容偏方自然是她们关注的焦点。慈禧太后也不例外。

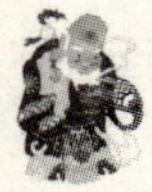

光绪六年，清宫御医在研究了金代宫廷后妃洗面用的“八百散”后，在原有配方基础上另加了八味药，为慈禧精心调配了“玉容散”。这个玉容散，用时将药材研成细末，用水调浓，再搽搓面部一会后，用热水洗净。据《神农本草经》中对各味草药药理的记载，玉容散可谓是集治病、美容、营养于一体的驻颜良方。

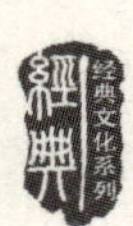

第五章

传统中医保健法

第一节　独树一帜——传统中医保健学

一、中医养生是穿越五千年的文化精粹

中国传统文化强调天人整体、注重阴阳对称、体现动静辩证，而这些在中医养生文化中均得以彰显，并成为中国文化的一部分，突出体现了中国传统文化的本质。因此，中医文化是博大精深的，它经历了远古时代的萌芽期，走过了春秋战国和秦汉时期的形成期，已经成为一种文化，形成了一套独特体系。可以说，中医养生文化中所蕴含的古文化踪迹也比比皆是。

中医养生文化引入了阴阳五行学说："阴阳观"出自《周易》，"五行学说"来源于《洪范》，"精气理论"引自庄子学说。由此可见，中国古哲学对中医养生文化的贡献。它不仅奠定了中医养生理论的哲学基础，而且直接构成了中医养生的理论和概念，使养生文化超越了经验的汇总，跨入了理性思维的殿堂。

中医养生文化还渗透着道家文化。因为中医养生的目的之一就是祛病延年、长生不老，这与道家思想不谋而合。中医养生文化在诸多道家文化的论著中都有体现，如：

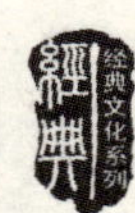

(1) 精、气、神的概念

道家认为精气是构成万物的要素，万物的生成与毁灭都是由于“气”的凝聚或消散。中医的典籍《内经》中也提出人生有三宝：精、气、神是也。中医气功学即是把精气神作为重要的理论来指导练功的。

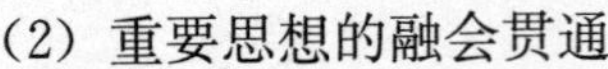

(2) 重要思想的融会贯通

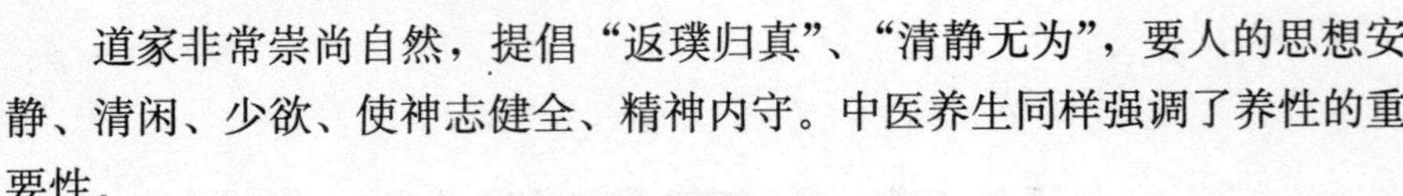

道家非常崇尚自然，提倡“返璞归真”、“清静无为”，要人的思想安静、清闲、少欲、使神志健全、精神内守。中医养生同样强调了养性的重要性。

(3) 修炼方法的传承

道士们的炼丹术，道家创立的崇尚自然、顺乎自然的气功养生法等为中医养生文化所采纳。

中医养生文化还包含着儒家思想，强调注意心理调整。《中庸》云：“喜怒哀乐之未发，谓之中；发而皆中节，谓之和。中也者，天下之大本也；和也者，天下之达道也。致中和，天地位焉，万物育焉。”医学养生文化中的下列思想也很明显，如《内经》：“智者之养生也……和喜怒而安居处”，“志意和则精神专直，魂魄不散，悔怒不起，五脏不受邪也。”《养生延命录》云：“能中和者必久寿。”

中医养生文化还主张从伦理道德的修养来养性长寿。如：儒家要求人们对封建伦理道德的履践作为自我人生完善的目的。因为高尚圣洁的伦理观既是人们自我人格完善的途径，也是养生的重要方法。中医养生文化中说道：养身在养心、养心在养性，养性才能达到养生的最高境界，才能真正地延年益寿。

二、传统中医保健学的发展与完善

中医保健学起源于西周，在春秋战国到秦汉时初步形成，于晋、南北朝、隋、唐时期达到鼎盛，宋元明清得以充实、日趋完善。

《山海经》是我国最古老的百科全书，它不但记载了多种疾病名称，同时还记载了60余种养生保健术，如“有草焉，其犹如韭而青华，其名曰貌余，食之不饥……”这些都证明：我们祖先早在纪元时期就已积累了相当丰富的养生及饮食调摄知识。

医学著作《黄帝内经》在春秋战国到秦汉这一历史时期完篇，它撷取了儒、道、杂各家养生学说的精华，结合中医自身的特点，抛弃了神仙方士的怪诞，初步建立了科学实用的养生理论与方法，为中医养生的发展奠定了基础，被后人喻为“养生之正宗”。我国最早的药物学专著《神农本草经》，把药物学分为上、中、下三品。“上经”所载上品药物120种，其中还注明了久服可以达到“耐老”、“增年”、“不老”等效果的人参、枸杞、女贞子、杜仲等。

葛洪、陶弘景、孙思邈等著名医家也继承了儒、佛、道三家著作中所涉及的养生内容，从而使中医养生的理论和方法达到了鼎盛时期。

宋元明清时期，社会生产力的快步发展，推动了养生学的发展，并使其不断得以充实、日趋完善，至此中医养生学的理论体系已经形成。著名的金元四大家——刘完素的泻火派、张从正的攻邪派、李杲的补土派、朱震亨的滋阴派同期形成，为老年病的防治开创了新的领域。

因此，传统的中医保健学是中医学的重要成员，二者相辅相成。保健学中的动静结合、神形合养、性命兼修等观点，为医学家们提供了理论知识；大量的因养生而健康长寿的例证也不断为养生理论提供了事实依据。

第二节 天人相应——中医养生防病观

一、顺应自然的将息调养

“天生阴阳寒暑燥湿四时之化，万物之变，莫不为利，莫不为害。圣人察阴阳之宜，辨万物之利以便生，故精神安乎形而寿长焉。”此乃《吕氏春秋·尽数》篇中的经典论著。

所谓顺应自然的状态养生，实际上是指人们只有认识人与自然二者本身所具有的客观规律，并依循这种规律养生，才能保持健康长寿。《黄帝内经》有云：“法于阴阳，调于四时，”即是对这种论断的肯定。

人体的生理变化与自然界的变化是紧密相连的，四季变换、昼夜更替，都会对人体产生不同的影响；而这种影响对人体的作用又是最显著的，所以采取相应的措施适当地调整这种影响，才是养生所追求的根本。

首先，了解四季气候特征，调整个人生活习惯，使精神修养、饮食卫

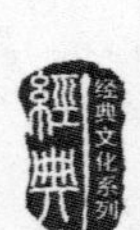

生、生活起居等方面顺应四时的生、长、藏等特点，做到“春夏养阳，秋冬养阴”，并基于此，“一年之内，春防风，又防寒；夏防暑热，又防因暑而致感寒；长夏防湿；秋防燥；冬防寒，又防风”。（《理虚元鉴·卷上·知防》）

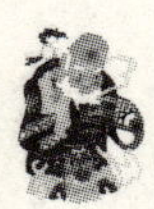

其次，注意昼夜晨昏调护。早晨多开展室外活动，吐故纳新、流通气血、旺盛生机；傍晚相应减少活动，避免风寒和雾露之气的侵袭。这是因为：一天之中，早晨“阳气始生，日中而盛，日暮而收，夜半而藏”（《素问·生气通天论》）。

中国养生文化还追求一种理念：保持人体内环境的平衡协调、人体外环境的整体统一，换回人类健康的生命活动。与此同时，也对中国传统文化中“天道自然”的哲学观加以了拓展。

“天道自然”的思想观念肇端于老庄哲学。《老子》称：“人法地，地法天，天法道，道法自然。”此后，庄子又进一步发展了顺应自然的养生观，即：对于自然，人类不仅仅要适应它，更应该自由的驾驭它，将自然与自身科学的联系起来，发展出一系列独具特色的保健养生方式。《天运》篇有云曰“自乐者，先应之人事，顺之以天理，行之以五德，应之以自然，然后调理四时，太和万物，四时迭起，万物循生”，即强调了正确处理人与自然关系的重要性。

道教养生气功也是为人推崇的一种保健活动，而它的产生和发展并非偶然。道教养生家直接从“道法自然”的观点出发，丰富和发展了顺应自然的养生理论与方法，认为人体只要能够仿效天地运动的形式和时机来进行养生活动就可以长生，所以十分注重选择炼功时机与天地自然同步。

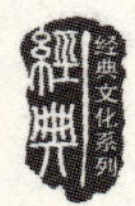

二、预防胜于治疗的防治观念

人分三种——圣人，先知先觉；贤人，后知后觉；愚人，不知不觉。圣人——“不治已病治未病，不治已乱治未乱。”换言之就是：知道怎样预防疾病，提前巩固好健康的堡垒，不给病毒以可乘之机；贤人——患病之后及时就医，阻断病痛的延续；愚人——患病之前不防治，患病之中不救治，往往追悔莫及。

朱震亨在《格致余论》中说：“与其求疗于有病之后，不若摄养于无疾之先；盖疾成而后药者，徒劳而已，是故已病而不治，所以为医家之怯；未病而先治，所以明摄生之理。”人们不但要治病，而且要防病；不但要防病，而且要注意阻挡病变发生的趋势，并在病变未产生之前就想好能够采用的救急方法，这样才能掌握疾病的主动权，达到“治病十全”的“上工之术”。

疾病的形成是会经历一定时间的积累的，因而我们完全可以在其爆发之前将它扼杀于摇篮之中。完全依赖药物、手术等医疗手段是不科学的，是一种对自身不负责任的思维，我们应该摒弃它，对疾病的认识达到客观化、主动化。

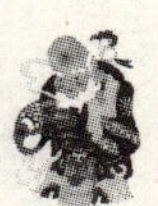

三、精神养生的关键在于调摄精神意志

人的生命活动概括起来可分为两大类：一类是以物质、能量代谢为主的生理性活动；另一类是精神性活动。精神意志活动是五脏精气活动的体现，反之，意志在一定程序上又能控制自己的精神和脏腑的活动。“养生必须养神”，这是永远不变的主题。《灵枢·本脏篇》说：“志意者，所以御精神，收魂魄，适寒温，和喜怒者也。”“御”、“收”、“适”、“和”，都有主动之义。所以，充分发挥人的意志作用，重视精神的调养，既是养生防病、预防早衰的重要原则，也是内因为主的学术摄生学说中的体现。

精神养生涵盖了精神意志调摄的两个具体内容：养意志和养情志。它包括神志（人的精神、意识及思维活动）养生和情志养生两个方面。

神志养生法是指通过内心世界的自我调节，排除贪念、保持心态平和，使之健康长寿的方法，具体包括以下几点：

1. 清静养神

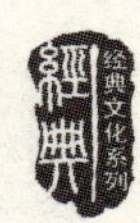

清静，是指精神情志保持淡泊宁静的状态。因神气清净而无杂念，可达真气内存、心神平安的目的。为达到清静养神的目的，应做到少私寡欲。少私，是指减少私心杂念；寡欲，是降低对名利和物质的嗜欲。减少私心、欲望，从实际情况出发，节制对私欲和名利的奢望，则可减轻不必要的思想负担，使人变得心地坦然、心情舒畅，从而促进身心健康。养心敛思：养心，即保养心神；敛思，即专心致志、志向专一、排除杂念、驱逐烦恼。

2. 立志养德

正确的人生观是正确的精神调养的先决，只有对生活充满信心，有目标、有追求，才能很好地进行道德风貌的修养和精神调适，从而更好地促进身心健康。坚定信念：首先要立志，树立起生活信念，对生活充满希望和乐趣。道德修养：道德高尚、光明磊落、性格豁达、心理宁静，有利于神志安定、气血调和，使人体生理功能正常有规律地进行，并使精神饱满、形体健壮。

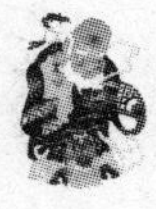

3. 开朗乐观

《论语》中说："发愤忘食，乐以忘忧，不知老之将至云尔。"乐观的情绪是调养精神、舒畅情志、防衰抗老的最好的精神营养。

4. 保持心理平衡

长期处在高节奏的竞争环境中，容易产生焦虑、心力疲劳、神经质等心理现象，若处理不好就会影响心理健康。为了避免身心的畸形发育，就更要注重培养和心理素质。

《养老奉亲书》中说："主身者神。"中医学认为：神是人的生命活动现象的总称，它包括精神意识、知觉、运动等在内，以精血为物质基础，是血气阴阳对立的两个方面共同作用的产物，并由心所主宰。人的形体运动，受精神意识支配；人的精神状态，与形体功能密切相关。

在同样恶劣的环境条件下，精神意志坚强的人身心遭受的损害会比意志薄弱者轻得多。可见，既要注意形体健康，更要注重心理卫生，这样才能拥有良好的精神状态和社会适应能力。

四、动静相宜的劳逸养生科学

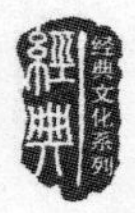

养生分为动养生和静养生。动养包括：跑、跳、走、爬、打球、游泳、骑车等；静养包括：静坐、睡眠、闭目养神等。按照《周易》的阴阳原理：动则生阳，可以增强精力，提高工作效率；静则生阴，可以降低人体的消耗，人的寿命也相对较长。为了身体的健康长寿，不可以只单一地注重一方面的进行，因为动养与静养是相辅相成的。当然，动静交替也会因人而异：腹围大、血脂高、血压高、胆固醇高的人，应以动养为主、静养为辅；反之，腹围不大、血脂不高、血压不高、胆固醇不高的人，应以静养为主、动养为辅。

然而，运动和静养到底哪个更能长寿呢?

毋庸置疑，正常的脑力劳动可促使智力发达、思维健全；正常的体力劳动可使肌肤筋骨强健。动物经常东奔西跑，体质锻炼得好，因此活得长久一些。如动物一样，常做适当运动的人身体强健、生病少，寿命也会加长。但是，并非所有的运动都有益人体健康。剧烈的运动往往会破坏人体内外生理的平衡，加速机体某些器官的“磨损”和一些生理功能的失调，导致人的生命进程缩短，出现早衰和早逝。神劳、体劳、房劳太过者，都将导致伤血、伤气、伤肉、伤骨、伤筋，或精气耗竭、真气亏损、精神疲惫等症，损害健康。

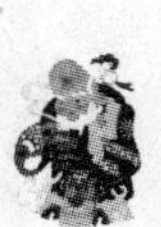

与之对应，必要的睡眠和安逸是消除疲劳、恢复体力和脑力的重要途径。那些终生很少做激烈运动的人，如作家、书法家、画家和科学家等，活到八九十岁者也不乏其人。自古以来，和尚、道士人大多健康长寿，这与他们经常坐禅入静不无关系。然而，静养也不能简单地理解为不运动。这种“静”是广义的，也是针对“动”而言的，只是要求人们在“动”的基础上适当静养。所谓“静”，应该理解为“养心”。我国最早的医书《内经》要求人们的“意闲而少欲，心安而不惧，形劳而不倦”，显然也是提倡生命在于“静养”、在于“养心”。

事实上，抛开某一个个体而言其他，在中医养生学中是不科学的。任何人都不能缺少运动。缺乏体力活动，器官组织会衰退、工作能力会下降、抗病能力会减弱、身体会出现多种症状。有人做过试验：身体健康的青年人在床上静卧 20 天后，心功能下降 70%，血压也降到危险程度，肌力极度衰退，好像生了一场大病。而贪图安逸、不爱劳动、筋骨不坚、骨肉不实、关节活动不灵，也将导致抗病功能低下、百病丛生。

因此，“静”与“动”是既对立又统一的，不可把两者迥然分开。对每个人来说，劳逸都不能“太过”或“不及”。中医倡导劳逸适度、动静相宜，使之保持均衡、平和，为防病养生、增进健美的必要条件。

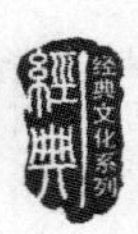

总之，养生保健，要动静并重，不可偏颇，正所谓“心神以静为宜，躯体以动为主”。体力和脑力劳动密切结合，才是强身、益智、健美的重要措施。其实，养生并没有多么深奥，它只是对人们生活中发生的、运用的加以提炼总结。只要真正掌握了养生的规律、关注身体的平衡，健康自然降临。

第三节　药食同源——中医食疗

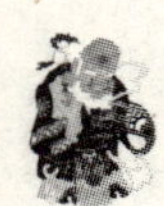

一、二十四节气的食疗处方

立春——一年中的第一个节气。它标志着寒冷的冬天即将过去，春天已经到来。为顺应天时，这时要特别注意对肝脏的保养。因为春季属于阳气开始升发的时节，适宜多吃一些具有辛甘、发散性质的食物，如油菜、香菜、韭菜、洋葱、芹菜等；而少食或不吃具有酸味作用的食物，如马齿苋、西红柿、柑、橙子、橘等。

雨水——公历的每年二月十八日前后。它标志着降雨的开始，表明了雨量将开始增多，此时最应注意的是对脾胃的调养。所以在日常饮食中应注意少食用酸味食物，如西红柿、柑、橙子、橘、柚、杏等；而应多吃甘味食物，如米面、蔬菜、禽鱼肉蛋等。

惊蛰——一年中的第三个节气。惊蛰后的天气明显变暖，不但各种动物开始活动，微生物及能引起疾病的细菌、病毒也开始生长繁殖。此时的饮食调养，主要应该是增强体质以抵御病菌或病毒的侵袭。饮食原则是“保阴潜阳”，即多吃清淡食物，也可以适当选用补品，以提高人体的免疫力，还可以适当食用一些具有补气作用的膳食粥来增强体质。同时，多摄入富含维生素C的食物，如水萝卜、辣椒、苦瓜、蒜苗、圆白菜、木瓜等。

春分——它标志着春天的开始。这时，人体血液正处于旺盛时期，激素水平处于相对的高峰期，因此易发常见的非感染性疾病，如高血压、月经失调、痔疮及过敏性疾病等。此时的饮食调养，应当根据自己的实际情况，选择能够协调平衡自身机体功能的膳食，而禁忌偏热、偏寒、偏升、偏降的饮食，如在烹调鱼、虾、蟹等寒性食物时，其原则必佐以葱、姜、酒、醋类等温性调料，以防止本菜性寒偏凉食后有损脾胃而引起腹部不舒。

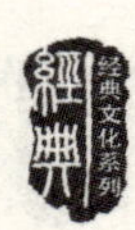

清明——是为“天清地明”之意。这时，正是冷空气与暖空气交替相遇之际，天气日渐趋暖，很容易一会儿阳光灿烂，一会儿又阴雨绵绵。这时的人体常易困倦、四肢麻痹，因此养血舒筋最为重要。这时的饮食重点在汤品调理中要重视利水排湿。

谷雨——春季中的最后一个节气。这时雨量开始增多，特别适合于农作物的生长。这一节气是神经痛的发病期，如肋间神经痛、坐骨神经痛、三叉神经痛等等。因此注重调节人体情绪尤为关键。饮食要注意多摄入如豆浆、面包、新鲜小菜等；副食最好荤素搭配，但以素为主。

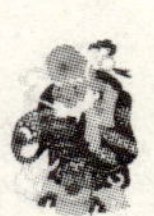

立夏——这一节气表示告别春天，正式进入夏日。此时谨防感冒，一旦患病不可轻易运用发汗之剂，以免汗多伤心。老年人要注意避免气血瘀滞，以防心脏病的发作。立夏之季，情宜开怀，但切忌暴喜伤心。清晨可食葱头少许，晚饭宜饮红酒少量，以畅通气血。膳食应以低脂、低盐、多维、清淡为主。

小满——因为此时的大麦、冬小麦等夏收作物已经结果，籽粒渐见饱满，但尚未成熟，所以叫小满。这时最应注意的是防治皮肤病，饮食调养宜以清爽清淡的素食为主，记住要常吃具有清利湿热作用的食物如赤小豆、薏苡仁、绿豆、冬瓜、黄瓜、黑木耳、胡萝卜、山药等，忌吃味浓、甘肥、生冷的食物。

芒种——为避免因空气潮湿、天气闷热引起的脾胃受伤，这一节气的饮食要少油腻，以免影响消化功能。在“清”补的同时，勿吃过咸、过甜的食物。饮食过咸，体内钠离子过剩，会使血压升高，年龄大者甚者可造成脑血管功能障碍。夏季人体新陈代谢旺盛，宜多吃具有祛暑益气、生津止渴的饮食。老年人因机体功能减退，热天消化液分泌减少，饮食宜辅以清暑解热、具有降压、降脂作用的食品。

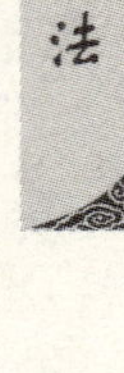

夏至——这是北半球一年中白昼最长的一天，但并不是一年最热的时候。这一节气中同样要注重保护消化功能，饮食宜清淡，多食杂粮以寒身体，不可过食热性食物，以免化热生风，激发疔疮之疾。

小暑——这一节气中，天气还不到最热的时候，所以叫小暑。此时的人体，易感心烦不安、疲倦乏力，所以依照“五脏主时”的原理，夏季为心所主，宜平心静气，确保心脏机能的旺盛。在饮食调养上，要改变饮食不节、不净的状况，及偏嗜的不良习惯。多食豆芽、蚕豆、西瓜、番茄等清淡食物。

大暑——一年中气温最高的节气。气候炎热、多雨，暑湿之气容易乘虚而入，且造成人心气亏耗。尤其是老人、儿童、体虚气弱者往往会感不适，出现全身明显乏力、头昏、心悸、胸闷、注意力不集中等中暑先兆。

因此，应多于通风处休息，多喝些淡盐开水或绿豆汤、西瓜汁、酸梅汤等。

立秋——它标志着秋季的开始，但因为这时的气温通常还是较高，空气的湿度也还很大，所以人们不但感觉不到秋凉和秋燥，反而到处都是闷热潮湿的感觉。这时的人多有脾胃功能减弱的现象，不宜大量进食补品，以免导致消化功能紊乱。初秋的进补应适当食用一些具有健脾、清热、利湿的食物或药物，可以使体内的湿热随小便排出，调理脾胃功能。此时应适当多喝点绿豆粥、荷叶粥、红小豆粥、红枣莲子粥、山药粥等食物。脾胃虚弱者适当多喝点具有健脾利湿作用的薏米粥、扁豆粥等。

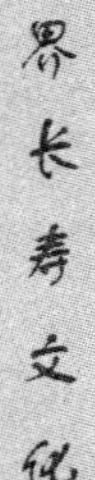

中秋——此节气中会出现高温、天晴少雨、持续干燥等“温燥”现象。它常损伤人体的津液，引起皮肤干燥、舌红少津、毛发干枯、大便干结、胸痛干咳等症状。因此，注重滋阴润燥、养肺生津，食用一些性质平和的药物或食物，如用白木耳或黑木耳炖冰糖，或用玉竹、沙参与鸭一起煲汤，或黑芝麻炒熟、研末，用蜂蜜调服，可解湿燥。水果中，尤以梨、甘蔗为首选。

处暑——“处”是躲藏、终止的意思，这一节气表示“炎热天气结束，逐渐向秋凉气候转变”。可以多喝些开水、淡茶、果汁饮料、豆浆、牛奶等，做到量少而频饮。其次是要多吃新鲜蔬菜和水果，还可多吃些蜂蜜、百合、莲子等清补之品，以顺应肺脏的清肃需要。而辛辣煎炸等热性食物，多食则会加重“秋燥”。

白露——它是真正的凉爽季节的开始。此时要避免鼻腔疾病、哮喘病和支气管病的发生。凡是因过敏引发过支气管哮喘的人，平时应少吃或不吃鱼虾海鲜、生冷炙烩腌菜、辛辣酸咸的食物，宜以清淡、易消化且富含维生素的食物。

秋分——这一节气以养阴清热，养阴润燥为主，宜多食新鲜的蔬菜和水果，勿过食辛辣燥热食品。秋季天气干燥，因此佐餐的汤品尤为重要，汤中要多以西红柿、红萝卜、蜜枣、菜干等为材料，配以猪瘦肉、鱼、鹌鹑等。

寒露——这一节气的燥邪之气易侵犯人体而耗伤肺之精气，如果调养不当，人体会出现咽干、鼻燥、皮肤干燥等一系列症状，因此以滋阴润燥为宜。此时，应多食用芝麻、糯米、粳米、蜂蜜、乳制品等柔润食物，同时增加鸡、鸭、牛肉、猪肝、鱼、虾、大枣、山药等以增加体质。

霜降——这时的天气渐冷，并开始出现霜降。应该多以“甘平为主”食，即多吃有清肝作用的食物，少食酸性食物。秋季吃酸性食物，易克脾而引起五脏不调；多食甘平类的食物，可以增强脾的活动，使肝脾活动协调，如豆芽菜、菠菜、胡萝卜、菜花、芹菜等等。

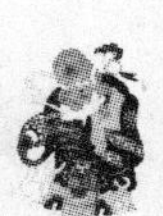

立冬——此时为冬季的第一节气，应遵循“秋冬养阴”、“无扰乎阳”、“虚者补之，寒者温之”的古训，宜少食生冷，但也不宜过于躁热，食用一些滋阴潜阳、热量较高的膳食最好，同时也要多吃新鲜蔬菜以避免维生素的缺乏。如：牛羊肉、乌鸡、鲫鱼；豆浆、牛奶；萝卜、青菜、豆腐、木耳等。此外，还要因人而异，少年重养，中年重调，老年重保，耋耄重延。故“冬令进补”可以针对性地选择，万不可盲目“进补”。

小雪——正是天气逐渐进入天寒地冻的节气。此时多食保护心脑血管、防止血液粘稠的食品，如丹参、山楂、黑木耳、西红柿、芹菜、红心萝卜等；以及降血脂食品，如苦瓜、玉米、荞麦、胡萝卜等。还可食用些温补、益肾的食品。另外，注意一些炖食和黑色食品，如黑木耳、黑芝麻、黑豆等。

大雪——这一节气气温骤降，人身体的代谢率降低、皮肤血管收缩，所以身体的抵抗力会随之下降，正是增强身体抵御风寒能力的时机。膳食调配应适当增加“厚味”，如烧肉、烧鱼、火锅等，并在调味上可多用些辛辣食物。因为烧肉、烧鱼、火锅等所含热量较大。而辛辣调料也有特殊的作用，如：葱可以去寒消毒杀菌，还防治心血管病；蒜通五脏去寒湿杀菌，还有防癌作用；姜则解表解毒散寒；而辣椒驱寒、行血、散风，同时还有治疗冻疮的作用。

冬至——它是我国农历中一个非常重要的节气，俗称“冬节”、“长至节”、“亚岁”等。这时的饮食调养宜多样：谷、果、肉、蔬合理搭配，适当选用高钙食品；食宜清淡：针对老年人脾胃虚弱的特点，不宜吃浓浊、肥腻和过咸食品。从冬至起，一定要常吃羊肉炖萝卜，这样能达到益气补虚、温中暖下的作用且其功效明显。对腰膝酸软、困倦乏力、肾虚脾胃寒者更为适宜。同时，香菇、鲜蘑菇、菠菜等也有助于补益肠胃、化痰散寒。

小寒——全年最冷的节气，中医认为“寒为阴邪”，因此要特别注意补益身体，防御寒冷对人体的侵袭，因此在日常饮食中要多食用一些温热食物。日常生活中，属于热性的食物主要有鳟鱼、辣椒、肉桂、花椒等；

属于温性的食物有糯米、韭菜、香菜、荠菜、芦笋、桃子、大枣、桂圆、栗子、核桃仁、羊肉、猪肝等。

大寒——这是一年中最寒冷的时期。应以温补为主，主要的食物有牛肉、鸡肉、鳝鱼、韭菜、核桃、荔枝、大枣、蜜糖、小麦、糯米等。其次，在进补中应适当增添一些具有升散性质的食物，为适应春天做准备。最后，还要考虑大寒期间是感冒等呼吸道传染性疾病的高发期，可以适当多吃一些温散风寒的食物以防御风寒邪气的侵扰。

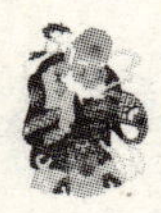

二、药膳养生法

食物中药是制作养生延年药膳的基本材料。它既是普通的中药，又是营养的食物，极富营养却没有毒性和副作用，可谓一种既安全又有疗效的食品。根据不同的需要，它可制成糕点、面、粥、露、汤、茶和糖果以及各种菜肴，药食一体、食药同功，适用于患病、亚健康、健康等各类人群，长期食用可起到祛病强身、延年益寿的功效。在享受美味药膳的不知不觉中调理了身体、获得了健康，这便是药膳养生的特殊魅力。

(一) 养生药膳特点

1. 补虚：在各类药膳中，滋补类占很大比例。通常，人的体质会由于各种原因而产生变异，疾病、年迈、衰老等因素会使身体的脏腑变得虚弱，从而在人体表象上表现为易衰多病、面容憔悴无华以及身体的不适等。探究其根本原因，则以脾、肾两脏虚衰为主因。遵照中医学“虚则补之”的法则，尤其中老年体质虚弱者，可通过补肾健脾的方法延年益寿，故常用黄芪、人参、枸杞、淮山、当归、黄精、桑椹、山萸肉、女贞子、灵芝、冬虫夏草、田鸡油、大红枣、莲子肉等配制成的各种养生药膳，会取得很好的疗效。

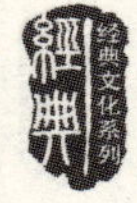

2. 配制须遵从中医的理论指导：药膳不能随意配制，必须依据中医的养生药理，如根据中医提到的四性“寒、热、温、凉”，而采取相应药膳；根据食物、药物的五味，遵循性味归经来配制：如酸入肝、甘入脾、苦入心、辛入肺；以及中医的阴阳五行和养生之道都是在制作和食用养生药膳时要考虑的因素。

3. 功效明确：选择的食品和药物必须是恰当的，最佳的黄金组合才能产生良好的功效，真正起到强身健体、防病养生的作用。

4. 辨证施膳：根据年龄、性别、职业、体质、饮食习惯等不同，因人施膳、辨证施膳。如老年人体虚的同时由于虚而致瘀，由瘀导致血瘀气滞，故应注意在方中加入活血、行气、化瘀之品。在实践中灵活地运用，方能显出药膳的威力。

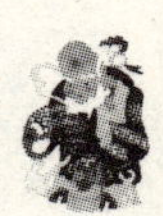

5. 选材精良：所用的原料必须注意色、味、香、形以及效果如何，要选择质量上乘的中药、新鲜的食物，并通过精心的调制，达到赏心悦目、美味可口、祛病养身的多重功效。

（二）药膳的分类

1. 性状

（1）菜肴类：以蔬菜、肉类、蛋、鱼、虾等为原料，配一定比例的药物制成的菜肴。可以制成冷菜、蒸菜、炖菜、炸菜、卤菜等。

（2）米面食品类：以米和面粉为基本原料，加一定补益药物或性味平和的药物制成的馒头、汤圆、包子等各种饭食，如茯苓包子等。

（3）粥食类：以米、麦等粮，加一定的补益药物煮成的半流体食品。可以用具有药用价值的粮食制成，也可以由药物和粮食合制而成，如薏米绿豆百合粥等。

（4）糕点类：按糕点的制作方法制成，花样繁多，一般由专业厂家制作，如玫瑰糕等。

（5）汤肴类：以肉、蛋、奶、海味等原料为主加入药物经煎煮而成较稠厚的汤液，如鲤鱼山楂鸡蛋汤等。

（6）精汁类：将药物原料用一定的方法提取、分离后制成有效成分较高的液体，如小麦草汁等。

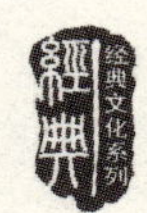

（7）饮料类：将药物和食物浸泡和压缩，煎煮或蒸馏而制成一种专供饮用的液体，如乌梅太子参茶。

（8）罐头类：将药膳原料按制造罐头的工艺生产，如芦笋罐头等。

（9）糖果类：将药物加入熬炼成的糖料经混合后制成的固体食品，如乌发糖等。

（10）蜜饯类：以植物的干、鲜果实或果皮为原料经药液煎煮后，再附适量的蜂蜜或白糖而制成，如蜜汁玫瑰茄等。

2. 制作方法

（1）炖类：将药物和食物同时下锅，加水适量置于武火上，烧沸去浮沫，再置文火上炖烂而制成。如当归炖羊肉等。

（2）焖类：将药物与食物同时放入锅内，加适量的调味品和汤汁，盖紧锅盖，用文火焖熟，如银耳黄焖鸡等。

（3）煨类：将药物与食物置于文火上或余热的柴草灰内，进行煨制而成，如红枣煨肘等。

（4）蒸类：将药膳原料和调料拌好，装入碗中，置蒸笼内，用蒸气蒸熟，如黄芪蒸乳鸽等。

（5）煮类：将药物与食物放在锅内，加入水和调料，置武火上烧沸，再用文火煮熟，如黑豆煮鸡蛋等。

（6）熬类：将药物与食物倒入锅内，加入水和调料，置武火上烧沸，再用文火烧至汁稠，味浓、烂熟，如松子抗衰膏等。

（7）炒类：先用武火将油锅烧熟，再下油，然后下药膳原料炒熟，如核桃炒韭菜等。

（8）熘类：是一种与炒相似的药膳，主要区别是需放淀粉勾芡，如熘炒黄花猪腰等。

（9）卤类：将药膳原料加工后，放入卤汁中，用中火逐步加热烹制，使其渗透卤汁而制成，如陈皮鸡等。

（10）烧类：将食物经煸、煎等方法处理后，再调味、调色，然后加入药物、汤汁，用武火烧滚、文火焖，烧至卤汁稠浓而成，如葱烧海参等。

（11）炸类：将药膳原料放入油锅中炸熟，如香炸山药圆等。

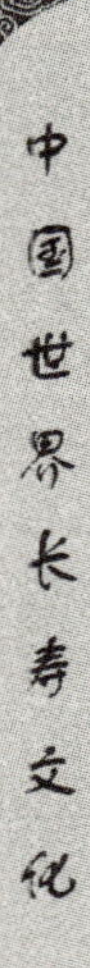

3. 药膳作用

（1）滋补强身类：此类药膳是供无病但体弱的人食用的，它主要是通过调理脏腑器官和组织的功能，使之协调，从而达到增强体质、增进健康的目的。主要包括：十全大补汤、人参汤圆、豆蔻馒头、茯苓包子等。

（2）治疗疾病类：此类药膳是针对病人的病情需要而制作的一种起治疗作用或辅助治疗作用的膳食。它可以通过长期服用而达到治疗疾病的目的，最适宜于慢性病患者。其种类按功能来分主要有：解表药膳、泻下药膳、清热药膳、祛寒药膳、消导化积药膳、补益药膳、理气药膳、理血药膳、祛痰止咳药膳、熄风药膳等。

（3）保健益寿类：此类药膳是根据用膳者的生理、病理特点而制作的一种属于药性平和、起增进健康和抗衰老作用的膳食。它主要通过提高机体免疫功能和协调功能，从而达到促进发育、调理气血或抗老延年的目的。其可分为儿童保健药膳、妇女保健和老年保健药膳。常用的药膳有：人参防风粥、参麦团鱼、虫草鸭子、银儿肴、杜仲腰花、乌鸡白凤汤、血藤河蟹、小儿八珍糕、芡实粥等。

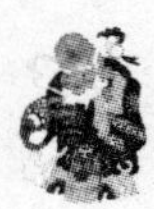

三、食用药膳的配伍禁忌

1. 药物配伍禁忌

药膳的主要原料之一是中药。目前临床应用的5000多种常用中药中，有500余种可作为药膳原料，如冬虫夏草、人参、当归、天麻、杜仲、枸杞子等。这些药物在与食物配伍、炮制和应用时都需要遵循中医理论，使它们之间的作用互相补充、协调，否则就会出现差错或影响效果。因此，中国传统医学对药膳应用有严格的禁忌。

药膳的药物配伍禁忌应遵循中药本草学理论，一般参考“十八反”和“十九畏”。“十八反”的具体内容是：甘草反甘遂、大戟、海藻、芫花；乌头反贝母、瓜蒌、半夏、白蔹、白芨；藜芦反人参、沙参、丹参、玄参、苦参、细辛、芍药。“十九畏”的具体内容是：硫磺畏朴硝，水银畏砒霜，狼毒畏密陀僧，巴豆畏牵牛，丁香畏郁金，川乌、草乌畏犀角，牙硝畏三棱，官桂畏赤石脂，人参畏五灵脂。

注意：以上配伍禁忌，可作为用药参考，有些必须要在有经验的临床医师的指导下应用。

2. 药物与食物配伍禁忌

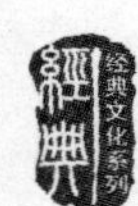

药物与食物的配伍禁忌主要包括：猪肉反乌梅、桔梗、黄连、胡荽黄、百合、苍术；羊肉反半夏、菖蒲，忌铜、丹砂；狗肉反商陆，忌杏仁；鲫鱼反厚朴，忌麦冬；猪血忌地黄、何首乌；猪心忌吴茱萸；鲤鱼忌朱砂；雀肉忌白术、李子；葱忌常山、地黄、何首乌、蜜；蒜忌地黄、何首乌；萝卜忌地黄、何首乌；醋忌茯苓；土茯苓、威灵仙忌茶等。

此外，一般用发汗药应禁生冷、调理脾胃药禁油腻、消肿理气药禁豆类、止咳平喘药禁鱼腥、止泻药禁瓜果。

虽然这些往往是古人的经验总结，但仍为后人所遵从。其中有些禁忌还有待于科学证明，但在没有得出可靠的结论以前还应参照传统说法，以慎用为宜。

3. 食物与食物配伍禁忌

食物与食物的配伍禁忌：猪肉忌荞麦、鸽肉、鲫鱼、黄豆；羊肉忌醋；狗肉忌蒜；鲫鱼忌芥菜、猪肝；猪血忌黄豆；猪肝忌荞麦、豆酱、鲤鱼肠子、鱼肉；鲤鱼忌狗肉；龟肉忌苋菜、酒、果；鳝鱼忌狗肉、狗血；雀肉忌猪肝；鸭蛋忌桑椹子、李子；鸡肉忌芥末、糯米、李子；鳖肉忌猪肉、兔肉、鸭肉、苋菜、鸡蛋等。

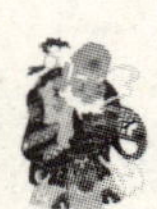

分类	病症	禁忌
某种病忌某类食物	肝病	辛辣
	心病	咸
	水肿	盐
	骨病	酸甘
	胆病	油腻
	寒病	瓜果
	疮疖	鱼虾
	头晕、失眠	胡椒、辣椒、茶等
某类病忌某种食物	妊娠期	破血通经、剧毒、催吐及辛热、滑利之品
	阴虚内热、痰火内盛、津液耗伤	温燥发热饮食（姜、椒、羊肉）
	外感未除、喉疾、目疾、疮疡、痧痘之后	发风动气之品（芥、蒜、蟹、鸡蛋等）
	湿热内盛	助湿生热之饮食（饴糖、猪肉、酪酥、米酒等）
	中寒脾虚、大病、产后	积冷损之饮食（西瓜、李子、田螺、蟹、蚌等）
	各种失血、痔疮、孕妇	动血之饮食（慈菇、胡椒等）

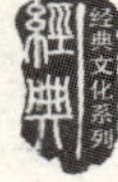

为防止人们出现气滞、生风、生疮、发病等症状，古人们提出的这些道理虽然不充分但极具应用价值的禁忌警示，仍可作参考。（见上页图表）

第四节　妙手神功——针灸按摩养生法

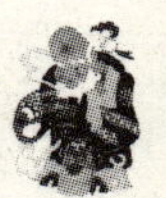

一、经络腧穴养生：针刺、艾灸、按摩

针灸养生是用中医理论为指导，运用针刺和艾灸的方法通过作用于经络腧穴系统而产生防治疾病、养生保健效应的一种养生保健疗法。

针刺和艾灸，同属外治范围。长期以来，两者在临床上常结合应用，故合称为“针灸”。

（一）针刺

针刺保健就是用毫针刺激人体一定的穴位，以激发经络之气，使人体新陈代谢旺盛起来，从而起到强壮身体、益寿延年的目的。针刺保健与针刺治病的方法虽基本相同，但着眼点不同，针刺治病着眼于纠正机体阴阳、气血的偏盛偏衰；而针刺保健则着眼于强壮身体、促进机体代谢能力，旨在养生延寿。也正因为二者的着眼点不同，反映在选穴、用针上也有一定差异。若用于保健，针刺手法刺激强度宜适中，选穴不宜多，且要以具有强壮功效的穴位为主。

针灸可追溯到石器时代。那时，古人用经过磨制而成的锥形或楔形的小石器叩击体表一定的部位，或浅刺出血、或割治排脓、或于身体某处有了痛楚时揉按捶击，可以明显减轻或解除痛苦，由此发现并创造了针刺疗法的前身—砭刺疗法。后来在冶金技术与加工工艺的发展中逐渐形成了针刺疗法。近代以来，针法与各种疗法相结合，创造了许多新的针法。如：针刺与电刺激相结合，发展为电针疗法；与注射针剂相结合，发展为水针疗法；利用红外线、紫外线、激光等作穴位照射，称为穴位照射法；与外科技术相结合，形成了割治疗法、穴位穿线埋线或结扎疗法等。

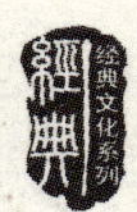

《黄帝内经》中将掌握针灸保健技术的医生称为“上工”。《灵枢·逆顺》中云：“上工刺其未生者也。”到了唐代，针灸保健得到发展，如《千金要方》中就论述了许多针灸方面用以保健的材料。宋代王执中著的《针灸资生经》里记载了用针灸预防多种疾病，如刺泻风门背不发痈疽等。明代医家也倡导针灸保健，高武则在《针灸聚英》里说：“无病而先针灸曰逆，逆，未至而迎之也。”逆，即防病之义。清代潘伟如在《卫生要求》一书中还阐发了针刺的保健作用，他说：“人之脏腑经络血气肌肉，日有不慎，外邪干之则病。古之人以针灸为本……所以利关节和气血，使速去邪，邪去而正自复，正复而病自愈。”

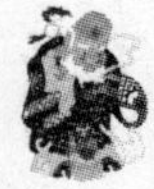

（二）艾灸

原始人类懂得用火以后，在烤火取暖的同时，可能偶尔因为被火烧灼某处而减轻或治愈了某种病痛，于是经验逐渐积累，就产生了灸法。后来，他们还在实践中找到了易于点燃、火力温和具有温通血脉之功的艾叶作为施灸原料，故也称“艾灸”。艾灸具有温经散寒、扶正祛邪、疏通经络、调和营卫、振兴机体功能的作用，受到历代医家的重视。

周秦以前灸法在我国出现，战国时代孟子《离娄》曰：“犹七年之病，求三年之艾也……艾之灸病陈久者益善……”可见在春秋战国时代即重视针灸。《三国志·华佗传》载：“病若当艾（艾灸），不过一两处，每处不过七八壮。”至晋代葛洪的《肘后方》、唐代孙思邈的《千金要方》都很重视艾灸的保健防病作用。《千金要方》中也说：“宦游吴蜀，体上常须三两处灸之，勿令疮暂差，则瘴疠温疟之气不能著人。”清代吴亦鼎在《神灸经纶》中说：“夫灸取于火，以火性热而至速，体柔而用刚，能消阴翳，走而不守，善人脏腑。取艾之辛香作炷，能下二经，入三阴、理气血，以治百病，效如反掌。”这些记载和论述均说明了艾灸既可防病，又可治病。

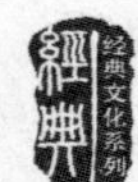

总的来说，艾灸防病、治病的作用大多源于艾灸的补益作用，其基本原理如下：

a. 调节阴阳　人体阴阳平衡，则身体健康，反之就会发生各种疾病。艾灸通过调节阴阳补益，从而使失衡之阴阳重新恢复平衡。

b. 调和气血　气是人的生命之源，血为人的基本物资，气血充足、气机条达，人的生命活动才能正常。艾灸可以补气、养血，还可以疏理气机，并且能升提中气，使得气血调和以达到养生保健的目的。

c. 温通经络　经络是气血运行之通路，经络通畅，则利于气血运行，营养物质之输布。寒湿等病邪，侵犯人体后往往会闭阻经络，导致疾病的发生。

d. 扶正祛邪　正气存内，邪不可干。人的抵抗力强、卫外能力强，疾病则不易产生。艾灸通过对某些穴位施灸，如大椎、足三里、气海、关元等，可以培扶人的正气，增强人防病治病的能力，而艾灸不同的穴位和部位可以产生不同的补益作用。无论是调节阴阳、调和气血，还是温通经络、扶正祛邪，艾灸对人体都起到了一个直接的或间接的补益作用，尤其对于虚寒症所起的补益作用尤为明显。正是这种温阳补益、调和气血的作用，帮助人们达到防病治病、保健养生的目的。

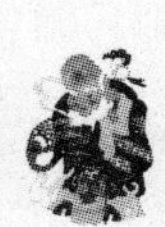

（三）按摩

推拿又称按摩，就是用手在人体皮肤、肌肉、穴位上施行各种手法，以达到保健、治病的目的。可以由他人按摩，也可以自我按摩。

推拿防病、治病、健身益寿功效，几千年前就受到中国医学家及养生学家的高度重视。如《黄帝内经》中就指出：“按摩勿释，着针勿斥，移气于不足，神气及得复。”说明在秦汉时期推拿已成为医疗和养生的重要手段。晋代葛洪所著《抱朴子·内篇·遐览》中曾提到有《按摩导引经十卷》，惜已佚。隋代的《诸病源候论》每卷之末，都附有导引按摩之法。当时，自我按摩作为按摩的一个内容十分盛行，它的广泛开展说明按摩疗法重视预防，注意发挥病人与疾病作斗争的主观能动性。隋唐时期，在人体体表施行按摩手法时，涂上中药制成的膏，于是一种既可防止病人表皮破损、又可使药物和手法作用相得益彰的膏摩方法有了发展。到了宋金元时期，推拿运用的范围更加广泛，如宋代医生庞安时“为人治病十愈八九……有民家妇孕将产，七日而子不下，百术无所效……令其家人以汤温其腰腹，自为上下按摩，孕者觉胃肠微痛，呻吟间生一男子”，讲述了运用按摩法催产。在宋代陈直的《养老奉亲书》中提出了老年人经常擦涌泉穴，可使晚年步履轻便、精神饱满。

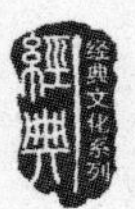

清代在保健推拿方面发展迅速，小儿推拿的著作较多，内容丰富、图文并茂，手法简便易行，在民间流传甚广。

二、有益长寿的养生穴位

九大经典养生保健穴位

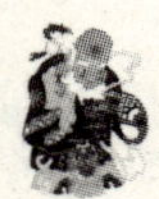

（一）足三里

本穴是全身性强壮要穴，也是自古以来养生保健第一大要穴，更是足阳明胃经上的合穴，可健脾胃、助消化、疏风化湿、通经活络、扶正培元、益气增力，提高人体免疫功能和抗病功能，也可有效提高过敏人群对各种过敏源的适应能力。

主治胃痛、恶心、呕吐、食少、消化不良、顽谷不化、腹胀、腹痛、肠鸣、泄泻、痢疾、便秘、疳积、肠炎、乳腺炎、头痛、眩晕、失眠、耳鸣、心悸、心慌、虚劳、羸瘦、气短、气喘、咳嗽、痰多、中风、水肿、下肢萎痹、半身不遂、各种过敏性疾病。

（二）关元

此穴为保健强壮要穴，具有固护元气的作用。

关元为一身元气之所在，是生化之源，也是男子藏精、女子藏血之处，主生殖，主元气，故为全身养生保健强壮要穴。长期刺激可使人元气充足、延年益寿。

功能：温肾固精、补气回阳、清热利湿、调理冲任、理气除寒。主治各种虚损及泌尿生殖系统各种病症。具体如遗精、早泄、阳痿、遗尿、小便不利、尿频、尿闭、尿血、便血、脱肛、疝气、泄泻、痢疾、月经不调、不孕、崩漏、经闭、痛经、赤白带下、阴挺、产后恶露不尽、中风脱症、虚劳冷惫、羸瘦无力、消渴、少腹冷痛等。

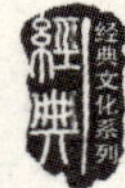

（三）气海

此穴为保健强壮要穴，有益肾补气作用。

气海穴又称为下气海，为男女精气会聚之处，可益肾固精、升阳补气、补虚固本、调理冲任、通经散瘀、行气化浊。

主治少腹痛、水肿、脘腹胀满、水谷不化、泄痢、便秘、脱肛、阳痿、早泄、遗精、遗尿、尿闭、淋证、疝气、月经不调、痛经、闭经、崩漏、带下、产后胞衣不下、恶露不尽、子宫脱垂、虚劳羸瘦、疲怠乏力。

气海、关元、足三里三个穴位配合使用，不但对全身具有整体调节作用，而且能改善性功能减退。

（四）合谷

此穴位于手阳明大肠经，可以醒脑开窍、疏风清热、祛风解表、宣肺利窍、镇静安神、平肝熄风、疏经活络。自古以来，它就是治疗头面部疾病的首选要穴。

主治头痛、眩晕、目赤肿痛、鼻出血、鼻炎、咽喉肿痛、齿痛、面肿、目翳、聋哑、中风口禁、口眼歪斜、手指抽筋、臂痛、半身不遂、发热恶寒、无汗、多汗、咳嗽、脘腹疼痛、呕吐、便秘、痢疾、痛经、闭经、难产、小儿惊风、腮腺炎、荨麻疹、疥疮、疟疾、丹毒、疔疮。

实践证明，合谷穴不仅能治疗多种疾病，还能预防脑中风及老年痴呆。合谷穴的止痛效果也好，是实行针灸麻醉时最常用的穴位。

（五）内关

本穴位于手厥阴心包经，是心包经络穴，与阴维脉交会，是八脉交会穴之一。因本穴对心血管功能有明显的调整作用，可以防治心血管系统的各种疾病，临床上治疗冠心病时常选此穴为主穴，所以内关又被称为“冠心病的救星”、“心宝”等。内关穴的功效是宁心安神、宽胸理气、和胃止痛、降逆止呕。刺激内关可以激活心包经的气血，使心包经内气血充盈，从而使心脏得到调养、心脏功能得到改善。

主治心痛、心悸、心慌、胸闷、烦躁、气短、胃痛、胁痛、呕吐、呃逆、眩晕、失眠、热病、中暑、中风、偏瘫、哮喘、偏头痛、肘臂挛痛、手麻。现多用于风湿性心脏病、心肌炎、心绞痛、心动过速、心律不齐、胃炎、膈肌痉挛、急性胆囊炎、甲状腺功能亢进、血管性头痛、血栓闭塞性脉管炎、疟疾等。特别是对于心痛、心悸、胸闷、气短、失眠等病症有良好的效果，可以防治各种心脏疾病、增强心肺功能。

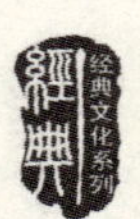

（六）大椎

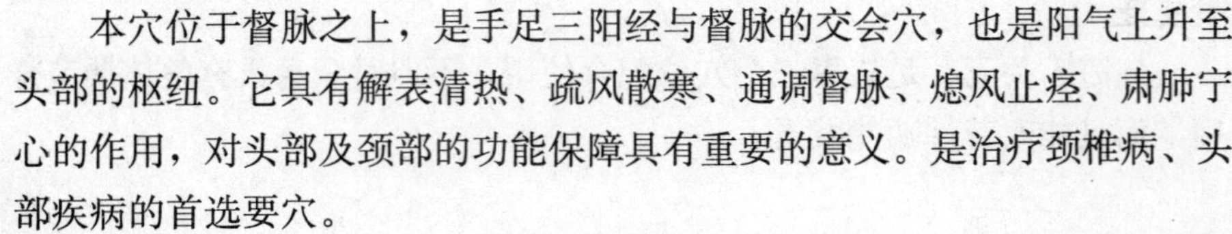

本穴位于督脉之上，是手足三阳经与督脉的交会穴，也是阳气上升至头部的枢纽。它具有解表清热、疏风散寒、通调督脉、熄风止痉、肃肺宁心的作用，对头部及颈部的功能保障具有重要的意义。是治疗颈椎病、头部疾病的首选要穴。

主治热病、头痛、项强、寒热无汗、咳嗽、气喘、骨蒸潮热、肩背痛、中暑、呕吐、风疹、五劳虚损。对预防颈椎病和脑供血不足具有重大意义。

（七）肾俞

本穴位于足太阳膀胱经，是肾脏的背俞穴。肾脏是人体的先天之本。肾俞穴可以滋阴精、壮阳气、补肾之精气、利水消肿、聪耳通窍。

主治腰痛、遗精、阳痿、早泄、消渴、小便浊难、尿血、泄泻、月经不调、白带、水肿、头晕、目眩、耳鸣、耳聋、虚喘、腰脊酸痛。

经常刺激肾俞穴位对防治肾炎、阳痿、遗精、月经不调、耳鸣、耳聋、水肿、腰痛有很好的作用。

（八）三阴交

三阴交为脾、肝、肾三条阴经的交点，一个穴位兼有调控三条经络的作用。具有健脾和胃、补调肝肾、行气活血、滋阴生津、疏经通络的作用。此穴对于增强腹腔诸脏器，特别是男女生殖系统的健康，有重要作用。

主治腹胀、肠鸣、脘腹疼痛、饮食不化、泄泻、月经不调、崩漏、赤白带下、子宫脱垂、经闭、不孕、难产、胞衣不下、产后血晕、恶露不行、遗精、阳痿、早泄、阴茎痛、疝气、水肿、小便不利、缩阳、遗尿、神经性皮炎、湿疹、荨麻疹、失眠、下肢痿痹。

三阴交能防治高血压、性功能减退和急、慢性肠炎，以及月经不调、遗尿、失眠等疾病。

（九）涌泉

本穴是肾经要穴，常用来治疗泌尿疾病、消化疾病、呼吸疾病、五官疾病，具有宁神、开窍、清热、引火归原的作用，也是常用的保健穴之一。

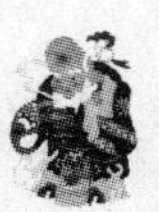

主治昏厥、头顶痛、眩晕、失眠、舌干、咽喉肿痛、失声、小便不利、便秘、心烦、善恐、中风昏迷、中暑、小儿惊风、足心热、霍乱转筋、下肢痉挛。

涌泉还具有很好的养生保健作用，可防治高血压、中风、神经衰弱、失眠、头昏头痛、健忘、目花、腰痛、前列腺肥大、便秘等症。

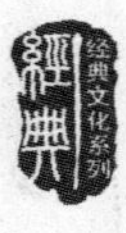

第六章

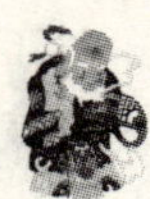

膳食膳饮养生法

第一节　营养均衡——现代饮食新理念

一、合理膳食金字塔

随着物质社会不断发展，老年化愈加凸显，长寿和健康日益成为人们追逐的焦点，因而如何去吃、吃些什么就显得至关重要。对此，膳食金字塔形象地把人们每日习惯食用的各种食物做了科学的划分。

“金字塔”的第一层是最重要的粮谷类食物，它构成塔基，应占饮食中的很大比重。每日粮豆类食物摄取量为400—500克，粮食与豆类之比为10∶1。第二层是蔬菜和水果，在金字塔中也占据了相当的地位。每日蔬菜和水果摄入量为300—400克，蔬菜与水果之比为8∶1。第三层是奶和奶制品，以补充优质蛋白和钙。每日摄取量为200—300克。第四层为动物性食品，主要提供蛋白质、脂肪、B族维生素和无机盐。每日摄入量为100—200克。塔尖为适量的油、盐、糖。这四种基本成分加上塔尖迭合在一起恰似“金字塔”。

老年人必须从膳食中获得足够的各种营养素，尤其是微量营养素，同时合理调整进食量和体力活动的平衡关系也尤为重要。营养学家们几十年来对膳食营养的知识不断掌握、更新，目前已修订了一套新的“金字塔”

方案，增添了更多的条件：

A. 增加饮水量：老年人对缺水的反应不如年轻人那样明显，因此体内常有缺水的危险，因而金字塔的基底部强调以 8 个份额的水、果汁或其他液体来组成，相比谷类粮食的 6 个份额更为重要。老年人多饮水，可以防止皮肤干燥、大便秘结和机体缺少水分对生理代谢造成的各种影响。

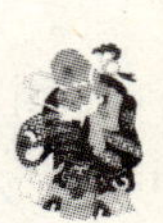

B. 提高纤维量：中老年人肠道功能逐渐衰退，高纤维食物含有较低的胆固醇和热量，可减少老年人患心脑血管疾病和癌症的危险性。新的金字塔中，几乎每层都尽可能加入纤维素的象征性标志。应多吃全谷类粗粮，选择糙米而不是精米，多吃胡萝卜、橘子、苹果而不仅是喝胡萝卜汁、橘子汁和各种其它果汁。每周至少吃两次豆荚类食物，如以蚕豆、扁豆来代替肉类食品等。新的金字塔还提醒中老年人要注意摄入营养密度高的食物，如菠菜、橘子、黄色蔬菜、色泽鲜艳的水果。

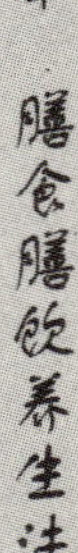

C. 降低热卡量：老年人不宜多吃诸如油炸食品、蛋糕、饼干、快餐和各种小吃等高热量但营养物质少的食物，提倡限制脂肪、油类和甜食的摄入，强调平衡膳食。例如，蛋白质的供给要注意搭配：谷类、豆类、瘦肉、禽蛋的相互搭配可减少饱和脂肪酸和胆固醇的摄入。

D. 特殊营养物质的供给：中老年人活动量与食量减少，为了保持他们的体重、生理代谢需要和健康状态，要求每日必须提供充足的特殊营养物质，如提供抗氧化物以防止伴随老年产生的自由基损害和衰老，提供足够的维生素 D 和钙质来保护骨骼的健壮，提供铁含量丰富的食品以防止发生贫血，提供丰富的叶酸来维护脑力活动的充沛并减少卒中和心脏病的发生。

E. 某些营养素需要额外补充：中老年人身体状况和代谢功能的减弱，影响了其对一些必须营养物质的摄入、吸收和生物利用，因此他们需要额外补充一些机体需要的营养素以满足机体健康的要求。新的金字塔在原有金字塔的顶尖部竖起了一面小旗作为醒示物，提醒人们需要额外补充某些营养素。如：骨质疏松可能威胁到每一个中老年人。为此，钙制剂和维生素 D 的补充对防止骨骼疏松是必要的。但营养学家仍认为维生素的补充不能取代健康食物的选择，如每日一杯牛奶是中老年人钙、钾和维生素 B12 最好的来源。

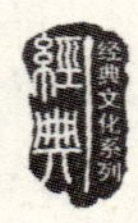

总而言之，只有保证谷物、肉、奶、蛋、鱼、蔬菜、水果的均衡摄入，才能达到营养的均衡。

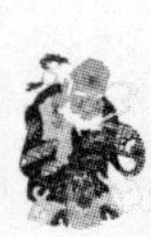

二、餐桌上的“五”缘

大家都知道人有五脏：心、肝、脾、肺、肾；中国传统文化中盛行金、木、水、火、土的五行学说；而食用蔬果中的五色特指红、黄、绿、白、黑；中国人喜欢的五种味道则是甜、酸、苦、辣、咸。从这些精辟的提炼中不难看出：中国饮食与“五”字结下了不解之缘。事实上，“五”字应理解为多样化，并不仅限于五种。

五色搭配的健康食品是合理膳食的核心，因为很多五色食品都有很高的营养价值，而且可提供给人体全面均衡的矿物质、维生素和纤维素以及人体所需要的营养要素。食用五色食品不仅满足了视觉的美感，而且切合实际地满足身体的营养需求，可谓一箭双雕。

五味的大致划分可根据口感味觉（甜、酸、苦、辣、咸）和物质（醋、酒、饴蜜、姜、盐）而言。然而，味的种类众多，分歧也因此产生，意见也参差不齐：有人认为鲜味、涩味也应该归入“基本味”，还有人认为苦味不宜列为烹饪中的五味之内。

当然，人们的口味千差万别，也不乏对味的创新，诸如椒盐、酸辣、糖醋、香辣、麻辣、鱼香、怪味等调味应运而生。尽管如此，健康饮食仍要求各种味道食物的均衡进食。

总之，五行之说源远流长，一切食物无不与其相关。中医认为“五味、五色与人体相通相应”。在中国养生文化中，五色、五味、五行、五脏都是息息相关的，因而若想身体处于平衡状态，防御疾病，就要使四“五”法宝科学结合，自我调理。（见下图）

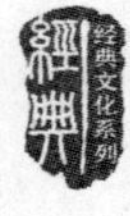

五行	五色	五味	五脏	功用
木	青	酸	肝	补肝之精血
火	赤	苦	心	活血安神
土	黄	甘	脾	补益脾气
金	白	辛	肺	清肺热
水	黑	咸	肾	滋养肾阴

掌握了以上的知识，我们便可根据自身不同的需求来制定个人的饮食手册了。

三、温暖人心的养生粥

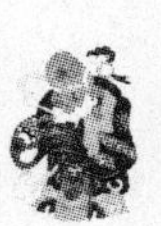

粥以米为主，米又以碳水化合物补养人的体力，是人的基本生命力的来源。中国人喝粥是极为讲究的，大概可分为养颜粥、安神粥、补血粥、四季粥、益智粥、纤体粥、免疫粥、健身粥、保健粥等各种类别，且每个品种都有其养益的效果。所以不同的季节配以不同的粥，健康就是这么简单。

春季，天气由寒冷渐渐转暖，万物开始萌生发育。然而，春天也是容易发病的季节，所以要特别注意保健，而春季食药粥保健是一种养生的好办法。我国春季食药粥保健养生的历史十分悠久，颇受人们欢迎。这是因为药粥具有汤剂、流质、半流质的特点，不仅香甜可口、便于吸收，而且可养胃气、助肝阳、治疗慢性病。它与丸散膏丹比较起来，既可长期服用、无副作用，又可根据需要加减药物。但是，食药粥一定要根据身体情况、生活习惯和保健养生目的而有所选择，同时还要根据春季寒暖的变化灵活掌握。中医认为：春天是肝旺之时，趁势养肝可避免暑夏的阴虚，而过于补肝又怕肝火过旺。所以，春季宜喝粥养肝，如猪肝绿豆粥、决明子粥、枸杞粥等，可滋补肝阴、养血明目。

在炎热的夏天，保证胃肠功能正常，选用食物滋养补益，抵御暑热侵袭，是夏季养生的重要一环。古代医学家李时珍曾提出“食粥一大碗”是夏季的最佳饮食，如将绿豆、莲子、荷叶、芦根、扁豆等加入粳米中一并煮粥，搁凉后食用可起到健胃、驱暑的功效。

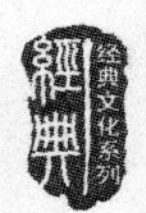

秋季的特点是由热转寒、阳消阴长，所以此时养生保健必须遵循“养收”的原则。其中饮食保健当以润燥益气为中心，以健脾、补肝、清肺为主要内容。此时，许多人因“苦夏”而致的身体消瘦会渐渐恢复，胃口和精神的转好使秋季成为了一个最佳的进补季节，多喝一些润肺的粥，有利于身体的滋养。如沙参银耳粥、生地麦冬粥、杏仁川贝百合粥等具有良好的润燥作用，可作为秋令常食的保健食品。

中医认为：冬日养阴，寒冬腊月身体进入“能源危机”时期，人体的一切生理活动、能量消耗、基础代谢都需要更多的热能来维持，是滋补的好时机，喝粥则是最佳方式之一。且冬季气候干燥、人的活动量减少、热能消耗大、体内免疫力下降，所以在这个季节里胃病、哮喘、老慢支、肺结核、心脑血管病、糖尿病、高血压等诸多疾病容易发生或加重。因此，保健就显得至关重要了，而喝粥又能事半功倍。如羊肉粥、核桃粥等，都有益气养肾、暖脾护胃等功效。

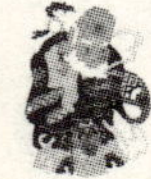

尽管我们的食物丰富多彩，但林林总总的养生粥永远是温暖人心的，就像冬日身上的暖衣那么舒适熨贴，而且不会伤害我们的肠胃，可使身体得到最大限度的滋养。

四、润泽肌体的饮品“六君子”

（一）养生饮品——绿茶

绿茶中含强效的抗氧化剂茶酚以及维生素 C，不但可以清除体内的自由基，还能使肾上腺皮质分泌出对抗紧张压力的荷尔蒙。其次，其中所含的少量咖啡因也可以刺激中枢神经，提振精神。且其特有的茶氨酸和咖啡碱共同存在时还能产生一种奇妙的协同作用，把人迅速带到一种安静、专注的心境，并保持放松的状态。因而，二者堪称最佳拍档。最为关键的是：绿茶中含有茶多酚，如果每天喝上 4 杯绿茶，癌细胞就不会分裂，而且即使分裂也要推迟 9 年以上，即绿茶可以抗癌。

（二）健康饮品——红酒

葡萄酒中含有有益的天然成分约有 250 种之多，包括丰富的糖、蛋白质、有机酸、微量元素、无机盐、果酸和各种醇类维生素。这些物质能减低胆固醇和血脂的含量，从而预防和改善动脉硬化和其他心脏疾病。酒中含有的尼克酸还能保护皮肤和精神的健康，因而能起到美容的作用，并能预防肾结石。所含有的叶酸及维生素 B_{12} 有利于红细胞再生及蛋白球、血小板的生成，可促进人体对铁的吸收，预防贫血。

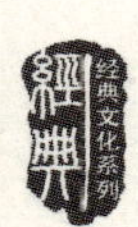

（三）长寿牛奶——酸奶

现代人因生活压力、服用药物以及饮食不当，或者因为年纪增长的关系，使得肠内有益菌数大量减少，导致部分养分被有害菌利用而产生危害人体的有害因子，无形中严重影响肝脏、肾脏的功能，并加速身体老化或引发癌症。此时，酸奶便派上了用场。新鲜酸奶里含有大量乳酸菌，可使肠胃中的有益菌增加，抑制有害菌成长，降低毒素产生的机会，有利于改善便秘现象，因此能强化肠胃的消化吸收功能。

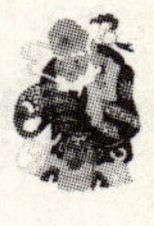

（四）魅力饮品——豆浆

“一杯鲜豆浆，天天保健康。”新鲜豆浆和牛奶一样具有丰富的营养，更有众多高于牛奶的优点。

比如，鲜豆浆富含：

（1）人体所需优质植物蛋白，易于吸收和消化；

（2）八种必需的氨基酸，对人体极为有益，富含大豆磷脂及不饱和脂肪酸，而某些氨基酸，如天冬氨酸、丙氨酸和胱氨酸的含量高于牛奶，尤其对中年男性大有补益的精氨酸含量，高出牛奶3倍；

（3）多种维生素及钙、铁、磷、锌、硒等微量元素；

（4）不含胆固醇，对患有高血压、心脏病、动脉硬化等病的患者非常有利；

（5）含有大豆皂甙等至少五六种可有效降低人体胆固醇的物质。

此外，鲜豆浆还有补虚润燥、清肺化痰的功效，并富含铁质、气味芳香，且价廉物美。

（五）素菜佳品——蘑菇汤

菇类能预防和治疗肿瘤的成分是一种多糖体的化合物，虽对肿瘤没有直接杀伤能力，但能刺激人体抗体的形成，且对提高和调整机体内部功能有补助作用。有的蘑菇能改善人体的血液循环和延缓肿瘤病症的恶化，并能降低放射线对人体的伤害。此外，蘑菇中还含有人体所需的14种微量元素及宏量元素中的10种。磷含量与鱼相等，铁的含量极高。蘑菇菌体和菌丝中含有生物活性物质D_2及脂溶性维生素E，所含的水溶性维生素C、B_1、B_2、B_6、H泛酸和叶酸及烟酸也极高，营养价值丰富。

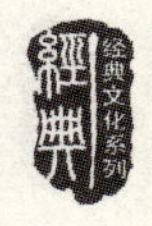

（六）精华渗透——骨头汤

动物骨头中所含蛋白质、铁、钙和磷等的含量远高于鲜肉类。其中的蛋白质高于鸡蛋120％、高于猪肉100％、高于牛肉61％、高于奶粉23％，铁含量为奶粉的9倍多、牛肉的8倍半、猪肉的2倍半、鸡蛋的1倍多。而钙、磷的含量更是远远高于其他食物，且营养成分比植物性食物更易为人体所消化吸收。又因其含有多种对人体有营养、滋补和保健功能的物质，故具有添骨髓、增血液、减缓衰老、延年益寿的保健功能。

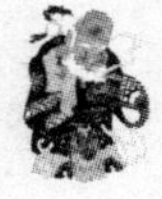

五、为身体加油的养生汤

中国人比较喜欢喝汤，究其原因在于汤水有一种正本清源的作用。俗语有云："药补不如食补，补外不如调内。"汤水的主要作用是滋润五脏六腑。我们的生活环境污染严重、食物中含有诸多人造色素等都会对人体造成一定的坏影响，而这种影响积累到一定程度时，人就会生病。

汤水能滋润肠胃、帮助消化、促进食欲，有一定的食疗作用。如猪血可以"滤去"人体内的灰尘和废气；鸡汤能加快鼻腔粘液的排除，治疗伤风感冒；罗汉果、猪肉汤对支气管炎、扁桃体炎等特别有疗效；生鱼汤可加快手术后伤口愈合；参芪母鸡汤可治体虚；黄花鲫鱼汤可治产后乳汁不足；猪肉排骨汤可治老年骨质疏松症；米汤可治婴儿腹泻、脱水；生姜葱白汤可祛风寒。此外，喝汤还能防胃癌。并且，汤能理想地代替水，对那些机体缺水的病人来说，它比水更能起到补液的作用。

喝汤也是减肥的良策，午饭喝汤比吃别的营养丰富的菜摄入的热量要少50大卡。因此对那些节制饮食的人来说，如在一个星期中，有4次吃饭时喝汤的话，那么坚持10个星期，他们的体重将会减轻20％。

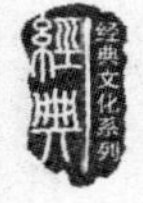

餐前饮用少量的汤，可以补充体内的水分，润滑并保护口腔、食道、肠胃，有利于溶解食物，促进食物的消化与吸收。但餐前喝过多的汤，会稀释消化液，影响对食物的消化吸收。此外，胃的体积是固定的，大量的汤会占用胃部一定的体积，减少正餐的摄入量，降低摄入食物的丰富性和全面性。因此，对于清淡的汤和其他汤可以在饭前适量饮用一碗。

第二节　返璞归真——安享自然的馈赠

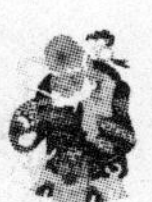

一、时尚的素食主义者

古代、近代、现代都有著名人士提倡素食。虽然科学进步、社会在繁荣，但人类以素食为主的理想永不受时空的限制，更不会被社会淘汰。因为古圣先贤从历代生活经验中所获得的宝贵知识足以证明：“素食才是永不褪色的时尚。”

现在，提倡素食的人越来越多了。有人素食是为了宗教的理由，有人则是为了健康，更有人二者兼顾、一举两得。其实，素食的好处极多，至少具有下列十大益处：

A. 益寿延年。根据营养学家研究：素食者比非素食者更能长命，而且长期食素可以降低血压。素食者和非素食者的血压与年龄回归线相比较，两者的血压都会随年龄的增长而增加。但素食持续的时间愈长，因年龄增长而导致血压上升的幅度就愈小。

B. 体重较轻。素食者比肉食者的体重要轻，可减少不必要的赘肉之苦。其关键在于植物性食物能使血液变成微碱性，促进身体的新陈代谢活泼起来，藉此得以把蓄积于体内的脂肪分解燃烧掉，达成自然减肥的效果。

C. 降低胆固醇含量。素食血液中所含的胆固醇永远比肉食者更少。血液中胆固醇含量如果太多，往往会造成血管阻塞，成为高血压、心脏病等病症的主因。

D. 减少患癌症机会。某些研究指出：肉食与结肠癌有相当密切的关系。癌种子最易于繁殖的对象，正是偏食肉、卵、鱼类及酸性食品的人。因此，只要我们能坚持素食、粗食，使血液保持适度的碱性，可怕的癌症就会大大减少。

E. 寄生虫较少。绦虫及其他好几种寄生虫，都是经由受感染的肉类而辗转寄生到人体上的。

F. 减少肾脏负担。各种高等动物和人体内的废物，都经由血液带至肾脏。肉食者所食用的肉类中，一旦含有动物血液时，就会加重了肾脏的负担。

G. 易于储藏。植物性蛋白质通常比动物性的蛋白质更易于储存。

H. 价格低廉。植物性蛋白质比肉类便宜。

I. 合乎生态原理。生产一磅牛肉所需的土地，可生产十磅的植物性蛋白质。许多生态学家预言，人口爆炸将迫使全世界不得不吃素。

J. 富于变化。素食的家庭主妇往往发现：利用植物性蛋白质比利用一般肉类更能烧出色香味俱佳的菜肴，而且制作方法也富于变化，更能引起良好的食欲。

二、爽身的健康排毒饮食

“排毒”现今已不再是一个陌生的词汇了。美国医学界发现：人体内的毒素最少有 4.5—11.25 公斤。如此多的毒素积累在体内，将会对身心健康造成多大的威胁。如今除了药物排毒外，还可以通过食物来排毒。因此，为了使身体有选择地摄取营养、排除毒素，人们设计出了回归自然的吃法——健康排毒餐。所谓的健康排毒餐，就是摄取身体该摄取的，而不该摄取的都不要摄取，这样不仅能保持健康，还能将对身体有害的、有负担的毒素统统排泄掉！

健康人的血液是呈弱碱性的，pH 值约 7.35—7.45，一般初生婴儿也都属弱碱性体质。但随着环境污染和不正常的生活及饮食习惯，人们的体液逐渐转为酸性，85％的痛风、高血压、癌症、高脂血症病友都是酸性体质。很多人在食用排毒餐后体液可以调整为碱性。

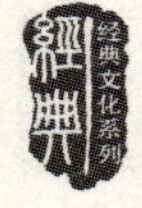

因为体内毒素使血液氧化变酸、循环不畅，所以呈碱性的水果、蔬菜、地瓜、糙米饭是排毒餐的重要角色。它们可以中和体内过多的酸性物质，同时将积累在细胞中的毒素溶解。食物中像腌制食品类都含有亚硝氨，是造成身体老化的物质。此外，如果摄取太多脂肪，则会堵塞血管，变成对身体有害的毒性物质。市面上经常在谈论的排毒餐，很多都是蔬菜水果，这种观念是对的。多补充蔬菜水果，像甘篮菜、洋葱等，里面有一些物质可以去除亚硝氨，甚至可以阻止铅的吸收，以免吃进更多的毒素。不过，排毒餐的材料要用自己常吃的蔬果，不要去用没听过的药材，免得造成肝肾毒性。此外，要多补充膳食纤维，这是人体不可或缺的清道夫，除了可解决经常便秘的困扰，还有美容与减肥的功能。

如果你觉得已经“中毒”很深了，那么就有必要通过安排一段时间食用排毒餐来调整身体的新陈代谢，给肠胃以休息的机会。富含纤维素或叶绿素的食物具有解毒功能，多吃有助于消除体内累积的毒性物质。可在毒性物质由肝脏排出而被小肠吸收之前，让毒性物质附着在纤维食物和叶绿素上，并随着大便排出体外。具有如此效果的食物依次是：米糠、菠菜和萝卜的叶子。但纤维食物在排毒的同时，又易排出体内的营养素，成长期的小孩或病体初愈的人不宜多食。

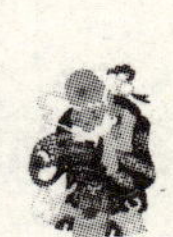

医学专家认为：疾病大都是因体内毒素长久积累而导致的，如果能把体内的毒素清除掉，那么身体健康就有保证了。养成良好的饮食习惯，自然排出体内毒素，是现在都市人最需要重视的健康问题。最好定期食用健康排毒餐，为自己的身体做个大扫除。

三、天然的草本养生

大自然生长的一草一木都是人类天然的药物，它们不仅可以治疗我们的病痛，还能抚慰伤痛的心灵，带给我们健康的活力。药草的定义相当广，草本植物因其香味、刺激性或其他好处而将整株或部分干燥后被利用，包括根、茎、皮、花、枝、果实、种籽、叶等，都可以称为药草。它们的成长期较木本植物短，且方便取用，用途也可以说是千变万化，大部分用在医疗、食物调味、美容及染色等方面。

“味轻醍醐，香薄兰芷”、“未尝甘露味，先闻圣妙香”，听着这两句描绘，您联想到了什么？对了，这就是花茶，即花香与茶韵的完美结合、食疗与花疗的绝佳组合。如清闲的绿茶配以“人间第一香”的茉莉花，喝茶闻香，您一定会感悟到在“天、地、人”之间有一股新鲜、浓郁、清和的茉莉花香伴随着清悠高雅的茶香融合在一起，沁人心脾、令人陶醉，使人沉浸在“一闻香、二观色，三品韵”的意境中。

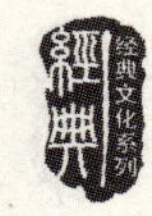

另外，我们所知道的植物精油，简单说就是从植物的叶子、花朵、种子、果实、根部、树皮、树脂、木材……用水蒸馏法、冷压榨法、脂吸法和溶剂萃取法加工，提炼出来的物质，具高度芳香性及挥发性的物质。精油普遍存在于植物的各个部位，对植物的生长扮演重要的角色：具备调节

温度和预防疾病的功能，能保护植物免受细菌及其他病菌的侵害。花瓣中的精油，可以吸引对自己有益的昆虫靠近，同样也能预防对自己不利的害虫接近，所以我们可以利用精油的这项特质在生活中驱逐害虫以及保健身体。

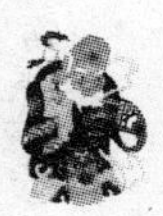

植物精油能获得对人体良好的调理成效，应该归功于它的活动力，其活动力主要体现在排毒、抗菌的活力和促进细胞防御功能，也可以说精油是细胞复制的活化剂。

自古以来，人类的生存就在一定程度上得益于天然的草本滋养，它们在给我们带来视觉享受的同时，也带来了缓解病痛的良药。如此取之容易、价廉物美的资源，若不取用，岂不辜负了大自然的美意！

四、活色鲜香的水果保健

大家都知道：常吃水果益处多。消化内科专家介绍：苹果中所含可溶性纤维果胶可以通便；香蕉每日一两根，可使中风发病率减少 40%，并且能够润肠通便；橘子富含钾、维生素 B 和维生素 C，橘汁中还含有抗氧化、抗癌、抗过敏成分，并能防止血凝，可减少患冠心病、中风及高血压的发病率等。不容置疑，常吃水果益处多。

水果还富含维生素和无机盐，且所含碳水化合物（葡萄糖、果糖）可被肌体直接吸收，是人们理想的食品。提到水果，还不得不介绍一下其内含的成分——果胶。果胶，我们应该并不陌生，平常吃的果冻、果酱均由此制成。然而，它的作用远不止于此。果胶能阻止肠道内有致癌作用的胆酸的重吸收，能与体内的放射性污染元素结合，使这些有害物质排出体外。因而，常吃水果，有益排毒。

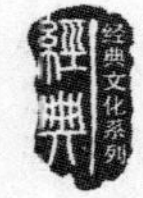

但是，大补水果就会多多益善吗？回答是否定的。吃水果应根据个人体质不同而作定向的选择。

1. 虚寒体质——基础代谢率低，体内产热少，四肢发冷，面色较正常人苍白，平时很少有口渴感，也不喜欢接受凉的环境和食品。宜食些温热性水果，如荔枝、龙眼、石榴、樱桃、椰子、榴莲、杏、李子等。

2. 实热体质——代谢旺盛，易“上火”，经常会口干舌燥，喜欢吃冷饮，常便秘。应食用寒凉性水果，如香瓜、西瓜、梨、香蕉、番茄等。

3. 患病体质——应辨证施治，不同的病人对不同的水果是有宜有忌的。如胃溃疡、十二指肠溃疡、胃酸过多的病人，不宜吃李子、山楂和柠檬等含有机酸过多的水果，以免损伤胃粘膜、加重病情。肝炎病人也不宜吃含有机酸过多的水果，但可以多吃些红枣、橘子等含维生素 C 较多的水果。糖尿病病人不宜吃含糖较高的梨、苹果、香蕉、甘蔗和鲜荔枝等，以防血糖升高。经常便秘的病人可以多吃些桃子、香蕉、橘子和西瓜等有缓下作用的水果，但不宜吃柿子等有收敛作用的水果。慢性腹泻的病人则与便秘的病人正好相反。有些水果中含有大量的纤维素，腹泻的病人也不可过多食用。心脏病或肾功能不全的水肿病人，不宜吃含水分过多的西瓜、椰子汁等，以免增加心肾负担、加重水肿。缺铁性贫血的病人多吃柿子会影响铁的吸收，加重贫血。由此可见，病人吃水果是要根据病情加以选择。

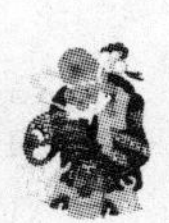

五、来自天壤之间的绿色食品

“绿色”现已与“健康自然”等价，已成为环保的代名词，由此而产生的附属品也层出不穷。“绿色消费”、“绿色食品”的观念已渐渐植入消费人群的大脑。

提起绿色食品，人们往往想到的就是野菜，其实这是概念的混淆。绿色植物能够吸附空气中的尘埃和固体悬浮物，且对空气和土壤中的有害气体、化学成分具有过滤作用，是天然的空气清新剂。但有的野菜生长在环境严重污染地带，同样会被污染且生成较难清洗干净的污染物，一旦被食入人体，后果不堪设想，严重的还会引起食物中毒。

对另一类绿色食品——大棚菜的认识，人们也千万不可陷入误区。大棚菜与无公害蔬菜其实是两个概念。冬季大棚内外虫害均很少，危害程度持平。大棚内用药后农药降解慢。所以，目前国内指定的蔬菜用药安全间隔期有部分要求并不适用于大棚菜。有些杀菌药毒性不可忽视，且我国目前农药残留检测多为杀虫剂，对杀菌药检测难度大，检测较少，但并不说明不存在危险性。因而，使用杀菌药并非完全安全。

第三节　饮食智慧——膳食

膳饮中的学问

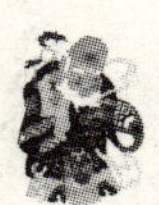

一、建立良好的膳食习惯

“科学饮食，健康生活”。随着人类文明的发展，人类生活日趋健康化，对饮食科学性、合理性的要求也是日益提高。也许你平时的膳食习惯正与所追求的健康背道而驰，因而纠正错误的方式、养成正确的习惯就显得尤为重要。下面来看看专家制定的良好膳食吧：

1. 合理分配三餐：为适应生理状况和工作需要，三餐最好的分配比例为3∶4∶3（按重量分配）。

2. 适当搭配荤、素：荤食中蛋白质、钙、磷及脂溶性维生素优于素食；而素食中不饱和脂肪酸、维生素和纤维素又优于荤食，二者搭配，取长补短。

3. 不挑食、偏食：人体所需要的营养物质是由各种食物供给的，没有任何一种天然食品能包含人体所需要的全部营养物质。只有不挑食、偏食才可保障营养的全面摄入。

4. 不暴饮暴食：暴饮暴食不仅能破坏胃肠道的消化吸收功能，引起急性胃肠炎、急性胃扩张和急性胰腺炎，而且由于隔肌上升，影响心脏活动，还可诱发心脏病等，如果抢救不及时，会发生生命危险。请牢记“若要身体好，吃饭不过饱”。

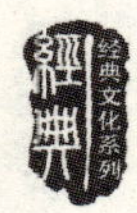

5. 调整用餐姿态：医学研究表明：站立位饮食最科学，坐姿次之，而下蹲位是最不科学的。因为下蹲时腿部和腹部受压，血流受阻，因而影响胃的血液供给。

6. 餐前饮汤：使整个消化器官活动起来，促进消化腺分泌足量消化液，为进食做好准备。

7. 吃冷食：使身体热量平衡，在一定程度上能够起到降低体温的作用，延长细胞寿命。

8. 食苦：苦味食物不仅含有无机化合物、生物碱等，还含有一定的糖、氨基酸（人体生长发育，健康长寿的必需物质），同时还能调节神经系统功能，缓解由疲劳和烦闷带来的恶劣情绪。

9. 晨饮凉开水：专家认为：人经过几个小时睡眠后，消化道已排空，晨起饮一杯凉开水，能很快被吸收进入血液循环，稀释血液，等于对体内各器官进行了一次“内洗涤”。同时，晨饮凉开水，有利于肝、肾代谢和降血压，防止心肌梗塞，享有“复活水”之美称。

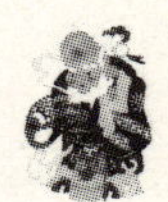

二、走出错误膳食的8个误区

在周而复始的日常生活中，或许您为了健康，恪守着关于饮食的种种箴言。但是您知道吗？那些一直深信不疑的饮食箴言，其实很多都是充满了片面性的谎言。我们应该学着对一些传统质疑，很多不科学就会显而易见了。

误区1：骨头补钙

俗语云：“以形补形”，非也。以补钙为例，权威验证，只有牛奶和专门的补钙剂才可达到理想的补钙效果。

误区2：吃水果可以减肥

人尽皆知，水果富含多种营养素，但不是全部，若单吃水果，其本质等同于偏食挑食，摄取的营养素不平衡，总热能下降，体重虽然会下降，但疾病也会因营养缺乏而进入身体。减肥减出了毛病，得不偿失！

误区3：年轻人不注意营养没问题

“不少慢性病都与营养关系密切。”如果年轻的时候总以工作忙为借口不注意饮食，常年累月地透支生命，忽视营养的补充，身体怎会吃得消？

误区4：拒绝食用含胆固醇的食物

事实上，适量胆固醇非但无害于人体，反而有利于健康。

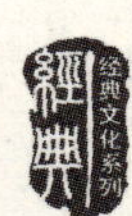

误区5：纤维素是万能的

殊不知，过量摄取纤维素会导致孕妇和一些贫血患者的贫血现象更加严重，还会造成儿童发育不良。

误区6：多服钙片增加身体钙质

骨质疏松并非只因缺钙，摄取过量的钙质反而会干扰其他营养素的吸收。

误区7：喝桶装矿泉水，有益健康

不少人认为矿泉水中含有丰富的矿物质，对人体更有益。但是矿泉水也会受到土地中有害物质（如汞和镉）的污染。专家发现：矿泉水更容易受到有害微生物和细菌的污染，其中蕴含的致病微生物要比想象中多得多。尽管这些细菌可能并不会对健康人的身体造成太大威胁，但对那些免疫力较弱的宝宝来说，矿泉水中的细菌可能会造成相当大的危险。

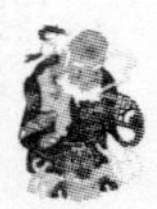

误区 8：高档食品有营养，且价格与营养成正比

举几个例子就不难反驳了。胡萝卜的价格比冬笋便宜得多，但营养价值却比冬笋高得多。又如：莴苣只吃茎不吃叶，其实叶子的营养价值要比茎高得多，只要采用适宜烹调方式，叶子仍可制成美味的菜肴。因此，不要被价格迷惑哟！

三、选择保持养分的烹饪方法

在膳食养生的话题中常常会提到“营养素”一词，也常常会说某类食物营养素含量高、某类含量低。那么，各类食物所含营养素的数量究竟是如何确定的呢？食物所含营养素的数量一般是指烹饪前的含量。因为食物一经加工，其内所含的营养成分都会或多或少的发生损耗，虽然烹饪处理可以杀灭食物中的病菌，增进食品的色、香、味，使之味美且容易消化吸收，提高其所含营养素在人体的利用率，但营养素的流失也是不可避免的。为了最大限度的保留食物中的营养素，烹调时也有很多的注意事项。

（一）面食类

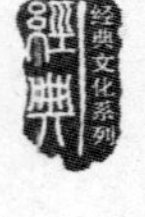

面粉常用的加工方法有蒸、煮、炸、烙、烤等，制作方法不同，营养素损失程度也不同。一般蒸馒头、包子、烙饼时营养素损失较少；煮面条、饺子时大量营养素，如维生素 B_1（可损失 49%）、维生素 B_2（可损失 57%）和尼克酸（可损失 22%）可随面汤丢弃，所以煮面条、饺子的汤应尽量喝了（所谓原汤化原食，也是有一定道理的）；炸制的面食如油饼等可使一些维生素几乎全部被破坏，所以要少吃。

（二）米类

根据实验，大米经一般淘洗维生素 B_1 的损失率可达 40%—60%，维生素 B_2 和尼克酸可损失 23%—25%，洗的次数越多、水温越高、浸泡时间越长，营养素的损失越多。所以淘米时要根据米的清洁程度适当洗，不要用流水冲洗、不要用热水烫，更不要用力搓。

米类以蒸煮比较好，吃捞饭丢弃米汤的方法营养素损失最多，除维生素 B_1、维生素 B_2 和尼克酸可损失50％、67％、76％以外，还可失掉部分矿物质。

（二）肉类和鱼类

红烧或清炖时维生素损失最多，但可使水溶性维生素和矿物质溶于汤内；蒸或煮对糖类和蛋白质起部分水解作用，也可使水溶性维生素及矿物质溶于水中，因此在食用以上方法烹调的肉类或鱼类食物时要连汁带汤一起吃掉。炒肉及其他动物性食物营养素损失较少。炸食可严重损失维生素，但若在食品表面扑面糊，避免与油接触则可以减少维生素的损失。

（三）蛋类

蒸、煮和炒营养素损失少，炸鸡蛋维生素损失较多。

（四）蔬菜类

蔬菜是我国人民膳食中维生素C、胡萝卜素和矿物质的主要来源。浸泡可使维生素B族及维生素C损失，在切菜过程中也可损失部分维生素C。所以洗菜时要用流水冲洗，不可在水中浸泡，要先洗后切，不要切得太碎，吃菜时要连汤一起吃；做汤或焯菜时要等水开了再把菜放入，且不要过分地挤去水分；要现做现吃，切忌反复加热。

四、有害健康的各类酒水

（一）碳酸饮料

二氧化碳溶于水中生成弱酸性的碳酸，故此类饮料得名为碳酸饮料。可乐是人们再熟悉不过的一类碳酸饮料了，且常听人们说其是一类对人体有害的饮料。那么，是什么使其背负着这样的罪名呢？因为不少人发现了其含有的cola果实或可加coca叶的咖啡因，这一点没错。但是，不要误解此类物质本身对人体造成了多大的伤害，只要符合食品用量规定，大可

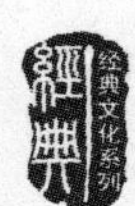

放心食用。如果经常或大量饮用又不摄取足量钙质，就容易发生体内钙质的流失。其实，这点并不难理解。

（二）酒的危害

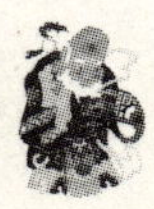

为了应酬、为了庆祝、为了解忧，这些冠冕堂皇的理由一再纵使了嗜酒者侵害着自己。朋友间，酒是感情的象征；敌人间，酒是强健的代表，但人们真正了解酒吗?

酒主要成分是酒精，即乙醇，由醣类，即碳水化合物发酵而成。其对人体的影响因人而异，与喝酒量、速度、胃内是否有其他物体等也很有关系。

一般来讲，酒是一种麻醉剂，是一种变相的毒品。一次大量饮用会引致可逆性的中毒现象（酒醉）。长期反复大量饮酒者会导致像药物依赖那样的精神依赖和躯体依赖，所以世界卫生组织（WHO）提出了酒依赖综合症的概念，在酒依赖发展的过程中可出现慢性酒精中毒性的精神障碍和躯体损害。

肝脏是人体酒精代谢的主要器官，在喝酒约两星期之后，能够将酒精消除的功能提高三成，故经常喝酒者能够耐受更多的酒精。久而久之，酗酒者酒喝得越来越多，不能正常地生活、工作，不饮酒的不适还会对自己、对家人造成更大的伤害。

客观地讲，酒并非一无是处，科学饮用对身体还会有一定的好处，所以适度饮酒才是一种享受。

第四节　餐饮哲学——科学规律的餐饮

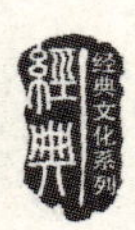

一、不可忽略的饭前“总动员”

1. 饭前喝汤

从口腔咽喉、食道到胃，犹如一条通道，是食物必经之路。饭前，先喝几口汤（或进一点水），犹如给这段消化道加点“润滑剂”，使食物能顺利下咽，防止干硬食物刺激消化道粘膜。同样，饭间进点汤水，有助于食物的稀释和搅拌，从而有益于胃肠对食物的消化和吸收。若二者均未做到，则饭后会因胃液的大量分泌使体液丧失过多而产生口渴，进而大量饮水，冲淡了胃液，反倒不利于食物的消化和吸收。

因此，饭前喝汤这一好习惯的养成不但可以减少食道炎、胃炎等的发生，同时消化道也最容易保持健康状态。

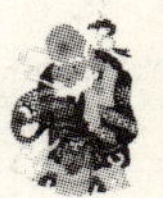

进汤量：中晚餐以半碗为宜，早餐适当多些（补充夜间损失的部分）。进汤时间：饭前 20 分钟左右，饭间也可少量缓慢进汤。

2. 饭前水果

营养学家建议：从水果本身的成分和身体消化吸收的特性分析，成年人最好在每顿饭前吃水果（柿子、番茄等不宜在饭前吃的水果除外）。

水果在人体内经吸收后所含的有机酸会被分解，留下矿物质而呈碱性，可帮助维持人体酸碱平衡，不会伤胃。

儿童正处于长身体时期，部分妇女属于中医讲的“脾胃虚寒”体质，不宜或不适应饭前吃水果。这部分人群可两顿饭之间加食一次水果，万不可在饭后立即吃水果。

3. 饭前锻炼

很少有人意识到这一点，其实饭前做些适度的运动，是可以调整食欲的，更有利于对食物的消化吸收。

当然，如果您的时间较紧张，又是公车一族，这里有一套比较适合您的锻炼方法：早一站或两站下车，然后以快走的方式走回家。

运动前 1.5—2 小时少量摄入一些碳水化合物，以保证运动中有充沛的体力。

4. 饭前午睡

传统的午睡是在餐后，睡后往往又有头昏脑胀、四肢乏力之感。究其原因是进食后，血流涌向胃肠道，以助消化食物，致使流向大脑与四肢的血液减少。大脑和肢体得不到足够的氧气与养分供给，乳酸等代谢物也无法及时排除。

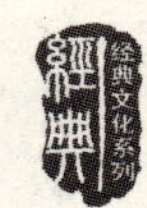

新的午睡方法是放在饭前，即下班回家先吃点水果或牛奶，午睡半小时到一小时，然后进午餐。实践证明，这样做能更有效地消除疲劳、振奋精神。

英国利物浦大学牙科专家麦克·埃德教授曾经提出：龋齿主要是牙垢与食物中的糖分发生化学反应，形成酸性物质腐蚀牙齿的结果。进餐后，牙垢已与食物中的糖分发生化学反应，酸性物质已告形成，再刷牙为时已晚。此外，饭后牙齿表面酸性物质形成速度非常快，只有在饭前将牙垢去除才能大大减少酸性物质的形成，从而保持牙齿健康。

另外还一点：进餐后，特别是进食酸性食物后，酸性可使牙齿表面的珐琅质松动，此时刷牙极容易将这层保护层刷掉，对牙齿健康极为不利。故饭后不宜刷牙，只宜漱口。

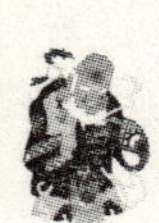

二、早餐是金，中餐是银，晚饭是铜

秦汉以前，一日两餐，并非三餐，人们解释为“贤者与民并耕而食，饔飧而始”。意思是说：人们生活中，只要是一日用过两餐，便意味着一天的时间就过去了。

那么，“一日两餐”到“一日三餐”的演变应追溯到何时呢?《史记·项羽本纪》载：项羽听说刘邦欲王关中，曾怒下令：“且日享士卒”，由“一日二餐”改为“一日三餐”，借此犒劳将士，激发士气。当刘邦得知后，也由“一日二餐”改为“一日三餐”了。所以，刘邦率领的大军气势倍增，攻取了天险“关”。

此即一日三餐得来，至今我国不论南北，人们早已习惯了一日三餐，这也从一个侧面反映出，一日三餐制是符合科学道理的。

（一）早餐是金——不吃早餐，您想过会有什么后果吗?

症状	原因	结果
胃部不适	睡眠中，胃仍在分泌少量胃酸，如果不吃早餐，胃酸没有食品去中和，就会刺激胃粘膜	可能引起胃炎、溃疡病
皮肤干躁、起皱和贫血	不吃早餐，人体只得动用体内贮存的糖元和蛋白质	加速人体的衰老

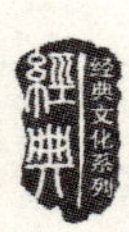

续表

症状	原因	结果
全天的能量和营养素摄入不足	早餐摄入的营养不足很难在其他餐次中得到补充	严重时会造成营养缺乏症如营养不良、缺铁性贫血等
血液粘度增加	一顿凑合的早餐，难以补充夜间消耗的水分和营养	增加患中风、心肌梗塞的可能
产生胆结石	早晨空腹时，体内胆固醇的饱和度较高	
低血糖	早晨起床后，胃处于空虚状态，此时血糖水平也降到了进食水平。开始活动后，大脑与肌肉消耗糖（即血糖），于是血糖水平会继续下降。这时如果还不进餐或进食低质早餐，体内就没有足够的血糖可供消耗。	感到倦怠、疲劳、暴躁、易怒，反应迟钝

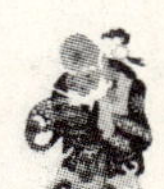
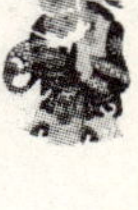

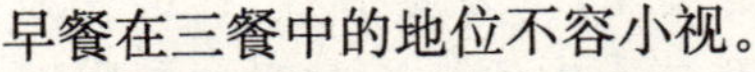
早餐在三餐中的地位不容小视。

合理的早餐食品——牛奶（或豆浆）——富含水分和营养，配以其他“干点”，适量蛋白质或水果蔬菜。另外，瘦身一族们不妨食用高热量的早餐配以低热量的午、晚餐。这样，不利于脂肪的囤积，比起盲目节食行之有效。

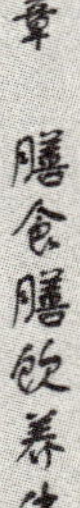

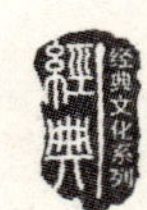

（二）午餐是银——补充食物最好时机

推荐食谱：午餐米面摄入量 160 克，约占全天摄入量的 60%（可因体力消耗不同而异）。主食：五谷米饭（混以豆类效果更佳）；主菜：鱼或者肉一份，蔬菜（少许含淀粉的食品和大量绿色蔬菜），乳制甜点（酸奶、奶油甜点）一份，果泥或者水果沙拉一小份。

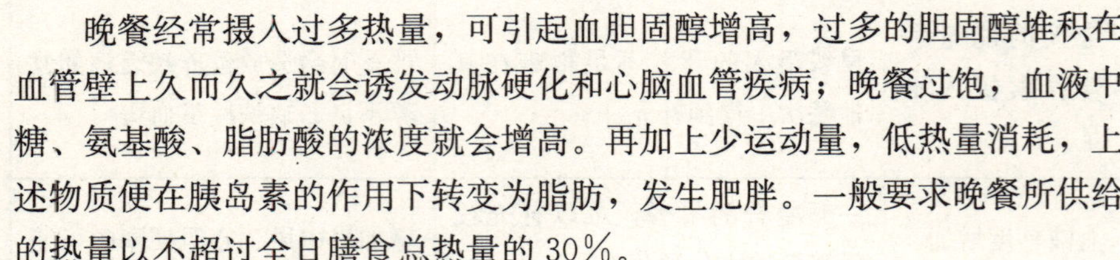

（三）晚餐是铜——少食

晚餐经常摄入过多热量，可引起血胆固醇增高，过多的胆固醇堆积在血管壁上久而久之就会诱发动脉硬化和心脑血管疾病；晚餐过饱，血液中糖、氨基酸、脂肪酸的浓度就会增高。再加上少运动量，低热量消耗，上述物质便在胰岛素的作用下转变为脂肪，发生肥胖。一般要求晚餐所供给的热量以不超过全日膳食总热量的30％。

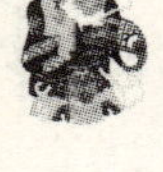

三、科学卫生的分餐制

分餐从上古文献和残存的器皿图案便可窥知，我们祖先聚宴吃饭，是双膝着地“跽坐”着，人前各一案摆放饭菜，即便只有两人，也是分案而食。据《史记·孟尝君列传》记载：孟尝君某日请一个新来投奔的侠士吃饭，侍从不小心挡住了烛光，侠士就认为自己吃的那份菜与孟尝君不一样，欲离席而去。显然，那时候的筵席，是一人一份的。

我国早在周秦汉晋时代，就已实行分餐制了。从出土的汉墓壁画、画像石和画像砖中，均可见到席地而坐、一人一案的宴饮场景，却未见多人围桌欢宴“合餐”画面。出土的实物中，也有一张张低矮的小食案。从唐代开始，分餐制开始演变为合餐的“会食制”，其重要原因是由于高桌大椅的出现。少数民族的椅凳传入中原，当时叫“胡床”、“胡坐”，餐桌腿椅腿全都变高了，因此围桌就餐的形式开始普及。但此后的民间亲友欢聚，有时还采用“分餐”的办法。直至明朝，众人合吃的“会食制”才完全取代“分餐制”。但中国习惯讲究团结、和气，不论什么事情都是如此，包括吃饭。吃同一盘菜、喝同一碗汤，好似只有这样才可表现出人们的关怀和亲近。但是审视一下，我们的饮食习惯，所谓的亲密式就餐，又为“唾液”的交流搭下了多少互动平台？由此观之，分餐利人利己：

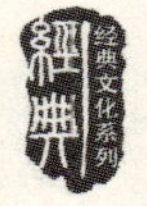

它尊重个性，符合现代文明健康的生活方式；

它有利于控制进食量，预防肥胖，是限食养生的最佳方式；

它有利于养成卫生习惯，减少传染病的发生；

它能避免因推脱不掉而食用对自己身体不利的食物；

它利于节约食物、减少浪费、预防疾病。

四、有益长寿的慢食

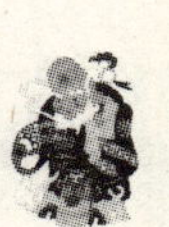

时代在进步，人们的工作节奏也在加快，更多的人以工作为借口冷落了饮食，这就是快餐在近日蓬勃发展起来的基石。然而快餐在为我们的生活带来方便的同时，却并没有带来健康。近几年，我国的“快餐综合症”，即味觉异常患者日趋增多，表现为不知食物本味、食物均感甜味、什么也不吃时口中发苦、舌头有一股火辣的感觉。这种异常症状往往在不知不觉中表现出来的，使人们很容易过了早期治疗的大好时机。

我们舌头上的味蕾要感受到食物的味道，得借助唾液内一种叫做味觉素的含锌的唾液蛋白。味觉素也是口腔粘膜上皮细胞的营养因子，缺锌时，口腔粘膜上皮细胞的结构与代谢产生异常，出现上皮增生和角化不全，容易脱落，结果是掩盖和阻塞了味蕾小孔，造成味觉不灵敏，进而影响食欲。而快餐食品普遍存在着锌摄取量不足的问题，因此导致了味觉异常现象。

慢食途径——咀嚼它有着很重要的作用和价值：

1. 充分咀嚼，抗击癌症

专家们通过实验表明：细嚼 30 秒能使致癌物质的毒性降低。咀嚼时唾液的分泌能降低亚硝酸化合物对细胞的攻击，改变细胞突变计划，对于化学合成剂、防腐剂等食品添加剂带来的危害，具明显的解除作用。

2. 细细咀嚼，保护肠胃

细细咀嚼能使食物与唾液充分结合，且多次咀嚼能把食物磨碎，使胃可以在一个宽松的环境里边工作边享受。

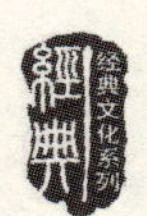

3. 坚持咀嚼，分泌唾液

唾液有帮助和促进食物消化之效，能消除、中和食物中的致癌物质。因此，咀嚼并不仅仅是为了咽下坚硬的食物，关键是能产生大量的唾液。充分咀嚼的人，一天会分泌 1.1—1.5 公升的唾液。

4. 不断咀嚼，永葆青春

咀嚼可以刺激耳下腺，保持腮腺激素的分泌，从而保持血管和皮肤等组织的弹性和活力。

5. 多次咀嚼，灵活头脑

咀嚼能锻炼脸部肌肉，咀嚼肌的运动激活了大脑，荷尔蒙分泌增多，大脑的思维能力和工作效率将会显著提高。据美国医学专家的研究统计，咀嚼少的儿童智商普遍低于以耐咀嚼食物为主的儿童。

6. 适时咀嚼，赶跑龋齿

咀嚼后唾液大量分泌，中和了进食中口腔里的酸，能抑制龋齿菌的滋生，减少了牙齿表面钙和磷的溶解。另外，由于机械摩擦，可清除牙齿表面和牙龈的食物残渣，加快牙龈部的血液循环，减少牙龈炎的发生，使牙齿无坚不摧。

慢食有这么多好处，就让我们倡导慢食，让“吃得越慢，活得越久”的观念日益扎根于人们的心里吧。

五、每日喝水的妙道

生活中不乏此种经历：喝水后会有打嗝、腹胀等现象。这就是喝水太快太急，无形中把很多空气一起吞咽下去的缘故。因此，喝水看似无需任何技巧，其实也是有许多妙道的。

渴了再喝是喝水之大忌。按照科学的分析：饮水有 4 个最佳时间——早晨刚起床、上午 8 点—10 点左右、下午 3 时左右、睡前。另外，两饭间适量饮水（最好隔一小时一杯）效果更佳。

除此之外，饮水习惯是健康的骨架，水质保证才是健康的血肉。

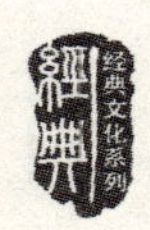

多喝煮沸的新鲜开水：白开水是最好的饮料，其不含卡路里，不用消化就能为人体直接吸收利用，一般建议喝 30 摄氏度以下的温开水最好，这样不会过于刺激肠胃道的蠕动，不易造成血管收缩。科学家研究证实：自来水含有 13 种对人具有潜在致癌、致畸和致突变的氯化物（为卤代烃和氯仿等）。而这类有毒物质的含量同水温密切相关：90℃时，卤代烃含量由原来常温下每升 53 微克上升到 191 微克，氯仿则由 43.8 微克升到 177 微克；到 100℃时，两者含量分别下降到 110 微克和 99 微克；继续沸腾 3 分钟，则降为 9.2 微克和 8.3 微克，这时的开水才称得上是符合卫生标准的饮用水。科学实验还证明：煮沸 1—3 分钟，水中亚硝酸盐含量增加十分缓慢；煮沸超过 5 分钟，其含量才会急剧增加；如果继续煮沸至 10 分钟，这种有害物质就成倍增加。把自来水烧开 3—5 分钟，不但亚硝酸盐和氯化物等有害物的含量最低，而且含有人体所需的十几种矿物质，最适合人们饮用。

不喝生水或隔夜水：隔夜水不仅没有了各种矿物质，而且还有可能含有某些有害物质，如亚硝酸盐等。

补充水分因人而异：

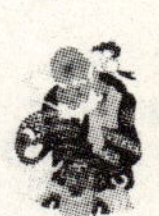

病症	饮水量	功效
便秘	多补充	刺激肠的蠕动，软化大便
感冒发烧	多喝水	促使身体散热，帮助病人恢复健康
运动量大	增加水量	
结石，细菌感染	多喝水	使输尿管、膀胱流畅
膀胱炎	比平常喝更多水	使尿量增多，增加冲洗流通
心脏病、肾脏及肝病	不适合多喝水	减轻心脏及肾脏的负担

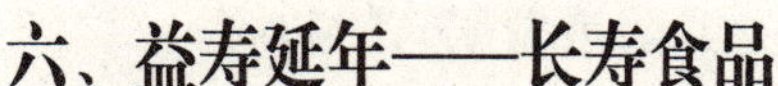

六、益寿延年——长寿食品

（一）大蒜——抗癌的领袖

经科学家验证：大蒜含硫和硒，其中矿物质硒可抑制癌瘤。大蒜精提取物以及大蒜中含有的“亚力新”氨基酸，经小鼠试验，也肯定了其的抗癌能效。因此，凡是出现饮食积滞、脘腹冷痛、水肿胀满、腹泻痢疾、痈疽肿毒、吐血心痛等症状的患者，皆可采用以大蒜为主的饮食方法予以治疗。

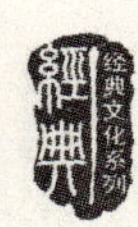

不仅如此，大蒜的作用还表现在它具有广泛防癌的功效。其作用机理是：阻止各种癌前病变，防止消化道、泌尿生殖道等各个系统的肿瘤扩大发展。其对消化道癌症（胃癌）的功用尤为显著，另对预防乳腺癌、子宫癌、前列腺癌、大肠癌等也作用良好。

（二）玉米——营养的黄金

玉米营养丰富，除含各种营养素外，其中蛋白质和脂肪比大米、面麦高，且所含脂肪一半为亚油酸，还有卵磷脂，维生素 A、E 等。亚油酸可以降低胆固醇，防止其沉积在血管内壁上，对预防高血压，心脑血管病有积极的作用，还可预防黑色素瘤、乳腺癌、结肠癌、卵巢癌、前列腺癌等。因为这种亚油酸可以清除细胞中的氧自由基，保护脱氧核糖核酸免受到损害，防止细胞突变而诱发癌症。另外，玉米中含的谷胱甘肽也有抗癌的效用。玉米胚芽中含维生素 E 尤为丰富，它可增强机体新陈代谢，调节神经和内分泌功能，使皮下组织丰润，让皮肤细胞富有弹性和光泽。

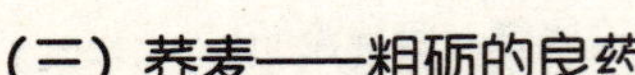

（三）荞麦——粗砺的良药

荞麦性凉味甘，为蓼科植物荞麦的种子，极具营养价值。

（1）富含维生素 P（柠檬素），可增强血管壁的弹性、韧性和致密性，保护心脑血管。

（2）含有大量黄酮类化合物（尤其富含芦丁），可促进细胞的增生，防止血细胞凝集，调节血脂，扩张冠状动脉，增加其血流量，是防治高血压、冠心病、动脉硬化及血脂异常症的良药。

（3）含有镁、铬等矿物质，特别是铬，可以增强胰岛素的活性，加速糖代谢，促进脂肪和蛋白质的合成，达到防治糖尿病的功效。

虽然荞麦所含热量很高，却不会引起肥胖，相反还是降脂减肥的能手。

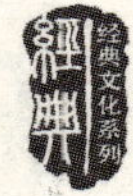

（四）大豆——长寿的礼物

大豆含有 40%左右的蛋白质（黑豆更多些），其氨基酸组成很像动物性蛋白质，生理价值高，是优质蛋白质的良好来源。每 100 克（2 两）大豆所提供的蛋白质相当于 174 克（3.5 两）瘦牛肉、266 克（半斤多）肥瘦猪肉、6—7 个鸡蛋、5 袋（1200 克）鲜牛奶中所含的蛋白质。而且含赖氨酸较多，粮豆混用，可以补充谷粮蛋白质质量的不足，而大豆本身含蛋氨酸较低的缺陷也可同时得到补偿，使其营养更为全面。

大豆含 15%—20%的脂肪，其中不饱和脂肪酸高达 85%，半数以上为亚油酸，还有丰富的磷脂，能促进生长、营养神经、延缓脑细胞衰老、增强记忆力。磷脂具有促使脂肪和胆固醇乳化作用，使后者不致沉积于血管壁而防止动脉粥样硬化，被吸收后释放出的胆碱还有抗脂肪肝作用。同时，大豆脂肪不含胆固醇而含豆固醇，能抑制胆固醇的吸收，有利于降低血清胆固醇水平和防治冠心病。

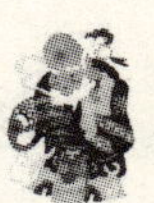

（五）酸奶——疾病的克星

酸奶中的益生菌（乳酸杆菌和双歧杆菌）在维持改善肠道菌群平衡中至关重要。特别是双歧杆菌能利用其他细菌不能利用的低聚糖有效地抑制有害菌的生长，使腐败有毒物质大大减少，达到预防与治疗的目的。酸奶还能降低血清中胆固醇的含量，预防心脑血管疾病。因为乳酸菌在肠道中吸附、定殖，从而干扰了小肠对胆固醇的吸收。酸奶也具有抗肿瘤效果。因为机体肠道内有害菌能产生亚硝酸等强致癌物质，但通过乳酸菌的作用，可使肠道菌群平衡，有害物质浓度降低，肿瘤发生率减少。酸奶同样具有防衰老和延年益寿功能，其中的SOD（过氧化物歧化酶）及其他抗氧化剂可清除自由基，保证细胞功能，阻止老化的发生。

（六）海带——海中的长寿仙子

海带中含褐藻氨酸，有预防白血病和胃癌的功能，可以降血压、血脂，还有止血的作用。海带还富含碘、钙、磷、硒等多种人体必需的微量元素，其中钙含量是牛奶的10倍，含磷量高于所有的蔬菜，且含碘量也居所有食物之榜首。海带中丰富的胡萝卜素、维生素B_1使脂肪在人体内蓄积趋向于皮下和肌肉组织，可预防心脑血管疾病。其丰富的岩藻多糖、昆布素，均有类似肝素的活性，能防止血栓和因血液粘稠度增高而引起的血压升高，同时又有降低脂蛋白、胆固醇，抑制动脉粥样硬化以及防癌抗癌作用。还有，丰富的纤维素，能够及时地清除肠道内废物和毒素，有效地防止直肠癌和便秘的发生。在日常饮食中常吃适量海带，对老年人健康和延年益寿十分有益，是老年人的长寿菜。

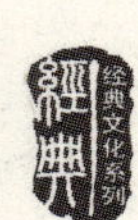

（七）蜂蜜——健康的伴侣

蜂蜜的主要成分是葡萄糖和果糖，非常益于人体消化与吸收，不像白糖那样会加重胃肠负担。果糖不会把多余的糖变成脂肪积蓄在体内，还含有有益身心的钾，起镇静作用的镁，强筋健骨的钙，增补血液的铁、铜，健脑的磷和有益身体的各种维生素，此外还含有氨基酸、酶和有机酸等，具有强健全身、提高脑力、增加血红蛋白、改善心肌等重要的生理功用。

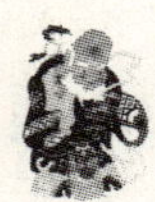

且蜂蜜性平、味甘、无毒，可清热、补中、解毒、润燥和止痛等，并具有强烈的杀菌抗菌功效，早被认为和抗生素具有类同作用，对各类疾病皆有治疗效用。

（八）核桃——智慧的金匙

核桃仁的营养价值突出地表现在对大脑的滋补上。《本草纲目》中记载说：食用核桃仁具有能“令人肥健，润肌、黑须发，利小便、去五痔，有通润血脉、补气养血、润燥化痰，益命脉、利三焦，温肺润肠，治虚寒、喘咳、腰脚疼痛”之功效。现代科学研究也证明：核桃仁中含丰富的维生素、微量元素及矿物质，特别是含有对人体健康有重要作用而人自身不能合成的赖氨酸等，能防止大脑及身体活力衰减、延缓脑功能衰退、增强脑细胞活动等。

（九）松子——强身的卫士

松子，又叫罗松子、海松子、红松果等。唐代的《海药本草》中就有“海松子温胃肠，久服轻身，延年益寿”的记载。在人们心目中，松子被视为“长寿果”，又被称为“坚果中的鲜品”

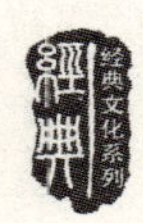

松子仁含有丰富的磷脂、不饱和脂肪酸、多种维生素和矿物质，具有促进细胞发育、损伤修复的功能，是儿童、青少年和中老年人补脑健脑的保健佳品。丰富的维生素 E，能抑制细胞内和细胞膜上的脂质过氧化作用，保护细胞免受自由基的损害，并使细胞内许多很重要的酶保持正常的功能。其中的亚油酸和亚麻酸可滋润皮肤和增加皮肤弹性，推迟皮肤的衰老，也可调整和降低血脂。软化血管和防治动脉粥样硬化，也可减少血小板的凝集和增加抗凝作用，并能降低血脂和血液粘稠度，预防血栓形成。其丰富的脂肪、棕榈碱、挥发油等能润滑大肠而通便、缓泻而不伤正气，尤其适用于年老体弱、产后病后的润肠通便。

（十）猪蹄——骨骼中的骨骼

猪蹄又叫猪脚、猪手，含有丰富的胶原蛋白质，是构成肌腱、韧带及结缔组织中最主要的蛋白质成分。骨骼的生成，首先必须要合成充足的胶原蛋白纤维组成骨骼的框架，所以胶原蛋白又是“骨骼中的骨骼”。人体内，胶原蛋白约占蛋白质的三分之一，缺乏此物，则会导致衰老。除此之外，胶原蛋白还可以促进毛发、指甲生长，保持皮肤柔软、细腻，指甲有光泽。

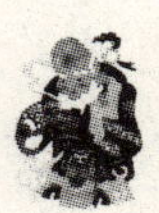

猪蹄营养丰富，不仅是常用菜肴，还是多用途良药，经常食用还可以有效地防止进行性营养障碍，对消化道出血、失血性休克有一定疗效，并可以改善全身的微循环，从而能预防或减轻冠心病和缺血性脑病。对于手术及重病恢复期的老人，有利于组织细胞正常生理功能的恢复，加速新陈代谢，延缓机体衰老。还能够防治皮肤干瘪起皱、增强皮肤弹性和韧性，促进儿童生长发育。

第七章

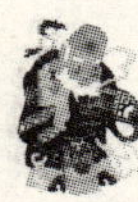

健康心灵修炼法

第一节 淡定从容——抚慰现代人的心灵鸡汤

一、健康的心灵就是人脑的健康

健康是经久不衰的话题，我们的祖先很早就开始不断研究和探索能使人延年益寿的健康之法。那么，一个人怎样才算健康呢？世界卫生组织明确规定：健康不仅是身体没有疾病，而且应当重视心理健康，只有身心健康、体魄健全，才是完整的健康。可见心理健康是人的健康不可分割的重要部分。

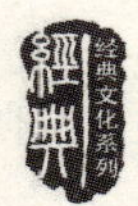

那么心理健康具体包括那些方面呢？从广义上讲，心理健康是一种高效能的、满意的、持续的心理状态，也包括稳定的、充满活力的、积极发展的心理状态。从狭义上讲，心理健康是指人的基本心理活动的过程内容完整、协调一致，即知、情、意、行、人格完整协调，能适应社会。而我们每个人的心理健康水平也是完全不同的，这与人的生活环境和性格有很大关系。大致可分为三种：（1）一般常态心理。性格较开朗，能很好地控制情绪；适应及承受能力较强，能较好地完成同龄人发展水平应做的活动。（2）轻度失调心理。性格孤僻，不能与周围人很好地相处，不能很好地独立完成工作，应请教专业人士适当加以指导，久之即可恢复。（3）严重病态心理。情绪严重失调，不能自控，并长期处于焦虑、痛苦等消极情绪中难以自拔，如不尽快加以治疗，久之会对精神及身体造成很大危害，更有甚者会成为精神病患者

众所周知，当今社会竞争激烈，心理压力不可避免地会增加，如果不懂得适当地调节、缓解，身体就会长期处于一种亚健康状态。久之，不仅会影响到身体，更重要的是会影响到精神。如果你时常感到自卑、易怒，对工作没有信心并且情绪波动大，那么就说明你的心理健康已经出现了问题。这种症状被称为“EQ”下降症，而“EQ”就是指情商，是指准确评价和表达情绪的能力、有效调节情绪的能力、运用情绪信息去引导思维的能力。从这点我们可以看出：心理健康不仅能影响你的身体，还会影响你的大脑。我们的行为是受大脑控制的，那么又是哪里对大脑发出了指挥信号呢？那就是心灵。有专家指出：80％以上的身体病症，都跟潜藏的心理、情绪有关。情绪可以影响整个免疫系统，身体方面的病症的根本来源往往是压力、心情不好等情绪因素。所以，要让自己的身体健康，就要从各方面去做出改变。当然，在人生的历程中，病痛是难免的，不过我们也可以选择不要把痛转为苦，而要直接面对痛、了解痛，因而进一步了解生命，再从中激发出喜悦。而这种内在转化的能量，其实就在我们的身心和灵性之中。所以，只有我们的心灵健康了，我们的身体才会健康、思想才会健康、大脑才会健康，拥有的生活才会更加多姿多彩。

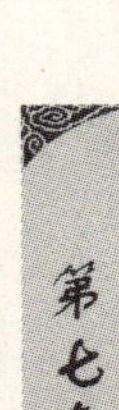

二、心理平衡是长寿的密码

心理平衡是健康的一块奠基石，也是保健应当注意的一个重要方面，更是通往健康的金钥匙。

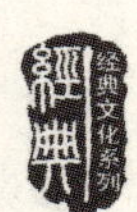

要保持稳定的心态就要做到三点：“正确对待自己，正确对待他人，正确对待社会”。最了解自己的人还是自己，要正确对待自己，定位好自己人生坐标，不要越位也不要自卑。同时还要正确对待他人，正确对待社会，要对周围、对社会要有种感激之心。只要这样，好多事都能解决。世界上有两种人：一种是乐观者，会用乐观的、积极的态度去看世界；另一种人是悲观者，会用悲观、消极态度看世界。实际上这也就反映了人的心理平衡不平衡。积极的人看到的世界是美好的，而消极的人看到的世界是

灰暗的。

著名的健康专家洪昭光先生提出了一个心理保健的妙方——养心八珍汤。这是真正健康心灵的八珍汤，其中包括八味药。第一味药：慈爱心一片。对世界要充满爱心。第二味药：好肚肠二寸。人要善良，要对世界充满爱心又善良，肯帮助别人。第三味药：正气三分。人都要有正气。第四味药：宽容四钱。宽容比正气要多。因为人都非圣贤，多有不足，你要不宽容不行，人必须度量大，对他人宽容。第五味药：孝顺常想。我们做的老年幸福度调查发现：影响老年人幸福最主要的因素不是金钱、地位，而是有孝顺的子女在身边。第六味药：老实适量。人不能太老实、太傻，但是不老实也不行，应看情况、适量掌握。第七味药：奉献不拘。奉献得越多越好。第八味药：不求回报。

把这八味药放在“宽心锅”里炒，文火慢炒，不焦不躁。就是要慢慢经常思考；还要放在“公平钵”里研，精磨细研，越细越好；“三思为沫，淡泊为引”，就是做事要三思而行，还要淡泊宁静；做成菩提子太小，用“和气汤”送下，清风明月，早晚分服。可净化心灵，升华人格，物我两忘，宠辱不惊。“养心八珍汤”有六大功效：第一，诚实做人；第二，认真做事；第三，奉献社会；第四，享受生活；第五，延年益寿；第六，消灾去祸。

心态能决定很多事情，因此保持健康的心态尤为重要。我们应该时刻保持三个正直、愉快的心态，也叫“三个快乐”：第一，助人为乐，第二，知足常乐，第三，自得其乐。帮助他人的同时，自己也得到了快乐，还能净化灵魂、升华人格。另外还要做到知足常乐。我们应该感激一切我们所得到的，自得其乐很重要。巴尔扎克讲过：“苦难是生活最好的老师”。

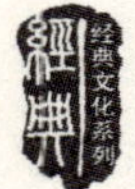

三、心宽勤勉寿自长

心是人体中最重要的器官之一，每时每刻都在不停地工作，所以我们要学会保护它，使它正常地运转，否则将会影响人的身体健康、缩短人的寿命。

而我们要保护它最简单有效的方法就是要懂得放宽心。要学会控制情绪，保持心境的平和、乐观。俗话说得好：“心宽体胖，活得健壮；没心没肺，活得不累；与世无争，活得轻松。”总之，心宽才能长寿，长寿才能幸福。

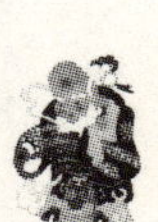

那么，什么是心宽呢？心宽指的就是人的包容度。俗语说：“宰相肚里能撑船。”做人要宽宏大量，遇事不要斤斤计较，心胸开阔，就像宇宙一样，能够包容和承受所有不同大小行星的存在。而所有的存在最终构成一个完整的天体，这就是包容和宽容。

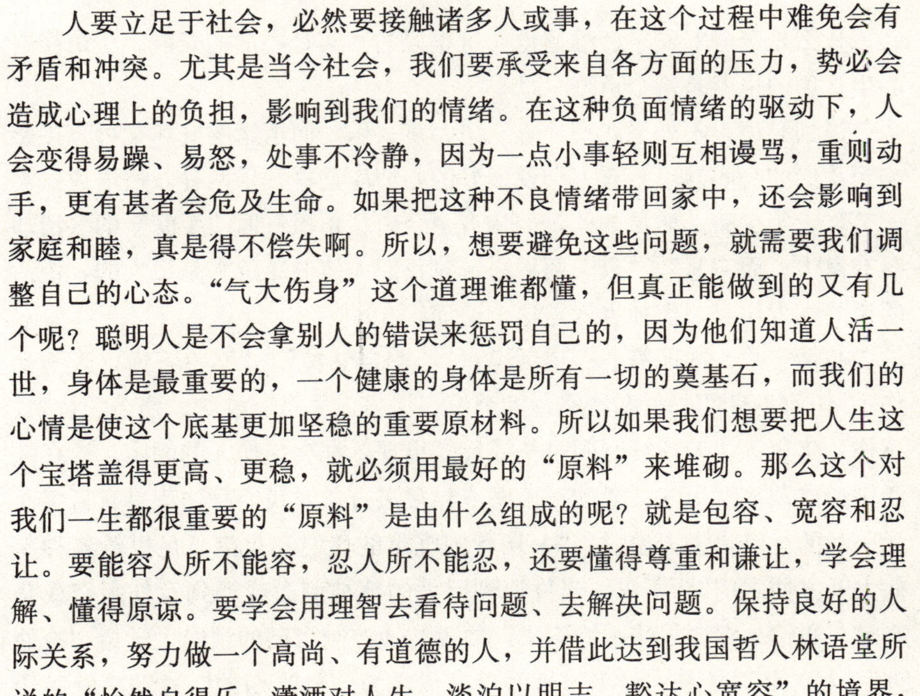

人要立足于社会，必然要接触诸多人或事，在这个过程中难免会有矛盾和冲突。尤其是当今社会，我们要承受来自各方面的压力，势必会造成心理上的负担，影响到我们的情绪。在这种负面情绪的驱动下，人会变得易躁、易怒，处事不冷静，因为一点小事轻则互相谩骂，重则动手，更有甚者会危及生命。如果把这种不良情绪带回家中，还会影响到家庭和睦，真是得不偿失啊。所以，想要避免这些问题，就需要我们调整自己的心态。“气大伤身”这个道理谁都懂，但真正能做到的又有几个呢？聪明人是不会拿别人的错误来惩罚自己的，因为他们知道人活一世，身体是最重要的，一个健康的身体是所有一切的奠基石，而我们的心情是使这个底基更加坚稳的重要原材料。所以如果我们想要把人生这个宝塔盖得更高、更稳，就必须用最好的“原料”来堆砌。那么这个对我们一生都很重要的“原料”是由什么组成的呢？就是包容、宽容和忍让。要能容人所不能容，忍人所不能忍，还要懂得尊重和谦让，学会理解、懂得原谅。要学会用理智去看待问题、去解决问题。保持良好的人际关系，努力做一个高尚、有道德的人，并借此达到我国哲人林语堂所说的“怡然自得乐，潇洒对人生，淡泊以明志，豁达心宽容”的境界，使精神心理常处安然舒适状态。

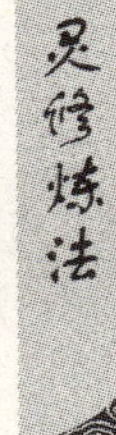

有利于我们长寿的另外一点就是勤奋。据一些专家研究表明：世界上最忙碌、最紧张的名人们，通常要比普通人的寿命高出29%。最忙碌的人往往是最快乐的。因为他们追求的是事业的成功、成功的喜悦、精神的充实、生活的幸福。忙碌的人新陈代谢旺盛，所以生命力就很强。

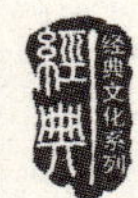

总之，人要幸福长寿，就要树立共生、共存、共发展的思想理念，营造开心、宽容、和谐的生活环境和生活气息，让我们的地球变成一个没有邪恶只有和善和亲的地球村。

第二节 怡情养性——营造自己的精神天堂

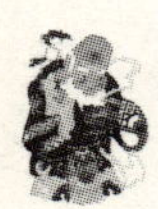

一、最好的心情是宁静

什么是宁静？安宁、静谧也。这里说的其实是心情的安静。所谓静由心生，说的也就是这个道理

说到心情，不外乎四种：喜、怒、哀、乐。而情绪的好坏又可直接影响到我们的身心健康。有人会说最好的心情应是喜、乐两种，俗语道：笑一笑，十年少嘛。话虽如此，但从古至今由“乐极”而“生悲”的事情却时有发生。而“怒”、“哀”两种心情对我们人体健康危害是最大的，俗话所说的气大伤身、伤神也就是这个道理。

心情宁静，亦即静心。俗话说：“心静自然凉”、“不急不慌，人不受伤”。任何不良的心境和情绪，如消沉、沮丧、失意、嫉妒、痛苦、忧愁、感伤、焦急等，若持续时间过长或反复出现，都会损伤人的健康。若在生活中遇事动辄就生气、激动、愤怒或异常兴奋，对我们身体都是有百害而无一利的。巴甫洛夫说过：“一切顽固沉重的忧悒和焦虑，足以给各种疾病大开方便之门。”所以，当你遇到巨大的精神刺激或遇到意外兴奋或悲伤时，心情一定要尽快平静下来，要理智地控制自己的情绪，学会“冷处理”，尽一切可能和力量度过被医学家称之为“危险期的”冲动高峰，让心理处于平衡状态，以免发生各种意外而损身折寿。

那么我们该怎么让心情保持宁静呢？

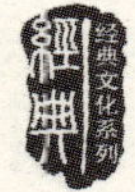

颐精养神——美籍华人杨振宁说过：“心静才是最好的养生之道。”这里说的“静”是指陶冶性情的运动和恬淡养心静处相结合，从而达到精神情操的高尚和美。

多听音乐——可以挑一些自己喜欢的，或乐曲柔和、节奏舒缓的音乐来调剂一下烦闷的心情，既可陶冶情操，又可使紧张的心情得到缓解。

结伴郊游——闲暇时可召集三五好友一起外出走走，既可以活动筋骨，又能亲近大自然、多呼吸新鲜的空气。也可独自一人在适当季节到林木茂盛的风景地踏青，吐故纳新、调和呼吸、协调阴阳，从而使心情归于宁静。

读书安神——书是人类最好的朋友，它可以怡情养性、净化心灵、当你郁闷烦躁时不妨让书来做你的安慰者，相信定会受益匪浅。

敞开胸怀——人为生活、事业、爱情而奋斗的过程中，压力是难免的，但要懂得适当调节。遇事不要斤斤计较，人活一世，草木一秋，所有一切都是过眼云烟，要学会透视琐事、忘却不幸、藐视挫折、淡泊心境，只有这样我们活得才会更快乐。

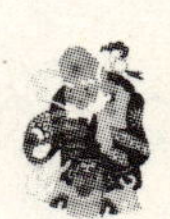

另外，瑜伽也是不错的选择，经常练习瑜伽不仅可以锻炼身体、增强身体免疫力，还可以让我们的心情保持宁静。

宁静是心理平衡的最佳状态。但什么样的心情才是宁静，要靠我们在实践中感受。不论年老年少，都应顺应潮流、与时俱进，对人生目标寄予热情，在实现目标的进程中感受心灵的安然与宁静。精心呵护我们的心情吧，最好的心情就是宁静。

二、性格是长寿的标尺

性格是一个人情绪活动的倾向性和行为方式特征的总和。医学研究证明：人的健康与性格有密切关系，性情忧郁、急躁者多患慢性病，甚至悻悻而死。如三国时期的周瑜，因妒忌诸葛亮的才能和胆识，气愤过度而病死。这正充分说明了性格与长寿有着密不可分的关系。俗话说：“笑一笑，十年少；愁一愁，白了头。”乐观豁达的性格对健康极为有利。因为乐观，所以心情能保持开朗愉悦，身体也就处于一种最佳状态，从而增强了抵抗能力。

医学实践证明：性格开朗、活泼、直爽、乐观的人不易患精神疾病，得了生理疾病也好得快，容易治愈。性格暴躁、容易激动的人，易患高血压或冠心病。性格内向、忧郁、消沉、多虑的人，易患溃疡病、神经官能症，并提前衰老。近年来，医学界还发现：性格内向，经常压抑自己愤怒和不满的人，易患癌症。性格忧郁的妇女也比性格开朗的妇女易患乳腺癌。

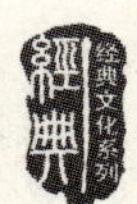

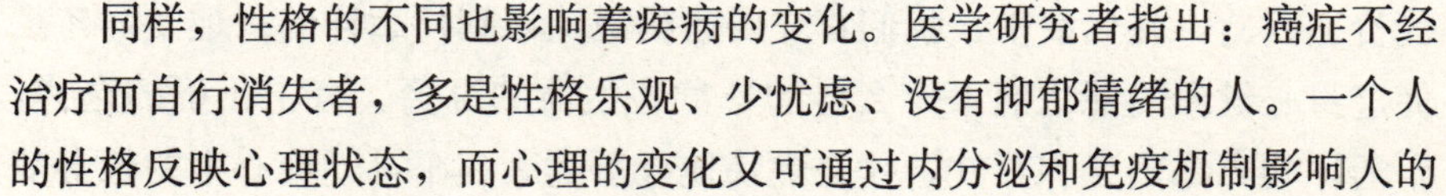

同样，性格的不同也影响着疾病的变化。医学研究者指出：癌症不经治疗而自行消失者，多是性格乐观、少忧虑、没有抑郁情绪的人。一个人的性格反映心理状态，而心理的变化又可通过内分泌和免疫机制影响人的生理功能和抗病能力。所以性格特征既可作为致病因素成为许多疾病的发病基础，又可以改变疾病过程。

经调查：许多长寿老人一生中都经历过很多磨难，但最终都凭借自身乐观的性格和顽强的意志而没有被困难压倒。因此，注意性格的培养锻炼是十分必要的。健康的性格应该是用理智控制情绪，做到临危不惧、乐观豁达、积极上进、不狂喜、不大怒。可见，人的性格与健康关系甚大。而且性格和人体的气血变化也有关系。一些性格非常内向的人往往处事忍气吞声、得过且过，进而给肌体带来气阻，从而产生内热，导致出现一些如癌症类的由内热引起的疾病，说心情舒畅不得病就是这个道理。而那些性格开朗的人在遇到问题时往往采取说、闹等方式把心里的郁闷排解出去，气路通畅，所以往往不会得病，身体自然比内向的人好，也更长寿。

有人认为：人的性格是与生俱来的，是长期受周围环境影响而不可逆转的。其实，这种想法是错误的。具有不良性格的人只要加强性格修养，就一定会收到满意效果。我国正在大力提倡的“精神文明建设”就是陶冶情操、修养性格的指南，只要认真去做，就会养成良好的性格，以减少疾病的发生，达到健康长寿的目的。

三、兴趣爱好是浸润心灵的良方

广泛的兴趣和爱好，是健康心理的“减压阀”。有了广泛的兴趣和爱好，人就会更多地接触社会、接触他人，提高自己的社会适应能力和人际关系能力；就会经常参加各种活动，拥有更多的收获和成就感，从而树立起良好的自信心；就会帮助自己排解生活中遇到的不如意的事，比较容易转移视线和注意力，不致陷入苦闷而不能自拔。

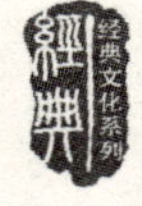

在生活中，大多数人都有自己的兴趣爱好，其内容包罗万象、千差万别。健康的积极向上的兴趣爱好，往往能够陶冶心智、培养乐观的生活态度，使人体会到生活的美好，对身心都是一件非常有益的事情。而不良的爱好却能摧毁人的意志甚至断送人的生命，如沉湎于吸毒、赌博、嫖娼等恶劣行为，会给身心带来巨大的损害，会引起疾病、犯罪以及付出生命的代价。因此，在生活中，我们首先要清醒地认识到什么样的兴趣爱好才是促进身心健康的催化剂，什么样的是危害生命的毒药。有了正确的选择，生活才会充满阳光和彩虹，才会更快地登上健康列车，朝着心中的长寿梦想飞驰。

而且，生活环境对人的身体状况和心情同样具有特别大的影响。一般来说，兴趣爱好是在生活实践中逐步形成产生的，是人们生活内容的重要组成部分，具有丰富的兴趣爱好正是人适应环境、发挥生命活力和身心潜能的健康体现。而兴趣爱好是与个人性情最相适应的心理和行为活动，能给人情感上带来最大的愉悦，使人精神饱满、感情充沛，心情愉快。喜爱多种多样的兴趣爱好无疑说明了人具备热爱生活，懂得生命在于运动、追求创造性活动的最佳心理素质。

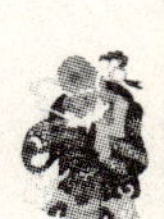

作为劳作之余的休闲，不同的兴趣和爱好既有助于消除疲劳，也有益于身心健康。张弛有度、劳逸结合，才能保持机体生物钟的正常运转。快节奏的现代生活更应该注意放松，不要使精神过于紧张。假日，可选择一种或多种的业余爱好，如栽花种草、养鸟垂钓、书画写作、跳舞唱歌、踏青旅游等，既可让生活更加丰富而充实，也可陶冶情操，还可以达到健身的目的。

一个人不能没有业余爱好。无论爱好什么，都可以使人从无聊乏味的生活中走出来。俗话说得好：精神空虚催人老，生活多彩寿缘高。

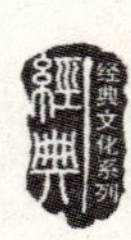

第八章

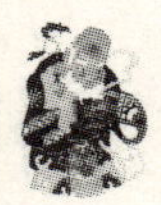

运动起居养生法

第一节　生命不息——在自然的氧吧里跃动

一、利于长寿的运动解码

生命在于运动，世界上没有一个懒人可以长寿，凡是长寿的人一生总是积极主动的。这是因为人不活动时，体内新陈代谢将减弱，呼吸也会变浅。实践证明：3 天不活动的人，力量将下降 5%；长期不活动，各组织器官将发生退行性变化和机能衰退，甚至危及生命。这说明：体育锻炼对健康、长寿有着重要的意义。

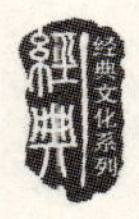

有调查显示：热爱运动、坚持锻炼的人比那些习惯久坐、不爱运动的人平均寿命要延长 14 年。从事重体力劳动者要比从事轻体力劳动者的寿命要长。研究者还发现：骑单车上班似乎有益于长寿。总的来说，每周花大约 3 小时用于骑单车上班者，死亡危险可减少 28%。妇女也可从体力劳动中获得益处：通过工作中的适量运动，可减少死亡机会达 10%，高强度运动则可减少死亡机会达 14%。随着年龄增长，妇女还可从运动中获得更大的益处：在年龄大于 65 岁的妇女中，运动者的死亡危险是不运动者的 1/2；年龄少于 45 岁的妇女，前者比后者死亡危险减少 34%，这种年龄上的差异较少见于男性。

一项新的研究还发现：对于65岁以上的老年人来说，不论是快步走、溜冰、游泳、骑脚踏车，还是慢跑等运动，即使每星期只运动一次的人，比从来都不运动的人寿命要长40%。因为每星期运动一次的人，跟努力运动及常运动的人相比，所获得的好处差不多。空暇时做做运动还能减少65岁以上男女的各种原因的死亡率，而那些每星期运动两次或是至少一星期做两次激烈运动的人，各种原因死亡率降低的程度，与每星期运动一次的人一样多。甚至只要偶尔运动就可使死亡率减少28%。

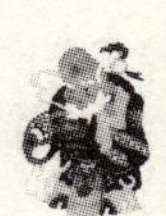

有的人觉得运动量大身体才能练好、抵抗力才能强，其实这种想法是错的。运动与吃饭睡觉一样，适度才好。运动量应由小到大、循序渐进。锻炼时觉得自己的身体有些发热、微微出汗，锻炼后感到轻松舒适，这才是效果好的标准。相反，如果锻炼后十分疲劳，休息后仍然身体不适、头痛、头昏、胸闷、心悸、食量减少，那么说明您的运动量可能过大了，下一次运动时一定要减少运动量。另外有的人习惯早上起来先锻炼，后吃饭，这样对身体可不太好。因为运动时身体会消耗大量的能量，经过一夜的消化和新陈代谢，前一天晚上吃的东西已经消化殆尽，身体中基本没有可供消耗的能量了。如果在腹中空空、饥肠辘辘时锻炼，很容易发生低血糖，这对老年人来说更为严重。所以起床后运动前应该适当喝些糖水或吃点水果“垫一垫”，让身体得到一些启动的能量，则会更有利于健康。

我们要运动，而且要学会健康的运动。只有这样我们才能从运动中得到健康和快乐，否则就会适得其反，不但无益，反而有害。

二、两条腿就是两位医生

中国有句老话，叫做“人老先老腿，从腿看年龄”。所以每天散散步既可以锻炼双腿的力量，又能舒展筋骨、畅通血脉、调节精神、促进消化、消除脑力劳动后的疲劳。

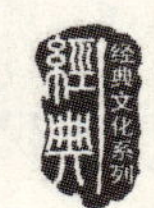

走路就是最好的运动方式，绝对不是其他运动所能比的。因为人类从远古时代到现在成为一个真正意义上的人，花了大概一百万年左右的时间。无论是过去的猿，还是现在人，其身体结构都是为步行而设计的。

生活中有些人，尤其是老人，走路的时候经常抬不起脚，都是在地上蹭，颤颤巍巍，好像连站都站不稳。于是就有了“人老腿先老的”说法。那么我们为什么不说其他地方变老而唯独要在腿上做文章呢？难道从我们的腿真的能看出年龄吗?

医学上常说:“双腿是人的第二个心脏”,这是为什么呢?因为人的双腿可以帮助人们血液循环。如果心脏的血液循环正常,那么全身的四肢百骸(包括小腿)、五脏六腑和人脑都会接受到血液供应,各种器官才会正常运作和健全发育。在正常情况下,肌肉组织内的血液循环能保证肌肉活动时养料和氧的充分供应,同时带走各种代谢废物。但当供应肌肉血液的血管发生动脉粥样硬化时,便会出现“腿老”的现象。由此可知,“腿老”是全身动脉硬化在小腿的表现,是老年病中的一种,医学上称之为“不安腿综合症”。有人曾对“腿老”现象的人群做过流行病学调查,发现这些人中大多患有老年动脉硬化导致的心脑血管疾病,或各种各样的老年病,甚至这些标志着人体衰老的疾病比“腿老”现象还早。

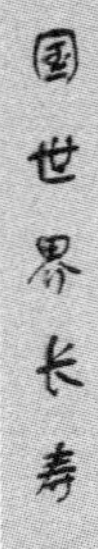

研究证明:只要坚持步行一年以上,对于保护心血管系统、降低胆固醇和强健身体都很有好处。而老年人过量的运动对身体很危险,甚至会造成猝死,所以步行运动最合适,既锻炼了双腿,又锻炼了身体。

另外,跑步也是锻炼腿部的不错选择。在奥林匹亚阿尔菲斯河岸的岩壁上至今保留着古希腊人的一段格言:“如果你想聪明,跑步吧!如果你想强壮,跑步吧!如果你想健康,跑步吧!”几句话就道出了跑步对人体的种种益处。特别是慢跑,它更是强身健体的最佳运动方式。经有关专家研究发现:慢跑对高血压、冠心病、动脉硬化、肥胖症、神经衰弱、慢性气管炎、消化性溃疡、内脏下垂以及癌症等,都有治疗作用。慢跑可以使人吸入比平常状态下多几倍,甚至多几十倍的氧气,而多吸入氧气不仅可防癌,且能使患癌症者延长生命。同时,它可使人的排汗量增加,将体内的铅、锶等致癌物和其他有毒、有害物质排出,从而减少体内的致癌物。慢跑还能改善人的情绪,消除忧郁和烦恼,增强人体抗病、耐病能力,同时还能锻炼人的意志,提高其战胜病魔的信心和勇气。

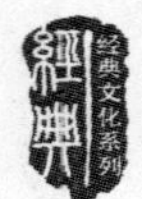

由此可见,步行和跑步都是维护健康长寿的利器。只要你能坚持并有效地利用自己的双腿,就不会经常去找医生。

三、科学步行三五七

俗话说:“千里之行,始于足下。”早在 2000 多年前我国《黄帝内经》

中就有“夜卧早起、广步于庭、披发缓行”的养生法。百年前，我国就有“百炼走为先”，“走为百炼之祖”的说法。

步行在我国广大人民群众健身活动中已基本成为首选项目，也是公认为有效、科学的健身方法，世界卫生组织就曾有“最好的运动是步行”之说。可是要想达到理想的锻炼效果，走路的技巧不可忽，所以很有必要把科学的步行方法进行推广，让大家有所认识和了解，只有这样我们才能健康地走，才能走得健康。

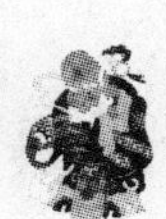

那么怎样才算是科学的步行呢？首先就是要严格实行科学步行的“三、五、七”。“三”指每次步行时间要在30分钟以上，行程在3公里以上。老人可分三个阶段行走。“五”指每周运动5次左右。如能每天都坚持步行，那就是有规律最理想的健身运动。“七”指运动的量达到中等程度。中等量运动是指心率加年龄等于170。如某人50岁，运动时心跳达到120次/分钟为最佳。

其次走路时要有正确的姿势，如头要正、目要平、躯干自然伸直（沉肩、胸腰微挺、腹微收）。这种姿势有利于经络畅通、气血运行顺畅，使人体活动处于良性状态。第二，步行时身体重心前移，臂、腿配合协调，步伐有力、自然，步幅适中，两脚落地要有节奏感。第三，步行过程中呼吸要自然，应尽量注意腹式呼吸的技巧，即尽量做到呼气时稍用力，吸气时要自然，呼吸节奏与步伐节奏要配合协调，这样才能在步行较长距离时减少疲劳感。第四，步行时要注意紧张与放松、用力与借力之间相互转换的技巧，也就是说可以用力走几步，然后再借力顺势走几步，这种转换可大大提高走步的速度，并且会感到轻松，节省体力。第五，步行时与地面相接触的一只脚要有一个“抓地”动作（脚趾内收），这样对脚和腿有促进微循环的作用。第六，步行快慢要根据个人具体情况而定。研究发现：以每分钟走80至85米的速度连续走30分钟以上时，防病健身作用最明显。

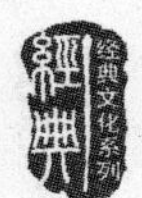

另外，走路也不该走得过急过快，否则容易摔跤，轻者软组织挫伤，重者会引起骨折和脑震荡，尤其是老人，应该特别注意。

总之，步行一定要持之以恒、循序渐进而且还要适度。老话说：“步行到终生，欢乐无穷。步行到终生，说得容易，做到难，坚持到终生更难。”所以要下定决心学会步行，常年坚持方能走出成绩来。

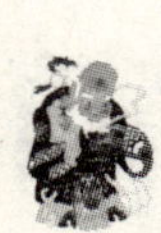

四、旅游是运动的绝佳方式

旅游是人们与大自然的直接接触，并从中感受其丰富内涵的一种娱乐行为。通过游山玩水、浏览名胜古迹、人们可以饱览大自然的奇异风光和历史、文化、习俗等人文景观，获得精神上的享受，并且增长见闻、放松心情、减轻长期工作带来的繁重压力。除此之外，旅游还是绝佳的运动方式。走进大自然，无论是攀山登岩、泛舟竞渡，还是游览名胜古迹、欣赏绝妙的风景，都需要身体力行，进行大量的运动。因此从某种意义上来说，旅游就是一个锻炼身体的机会，其可以促进气血流通、增进新陈代谢、活动筋骨，起到意想不到的健身效果。同时，由于旅游景区大多是空气新鲜的富氧环境，所以更有利于强健心肺延年益寿。

旅游虽然有利于健康，是养生的一种方式，但也要注意因人、因地、因时而异，具体可因旅游者的年龄、情感需求不同而做改变。比如：登山涉水、长途旅行、漂洋过海、探险览胜等适合于青壮年人和体力较好者。而泛舟湖上、品茗赏月等就适合于中、老年人和体质较弱者。那么，老年人出外旅游应注意些什么呢？

首先要选对季节。对年轻人来说，一年四季都是旅游的好时光。可对老年人来说，就不能随心所欲了。对患心血管及呼吸系统疾病的老人来说，寒冷的天气不宜出游；炎热的夏季对老人也是不适宜的；容易引起中暑。故而最佳的时期应该是春秋两季，有人就提出春暖花开和桂花飘香是老年人旅游的最好时光。

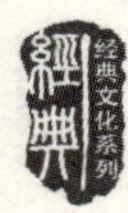

其次要选择适宜的景点。全国虽拥有众多名山秀水，但老年人宜少游山，多玩水、多游古典园林。因为游山免不了要登高涉险，老年人的腿脚毕竟不如年轻人利索。若游古典园林，赏玩湖光水色，便无攀登之劳。另外还要注意：不要单独一人出外游玩，有的老人不服老，精神可嘉。但体力已随年龄增大而日渐衰退，这也是自然规律。最理想的是老人与一位比较年轻的人结伴同行，这样彼此之间可以有个照应。

最后要注意旅游时间要适度，一般以一星期为宜。这是因为旅游时间若过长，体力消耗过多，对身体健康反而不利，需要“适可而止”。

此外，旅游根据阴阳五行原则，又分为动游、静游、怒游、思游、悲游、险游几种形式。在当代，旅游活动仍然是健体强身的有效途径，人们离开惯常生活环境活动，以名山胜水、古迹名胜、异域风貌愉悦身心，在参观游览时仍然需要走或长或短的路，爬或高或矮的坡，流或多或少的汗，这本身就是一种锻炼。

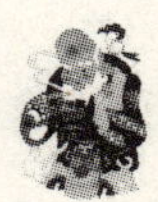

第二节　顺应天时——起居养生要点

一、起居养生箴言

箴言：起居常慎则天真之气得养。（清·徐灵胎《内经诠释·上古天真论》）

语译：人的起居生活能经常谨慎调理适中，则常可保养好精气和元气、真气使人处于养生态势。

箴言：慎节起卧，均适暄寒。（南北朝·颜六推《颜氏家训》）

语译：谨慎调节四季起床睡卧的规律，对四季的冷热饮食及人们的地域习惯也要寒暑、冷热适已。

箴言：坐卧莫当风，频于暖处浴。（晋·葛洪《枕上记》）

语译：不要在当风的地方睡卧和坐休，洗澡应当在温暖的地方才不会生病。

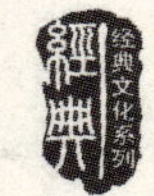

箴言：起居不节，用力过度，则络脉伤。（战国·《内经·灵枢·百病始生篇》）

语译：生活起居没有节制，劳作用力太过，都可使脉络受伤，影响气血健运。

箴言：起居无节，半百而衰皆以斫丧精神，事事违道，故不能如上古之尽其天年也。（明·张景岳《类治·摄生类》）

语译：生活起居没有节制，以致不到50岁即现衰者，这都是因为损伤了精神，许多事都违背养生之道，故不能长保健康而尽终其自然的寿命。

箴言：凡旦起，勿以冷水开目洗面，令人目涩失明饶泪。（梁·陶弘景《养性延命录，杂诫篇》）

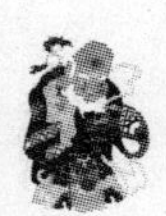

语译：清晨起床后，切不要用冷水洗开双眼和脸面，因这可使人眼干涩、视力丧失和泪水越流越多。

箴言：暖床斜卧日曛腰，一觉闲眠百病消。尽日一餐茶两碗，更无所要到明朝。（唐·白居易《闲眠》）

语译：侧身斜卧在温暖的床上，阳光正暖晒着我的腰背上，一觉睡醒后得此消闲使百病都减消。每日吃一餐饭两碗茶，淡泊养生我也就别无所需了。

箴言：安床厚褥，不得久宿。（汉·焦赣《易林》）

语译：安适舒美的床铺和厚实的被褥，不可长期作睡卧之地。

箴言：夏月不宜晚起，令人四肢昏沉，精神情昧。（唐·刘祠《混俗颐生录·夏时消息》）

语译：夏季天热阳升，故人不宜起床太迟，如不早起则人每感昏沉乏力，精神也恍惚不振。

箴言：凡卧，春夏欲得头向东，秋冬头向西，有所利益。（梁·陶弘景《养性延命录·杂诫篇》）

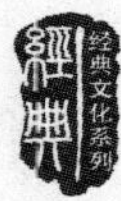

语译：睡觉时，春夏季头宜朝向东，秋冬季头宜朝西，这对身心有益。

箴言：常居之室，极令周密，勿有细隙，致风气得人，久居善中人。（宋·蒲处厚《保生要录·论居处门》）

语译：经常居住的房屋，墙瓦定要十分严密，不可有细缝小隙，以致风邪能透人，人如久居屋内则易为风邪侵袭而得病。

箴言：凡欲修养，须择净室，须温凉之宜，用燥湿之异。（明·铁峰

居士《保生心鉴·修真要决》)

语译：凡要养生长寿的人，先须选择洁净的居室，对房屋的安静、清洁、温凉和燥湿等方面都要有因时、因地的恰当选择。

箴言：人之起居，室之栖止，须秘密坚固，高朗干燥。(明·陈继儒《养生肤语》)。

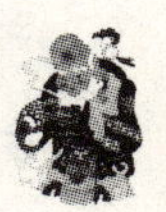

语译：人的生活起居，房室地址的选择，都须十分紧密坚固，屋高爽朗而干燥适宜。

二、起居有常易长寿

起居有常指日常作息时间要有一定的规律，要符合自然界阳气消长的规律及人体的生理常规，其中最重要的是昼夜节律，否则会引起早衰与损寿。古代养生家认为：春夏宜养阳，秋冬宜养阴。因此，春季应“夜卧早起，广步于庭，被发缓形，以使志生”；夏季应“夜卧早起，无厌于日，使志无怒，使华成秀”；秋季应“早卧早起，与鸡俱兴，使志安宁，以缓秋刑”；冬季应“早卧晚起，必待日光，使志若伏若匿，若有私意，若有所得”。

早在2000多年前，我国第一部医学著作《内经》就明确地提出“起居有常”的合理作息制度。起居作息有规律以及保持良好的生活习惯，能提高人体对自然环境的适应能力，从而避免发生疾病，达到健康长寿的目的。例如：古人说：“早起者多高寿”；还应保证有适时的午休。定时大便，对预防便秘比吃药还要重要。按时进餐，尤其是老年人，消化功能随年龄增长而逐渐下降，最好按时进餐，少量多餐，摄入清淡易消化的食物。坚持活动，进行适量的体育锻炼，如果能学会气功和自我按摩，对促进健康更为有益。注意清洁，经常洗澡、换衣，保持个人的清洁卫生。

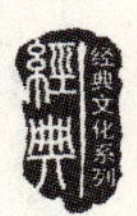

古代养生家认为：人们的寿命长短与能否合理安排起居作息有着密切的关系。《素问·上古天真论》说：“饮食有节，起居有常，不妄作劳，故能形与神俱，而尽终其天年，度百岁乃去。”可见，自古以来，我国人民就非常重视起居有常对人体的保健作用。

但是如果我们不加以重视，并且“起居无节”，便将“半百而衰也”。就是说：在日常生活中，若起居作息毫无规律，恣意妄行、逆于生乐、以酒为浆、以妄为常，就会引起早衰以致损伤寿命。现代研究认为：人体进入成熟以后，随着年龄的不断增长，身体的形态、结构及其功能开始出现一系列退行性变化，如适应能力减退、抵抗能力下降、发病率增加等，这些变化统称为老化。老化是一个比较漫长的过程，而衰老多发生在老化过程的后期，是老化的结果。生理性衰老是生命过程的必然。但仍可通过养生延缓衰老，病理性衰老则可结合保健防病加以控制。有些人生活作息很不规律，夜卧晨起没有定时、贪图一时舒适、四体不勤、放纵淫欲，其结果必致加速老化和衰老，进而导致死亡。

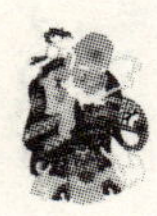

规律的生活作息还能使大脑皮层对机体内的调节活动形成有节律的条件反射，这也是健康长寿的必要条件。而培养规律生活习惯的最好措施就是主动地安排合理的生活作息制度，做到每日定时睡眠、定时起床、定时用餐、定时工作学习、定时锻炼身体、定时排大便、定期洗澡等从而把生活安排得井井有条，使人们生机勃勃、精神饱满地工作、学习，于人体健康长寿大有益处。

三、注重细节的着衣科学

俗话说：“人靠衣装，马靠鞍。”对于穿衣，我们的概念只是简单的御寒、遮体，殊不知其对健康也有着至关重要的作用。

生物学家认为，服装宜宽不宜紧，并提出：“春穿纱，夏着绸，秋天穿呢绒，冬装是棉毛。”内衣应是质地柔软、吸水性好的棉织品，可根据不同年龄、性别和节气变化认真选择。同时，要特别强调“春不忙减衣，秋不忙增衣”的春捂秋冻的养生措施。

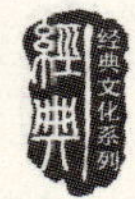

那么服装对人体到底有哪些保健作用呢？

气候调节：人们用服装来缓冲外界环境条件，在身体周围造成温度适宜的“衣服气候”。因此，服装的气候调节，是在一定的外部气候环境中，利用穿着服装来造成适合人体生理的气候。

保护皮肤表面清洁：皮肤使人体与外界直接接触，关系着人体健康和生命的保护。皮脂的排泄、表皮细胞脱落是衣服内污染的主要来源。内衣的功能就是要能及时地吸附这些污物，以确保皮肤清洁。同时，服装还要能抵御外部灰尘、煤烟及其他粉末等污染，使其不致侵入皮肤。如果服装长时间被污染，不仅穿起来不舒服，而且易使真菌等繁殖，诱发皮肤病。

因此，必须经常清洗衣服，保持清洁卫生，必要时还要进行消毒。

保护身体：保护身体免遭环境损伤，也是服装尤其是工作服的重要功能之一。为防机械外力危害，服装要有强韧性；为防有害物的危害，服装要有抗药物渗透性及耐腐蚀性；防辐射性、防火性、绝缘性等等，也是一些工作服的重要特性。

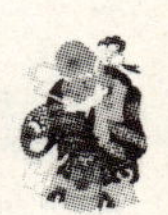

便于活动：衣服越轻越有利于健康，并对人的行动毫无约束，不妨碍呼吸及血液循环、不影响发育。如果衣服的总重量超过4公斤，就会严重妨碍行动。

有利于生长发育：利于生长发育是婴幼儿及儿童服装的重要条件。另外，寒冷天气加衣是无可非议的。但不适当地多穿衣服会使体温升高，妨碍散热、散湿，减弱身体对外界的适应能力和抗病能力，以至容易感冒。还要注意减少衣服对身体的压迫，特别是局部压迫，如束腰、紧腹等。

另外，服装的色彩也对人的心理情绪和健康有着微妙的影响。不同的颜色会给大脑不同的刺激，从而产生不同的心理感受。有的色彩悦目，使人愉快；有的色彩刺眼，使人烦躁；有的色彩热烈，使人兴奋；有的色彩柔和，使人安静。因此，我们选择服装时，除款式外，最主要的就是挑选颜色了。完美的颜色搭配，能使人产生愉快的情绪和充满自信，直接关系到人们的身心健康。

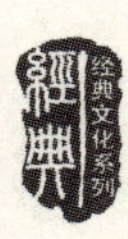

第九章

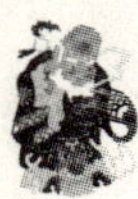

关于长寿的神话传说

第一节　神仙幻境——寿星和寿神的神话

一、璀璨生辉的南极寿星

传说南极寿星是主长寿的星宿。古人认为天上有二十八个星座，称为二十八宿。他们将这二十八星宿按照东南西北分成四宫，每宫七宿。东宫七宿如一条巨龙，故得名东方苍龙，而东方苍龙七宿依次为角、亢、氐、房、心、尾、箕。而传说中的南极寿星就是其中的角、亢二宿。每年春天，当角宿出现在地平线上时，适逢我国农历二月雨水节气前后，由此便产生了“二月二，龙抬头”的谚语。郭璞注的《尔雅·释天》中记载：“数起角亢，列宿之长，故曰寿。”意思是说：寿星是众星宿之长，所以叫寿星，是掌管长寿的星辰。

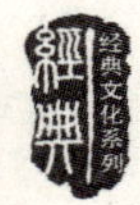

还有的人认为南极寿星是西宫的南极老人星。汉代司马迁在《史记·天官书》中记载：“狼星下方靠近地平线的位置有一颗大星，曰南极老人，老人星出现，治安；老人星不现，兵起。“这里认为南极老人星能主宰国运的兴衰。唐代的时候，人们认为南极老人星既主宰国家命运，又主宰君王的寿命。唐代司马贞在《史记索隐》中也说：“寿星，盖南极老人星也，见则天下理安，故祠之以祈福寿。”这里已将南极老人星的职能由专管君王寿命扩大到掌管天下人寿命，于是寿星成了人人崇拜的神灵。道教最初也以南极星为神仙，而《真灵位业图》将“南极老人丹陵上真”列在太极左位。

古代奉祀寿星的活动始于周期。秦始皇统一中国后，曾专门在长安附近杜县建寿星祠，供奉南极老人星；东汉时期，寿星之祭被列入国家祀典。唐朝则将角、亢与南极老人星都当作寿星，并设坛合祭。从此，两种寿星崇拜遂合而为一。

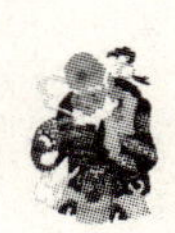

随着祭祀寿星习俗的流传，寿星被人神化。唐朝时，寿星还仍然指星名。到了宋代，“寿星”一词却已有了星名、神仙名、高寿者代称三层意思。很多诗句中均已经提到了寿星，如晁无咎的《寿星明》：“玉宇风来，银河云敛，天外老人星现。”词中“寿星”、“老人星”即为星名。而他的《醉蓬莱》：“慕道高情，照人清骨，是寿星标致。”这里的“寿星”则明显地指寿星神了。而王之望的《减字木兰花·恭人生日》：“白发卿卿，与尔尊前作寿星”中的“寿星”已有祝人高寿之意。

二、掌管福寿的南斗星座

夜晚，当我们抬头仰望苍穹，看到有六颗形似勺子的星星缀在天幕之上，那就是南斗星座或者叫南斗六星，其在道教中是掌管寿命的星宿神。

古书上记载：南斗星属于二十八宿中北方玄武七宿中的第一宿——斗宿，由六颗星组成，样子像勺子，又酷似古代量具斗的形状。因和北斗七星形状相似、位置相对，居于南端，所以称做南斗星。

南斗六星中只有一颗亮星，其他都是暗星，所以范围和亮度都不及北斗七星，没有那么一目了然。南斗六星虽不如北斗七星灿烂，却也有着美丽的外表。古诗中曾以“南斗阑干北斗斜”、“隔山望南斗”、“庐山秀出南斗傍”的名句，赞美南斗星座的别样光彩。

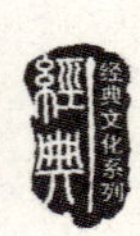

后来，南斗六星被沿用至道教中，成为主管长寿的南斗星君，和东斗星君、西斗星君、中斗星君、南斗星君、北斗星君一起组成“五斗星君”。五斗星君是道教敬奉的五位尊神，各司其职：东斗星君主纪算、西斗星君主记名、南斗星君主延寿、北斗星君主解厄、中斗星君主大魁。不过，除了南、北斗是天上的星座以外，其他三斗都是为了说明道教五方五行理论杜撰而成，没有确切的根据。

古人认为南斗星君能延寿，民间称其为延寿司。道教《上清经》更是将南斗六星的职责具体化：第一，府宫，为司命星君；第二，天相宫，为司禄星君；第三，天梁宫，为延寿星君；第四，天同宫，为益寿星君；第五，天枢宫，为度厄星君；第六，天机宫，为上生星君。

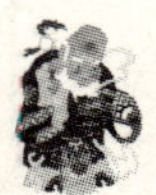

而人们对南斗星的崇拜始于春秋战国时期，大约在南北朝时就已有“南斗注生、北斗注死”之说。晋代干宝的《搜神记》记载了一段与此有关的故事：三国时的颜超本来只能活十九岁，他得到著名术士管辂的指点，来到一棵大桑树下，见两位对弈的老者分南北而坐。颜超上前斟上酒，摆上鹿肉，就退在一边服侍二人下棋。两位老者正全神贯注地下棋，只管喝酒、吃肉，丝毫没有注意到颜超。酒过数巡，北边坐的老人才发现站在一旁的颜超，问道：“你在此干什么？”颜超只是跪拜磕头，一言不发。北边坐的老人说：“生死簿已定。”可南边坐的老人拿过文书，将颜超的寿命由十九改为九十。原来南边坐的就是南斗星君，可以延长人的寿命；而北边坐的是北斗星君，可以决定人的死期。后来，这个故事被罗贯中改编入了《三国演义》。

先秦时期已有专祀南斗的庙堂，秦始皇统一六国后，下令建造了国家级的南斗庙。如今比较著名的南斗庙有：江苏无锡的南斗星君庙，又名延寿司殿、斗宫；台湾台南县新市乡的天一堂、高雄县阿莲乡的南安宫，以及黑龙江依兰县东山乡的振兴堂等。

三、南极仙翁和民间寿星

南极仙翁本是道教信奉的福寿之神，由古代星宿崇拜的南极老人和寿星演变而来。道家认为南极是长生不老之地，所以把福寿之神叫做南极仙翁。

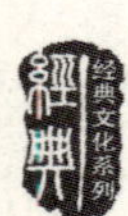

南极仙翁的形象为一位白发老翁，一手拄着龙头拐杖，一手托着硕大的仙桃，长髯飘逸、红光满面、笑逐颜开、仙风道骨而又和蔼可亲。最突出的是他那标志性的特大号脑门。许多画像中，南极仙翁都骑着口含灵芝的仙鹿，有时画面上还点缀有松、鹤、龟、桃、葫芦等象征吉祥长寿的物品。

自先秦以来，历代王朝都把寿星列为国家祀典，到明代才废除这一制度，因为那时南极仙翁已成为家喻户晓的民间寿星。

寿星的形象是明末定型的——白发白须、拄一弯弯曲曲长拐杖、头额长而向前隆起。据《后汉书礼仪志》中说："东汉奉祀老人星时，常同时举行敬老活动。对七十岁以上的老人各赐一根九尺长的鸠头玉杖"，寿星的拐杖即源于此。那么拐杖为什么是弯的呢？因为古人认为拐杖直而且短，是不祥之物。因此在南宋以前，塑寿星必配一根弯曲奇特的长拐杖。关于寿星隆起的大脑门，民间也有一个十分有趣的传说。寿星的母亲怀寿星九年仍未分娩，她非常着急，竟对肚子里的寿星说："儿啊，你什么时候才出生啊？"寿星回答道："咱家门前的石狮双眼流血的时候，我就出生了。"邻居屠夫听到后就把猪血涂在石狮的眼睛上，寿星真的诞生了。但由于未足年份，寿星的前额就变得前凸而隆起了。

此外，南极仙翁作为人们最熟悉的神仙之一，还出现在许多文学作品和戏曲中，例如杂剧《南极登仙》、《群仙祝寿》、《长生会》。鼓子曲《白蛇传·盗灵芝》中就出现了南极仙翁的身影，白娘子饮雄黄酒而现出原形，吓死了许仙。为救许仙，白娘子到昆仑山盗取灵芝，下山时被白鹤童子拦住路，二人发生争斗。这时南极仙翁赶到，问明原因后，非常同情，将灵芝赠给了白娘子。白娘子用灵芝救活了许仙，南极仙翁慈祥善良的形象也随着故事的流传而妇孺皆知。

五福寿为先，寿星作为人们追求健康长寿的载体，深受大众的喜爱，其形象经常出现在家家户户的年画中、寿宴上，寄予了人们无限美好的祝福和希望。

四、长寿吉祥的王母娘娘

看过《西游记》的人都知道：王母娘娘在天宫的瑶池开蟠桃盛会宴请各路神仙，不料被齐天大圣孙悟空给搅乱了，原因是他偷吃了王母娘娘种的蟠桃。据说：这种蟠桃三千年一熟的，花微果小，人吃了成仙成道、体健身轻；六千年一熟的，层花甘实，人吃了长生不老；九千年一熟的，紫纹细核，人吃了与天地齐寿、日月同庚。当然，经常吃蟠桃的王母娘娘也是一位长寿之神了。

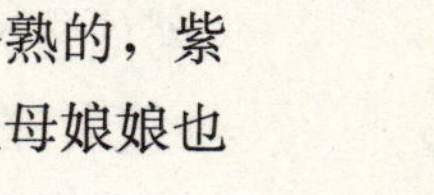

王母娘娘又称西王母，还称西姥、王母、金母和金母元君等等；由于她住在瑶池，所以又叫瑶池娘娘或瑶池金母。传说：王母娘娘原是中国古代神话中的女神，是远古一位天帝的女儿。在上古神话中，她被称为"西王母”。那时，她的形象是一个长着老虎牙齿、豹子尾巴，能发出可怕声音的怪物。她居住在昆仑山中，实际上是中国西部地区一个部落的首领或图腾。东汉末年，道教兴起，王母才开始被道教奉为神仙。在道教神话体系中，王母娘娘是天上的最高女神、所有女神的领袖，一般被描绘成一位非常美貌的女性。于是，西王母不仅容貌发生了变化，其神职也由散发灾疫和掌管刑罚等变为司赐福，成为人类幸福和长寿之神。人们祈寿，也往往拜西王母。西汉著名文学家司马相如的《大人赋》中记载：“吾乃今日睹西王母，皓然白首。”可见汉代人们已将西王母视为白发的老妪、慈祥的寿星了。

而王母娘娘之所以成为长寿之神，是因为她掌控着蟠桃和不死药。其中神奇的不死药能使人长生不老，嫦娥就是因偷吃了王母娘娘的不死药而奔月的。据说王母娘娘的不死药是从不死树中提炼出来的。不死树也称甘木、寿木，是传说中的长生树，可使人长生不死，也可使死者复活，其生于西方昆仑，即西王母所居处。而随着西王母由昆仑山神上升为天神，不死药的产地也由昆仑山移到了月宫。由此提炼不死药的不死树也有了具体所指，就是月中桂树。并且，不死药还加入了另一种原料：灵芝。灵芝是延年益寿的药物，而桂树的药用价值早被人们发现了。传说伐桂树的吴刚随砍创口随合，意味着桂树为不死树。因此，人们将桂树和灵芝的功效无限夸大并且神秘化了，相信这两种植物可以配制成不死药，使人长生，且王母娘娘也以多福多寿、赐福赐寿的形象流传于民间。

五、养生致寿的彭祖

彭祖以八百岁的寿命傲然于世，相传是我国古代最长寿的人。他还以善于养生而著称，是民间受人敬仰的寿神。

在民间，人们更多视彭祖为神仙，许多古籍都把他列入神仙之列。《列仙传》说：彭祖是上古陆终氏的第三子、颛帝的玄孙、黄帝的后裔，姓篯名铿，历经夏朝到殷朝末年，寿八百余岁，受封于彭城，故称彭祖。关于他的来历还有这样一段有趣的传说：彭祖和陈抟老祖是玉皇大帝身边的两位神仙，一位掌管诸神公德簿，一位掌管诸神生死簿。一天彭祖想趁陈抟老祖瞌睡时下凡游玩，为了不被玉帝发现，便将陈抟老祖掌管的生死簿上有自己名字的一页撕掉了。后来彭祖流落到人间，先后娶了四十九位妻子，生了五十四个儿子，都一一衰老亡故，而彭祖却依然年轻力壮。他第五十位妻子快要老死时问他不老的奥秘，彭祖这才说出了实情，后被告密，抓回了天宫。后来，他因为长寿而被道教奉为仙真。

关于彭祖养生方法的记载很多。《庄子·刻意》、《荀子·修身》、屈原《天问》等书中都有所记述，主要内容是讲彭祖以导引行气修身的养生方法获得长寿的。另外，《列仙传》中说彭祖“常食桂芝，善导引行气”。于是食桂芝成为彭祖养生的又一秘籍。而晋代葛洪的《神仙传》中关于彭祖的养生方法有了更具体的描述，说彭祖“常闭气内息，从旦至中，乃危坐拭目，摩搦身体，舐唇咽唾，服气数千”；“其体中或有疲倦不安，便导引闭气，以攻其患”。这就是后人养生常用的气功修炼、吞咽唾液方法。另外，书中还记述彭祖少年很恬静、不谙世务、不沾名利、不重服饰，唯以养生治身为事，淡泊名利、注重修养。他经常服用云母粉、麋鹿角等，还擅长房中术。彭祖在殷的时候，已经七百七十岁了。殷王非常想了解彭祖的养生之道，就赠给他金银财宝。但彭祖不为所动，只将财物分给穷人。殷王又派遣心腹采女去向彭祖请教，彭祖便将男女之事的方法、服气法，以及吐纳导引等要旨传授给采女。殷王得到后，想独享这种方法，于是下令诛杀国中传彭祖道法的人，并要加害彭祖。彭祖却不知去向了。传说：七十年后有人在流沙之国之西见过他。

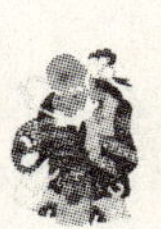

彭祖的形象通常为头顶光秃、浓眉细目、须发乌黑，手持一只象征长寿的鸟头拐杖，神情沉静，与传说中“无为”的性格相吻合。如今彭祖的形象很少用于祝寿中，但是作为民间长寿的不朽象征，彭祖的名字仍然被附会在许多文化古迹、商品中，广为人们喜爱。

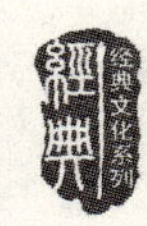

六、送福送寿的麻姑仙子

过去为老人祝寿时，有男女之别：男的挂男寿星图，女的挂女寿星图。女寿星图通常画的是麻姑。故民间有“男拜寿星，女拜麻姑”的说法。

麻姑是道教的女仙之一，最早将其纳入道教神仙谱系的是东晋葛洪的《神仙传》。传说：汉孝桓帝时，神仙王远下降到蔡经家，又派人请来麻姑。麻姑到了，蔡经全家都出来迎见。只见麻姑是位十八九岁的姑娘，形容俊美，头颈结了髻，其余的头发散垂至腰际，衣着华丽、光彩夺目、举世无双。和王远寒暄后，他们各自拿出携带的食物，香气四溢。麻姑说道："自上次与你相见后，我已目睹东海三次变为桑田。"可见其寿命之长。麻姑精通仙术丹方，能幻化万千、掷米成珠。其看似十八九，实际上年寿无限，具有长生不老的本领，遂被人们奉为寿仙。

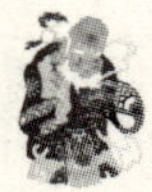

麻姑经常形态飘然若仙：双手托盘，盘中一壶美酒，几枚仙桃；或肩荷细竹枝，枝上挂一壶美酒，一童子背一枚巨大的仙桃相随。相传：农历三月三是西王母的寿辰，她开设蟠桃盛宴，邀请八方仙士、四海龙王、天上仙女等各路神仙赴宴。麻姑采来绛珠河畔的灵芝，精心酿制成仙酒，为西王母祝寿。这就是民间有名的传说"麻姑献寿"的故事，也是麻姑图中酒和桃的来历。

关于麻姑的身世来历，众说不一，其中比较著名的传说是：在成仙以前，麻姑是南北朝时期生活在我国北方的一名少数民族少女。她出身贫寒、生活艰难与父亲相依为命。一天，由于工作勤恳，麻姑得到一枚大桃子作为奖赏。她舍不得吃，小心翼翼地收起来，准备拿回家与父亲分享。后来路遇一位身着黄衫的老婆婆饿得昏倒在地，麻姑立刻拿出桃子送给她吃。老婆婆吃完，渐渐苏醒过来，谢过麻姑后飘然离去，只留下一颗桃核。麻姑便将这颗桃核种在院子里。一年后，长出的桃树十分茂盛，每年三月都结下累累硕果。麻姑就将桃子分给困顿的老年人吃，老人们吃了后都神清气爽，身上的小毛病也不见了，于是都说麻姑是仙女下凡。原来麻姑在路边救起的黄衫老婆婆是梨山老母，她吃了普通的桃子，却留给麻姑一颗仙桃核。

麻姑的父亲麻秋身为将军，对民夫非常凶狠，昼夜不让休息，只有鸡鸣天亮时才允许休息一下。麻姑非常同情民夫，就学鸡叫，引得群鸡争鸣，好让民夫早早地休息。后来被父亲麻秋发现了，就用鞭子抽打麻姑。梨山老母见状，将麻姑带到深山修道成仙。这以后，每年三月，麻姑还是会出现，给贫苦的老人们送来鲜美的桃子。

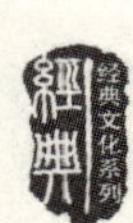

在代代相传的故事里，麻姑永远不会老，永远有着婀娜的身姿、姣好的容颜和善良的心。她不断为人们送去长寿的祝福，承载着中华民族敬老爱老的美德，是长寿不老的象征，也成为了寿典上经久不衰的主题。

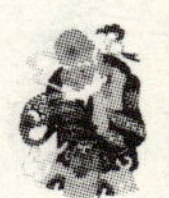

第二节　流光溢彩——求寿的民间传说

一、东方朔偷桃

东方朔，字曼倩，是西汉杰出的文学家，曾官至太中大夫，并在政治、军事、思想、文化等领域都有所建树。汉武帝时，他经常以辞赋的形式呈书力谏武帝戒奢侈，又陈农战强国之策，但始终不被武帝所重用。

在民间，东方朔狡黠自如、滑稽多智、诙谐幽默、品格高尚，受到世人的称赞，被尊为智圣，同时也演绎了很多充满神异色彩的传说。西晋张华《博物志》讲了这样一个故事，据说有一次汉武帝得到一坛仙酒，喝了可以长生不老，东方朔知道后寻机偷喝了。汉武帝大怒，想杀了他。东方朔身处危机而毫无惧色，不紧不慢地说："杀了我，您还怎么验证这酒是否可以使人长寿呢?". 汉武帝觉得他的话很有道理，便不再追究了。此外，东方朔擅长经术，曾率领三千童男童女前往东洋寻找长生不老药。可能正因为此，再加上其飘然若仙的洒脱，使他成了从汉代到南北朝时期志怪小说中的常客。

汉武帝喜好求仙求道，为达到长生不老的目的极尽能事，特向西王母索求长生不老药，一天晚上，西王母乘着紫云车来到汉武帝的大殿，带来了几枚仙桃，请汉武帝品尝，并告知此桃三千年一开花，三千年一结果，吃了可得长生。正当汉武帝和西王母秘密交谈时，东方朔从窗外向内偷看，被西王母看见了。她对汉武帝说："这个偷看的小儿，曾经三次来偷我的桃了。"汉武帝帝听后很惊讶，才知道东方朔是个神仙。据说：东方朔偷了仙桃以后，被仙吏追到，带到王母处问罪。东方朔以如簧巧舌辩解，不仅使王母开心，还受到玉液琼浆的赏赐，美饮一番，带醉而归，显示出他的机智诙谐。这就是著名的东方朔偷桃的故事。由于东方朔三次偷了西王母的仙桃，那么他的寿命至少有一千八百岁。于是东方朔成了中国人心目中的长寿之祖，道家向来将其奉为神仙。汉代王充《论衡》中说东方朔的真实身份是一位度世的道人，隐姓埋名于朝廷。汉代班固《汉武故事》中说东方朔是太白金星下凡。《东方朔别传》中说东方朔是神仙所生。

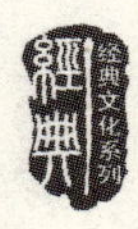

而汉魏间郭宪《洞冥记》中说东方朔是其母由太白金星受孕而生。

东方朔偷桃作为极具代表性的神话故事，被许多书画家选为题材。例如：明代唐寅的《东方朔偷桃图》，画上还题诗一首："王母东邻方小儿，偷桃三度到瑶池。群仙无处追踪迹，却自持来荐寿卮。"现存最早的一幅元代缂丝制品，也生动地刻画了"东方朔偷桃"的故事。作品以远山、浮云、树枝为背景，画中的东方朔挑着偷来的仙桃，不安地回望着，脸上却洋溢着恶作剧后得意的表情，眯着双眼，神态天真无邪、引人发笑。画作还以灵芝、水仙、竹子、寿石等为点缀，有"灵仙祝寿"之意。这幅画蕴含着无限美好的祝愿，弥足珍贵，已成为稀世国宝。

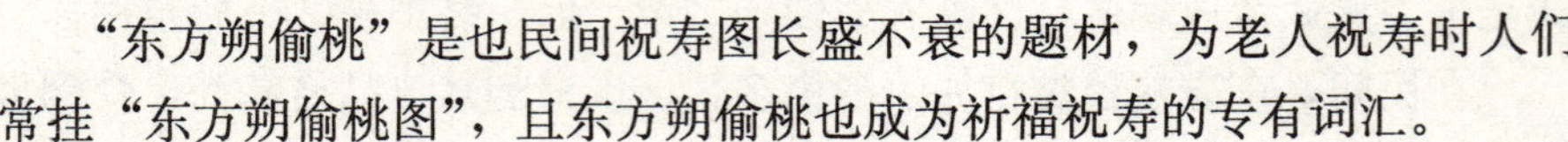

"东方朔偷桃"是也民间祝寿图长盛不衰的题材，为老人祝寿时人们常挂"东方朔偷桃图"，且东方朔偷桃也成为祈福祝寿的专有词汇。

二、嫦娥奔月

月朗星稀的夜晚，当人们仰望空中的明月时往往会想起"嫦娥奔月"的神话传说。

相传：嫦娥是帝喾的女儿、箭神后羿的妻子。后羿是夏王朝东夷族有穷氏的首领，擅长射箭。当时夏王启的儿子太康不理朝政，专事狩猎，被后羿赶走了。太康死后，后羿立太康的弟弟仲康为夏王，实际上却是后羿操纵实权。但后羿只顾打猎，后来被寒浞所杀。神话传说中的后羿生来就有射箭的天赋，长大后更是臂力惊人、箭法超群。那时天上有十个太阳，烧得草木萎靡、庄稼枯焦、海水沸腾。后羿为救百姓于水火，一连射下九个太阳，从此万物复苏，百姓过上了正常的生活。他又为民除害，射杀毒蛇猛兽，因而民间将其奉为"箭神"。但是，后羿的丰功伟绩却受到了其他天神的妒忌。他们到天帝那里去进谗言，使天帝终于疏远了后羿，最后把他贬到了人间。受了委屈的后羿和妻子嫦娥只好隐居在人间，靠打猎为生。

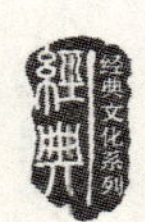

后羿觉得对不起受他连累而谪居下凡的妻子，得知西王母那有一种长生不死的灵丹妙药，便设法找到西天王母，向她讨要不死药，好让他们夫妻二人永远快乐地生活下去。后羿带着灵药高兴地回到家，却被嫦娥发现了。在再三追问下，后羿把西天王母给他不死药的事情告诉了嫦娥，并说吃此药可以成仙得道、长生不老。一天，嫦娥趁后羿不在家时，偷偷服了不死药，马上感觉身体越来越轻，竟然飞到了月宫，变成了蟾蜍，也就是月精。后来玉兔替代了月精的形象，成为嫦娥的化身。再后来，嫦娥成为了月宫中的仙子。百姓们听说嫦娥奔月成仙的消息后，纷纷在月下摆设香案，向祈求平安吉祥。

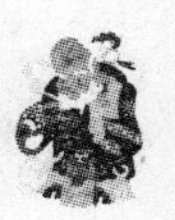

传说：嫦娥飞到月宫后，琼楼玉宇、孤独难耐。她十分懊悔，对丈夫说："平时我不能下来，明天是月圆之日，你用面粉作丸，团团如圆月形状，放在屋子的西北方向，然后再连续呼唤我的名字，到三更时分，我就会回家来了。"第二天是农历八月十五，后羿照嫦娥说的做了，她果然从月宫飞下来，夫妻得以团圆。

嫦娥敢于追求永恒生命的行为深深感染着人们，嫦娥奔月也成为求寿的象征，更由此形成了中秋拜月以及做月饼供奉嫦娥的习俗。

三、赵颜求寿

我国历来有求寿的习俗，且历史相当久远。民间认为：人的寿命由天定，但通过求神拜佛、诵经礼忏、烧香祷告、抄写经卷、庙观施舍、放生、积德行善等可以延年益寿。据说：三国时期，魏王曹操身染重病，太史许芝向其推荐神卜管辂，并讲了赵颜求寿的故事。

有一天，管辂闲来无事到郊外游玩，见一少年男子正在耕田。管辂对其相看了很长时间，忍不住问道："请问你叫什么名字，今年几岁了？"少年见是一位长者，便停下手中的活计，毕恭毕敬地回答："我姓赵名颜，今年十九岁。敢问先生是哪位？"管辂报出自己的姓名，并感叹道："我见你眉宇间藏着一团死气，三天内必死无疑。没办法啊，这是相术的结论。唉，看你英俊漂亮，可惜寿命不长。"赵颜也顾不得手里的农活了，匆忙奔回家，向父亲说了此事。颜父听说是管辂的断言，三步并作两步追上去，泪流满面地跪倒在地上，求管辂救自己的儿子。管辂无奈地摇了摇头："天意如此，我怎么救得了呢？"颜父老泪纵横，哭诉道："老汉我活到这把年纪，膝下只有这么一个儿子，恳请先生大发慈悲，救救他吧！"这时，赵颜也跪下来边垂泪边苦苦哀求。管辂见这对父子哭得实在可怜，就对赵颜说："你速速置备一坛好酒、一块鹿脯，明天拿到南山。大树下面有块盘石，盘石上有二个人下棋：一人面朝南而坐，身着白袍，相貌凶神恶煞一般；一人面朝北而坐，面相俊美慈祥。你要趁他们棋兴正浓时，

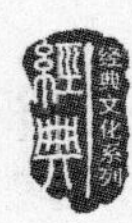

悄悄将酒和鹿脯摆在棋盘边。待他们喝了你的酒、吃了你的鹿脯后，你就跪下来哭求他们为你添寿，必定有好处。不过可别说是我教你的啊。”听后，颜父将管辂挽留在家中。

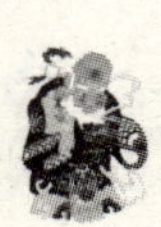

第二天，赵颜手捧美酒、鹿脯以及杯盘等前往南山中。大约走了五六里路，果然见两人在大松树下的盘石上下棋，穿着打扮也正如管辂所述。两人聚精会神，对外界全然不顾。赵颜跪在地上，蹑手蹑脚地将美酒和肉脯摆在二人身边。二人贪恋下棋，全然没有发觉赵颜的存在，不知不觉中将酒都喝完了。赵颜突然哭着跪倒在地，向两位老人作揖求寿。二人大吃一惊。红袍老人说：“这一定是管辂那小子说的。咱俩人吃了人家的、喝了人家的，怎么可能袖手旁观呢？”穿白袍的老人取出一本簿籍来看，对赵颜说：“你今年十九岁，本来到了大限。我就在十字上添一个九字吧，把你的寿命增加到九十九岁。一坛酒、一块肉就换了八十年寿命，够本了。回去转告管辂，叫他不要再泄露天机，否则必遭天谴。”红袍老人大笔一挥添加好了。突然一阵香风飘过，二位老人化作两只白鹤，冲天飞去。

赵颜欢天喜地地回到家。管辂告诉他：穿红袍的是南斗星君，穿白袍的是北斗星君。赵颜疑惑：“可是我听说北斗有九颗星啊，何止一人？”管辂说：“散而为九，合而为一。一个左慈变成多个左慈，多个左慈又只是一个左慈，和星君的变幻蛮像的。北斗注生，南斗注死。现在寿命也加上了，你还有什么可忧虑的？”颜家父子自然对管辂千恩万谢。可是管辂唯恐再泄露天机，不敢轻易为人占卜了。

四、秦始皇东寻求药

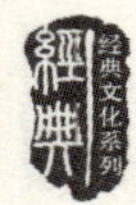

秦始皇统一六国后，希望永远统治天下，因而多次寻找“长生不老药”。

秦始皇二十八年，他东行在今天的江苏、山东沿海一带流连了三个月，想寻求长生不老药，但失败而归。不久，一个叫徐福的人告诉秦始皇，渤海湾里矗立着三座仙山：蓬莱、方丈、瀛洲，三座仙山上住着三位仙人，拥有长生不老药。徐福还声称自己曾经亲眼见到过这三座仙山。徐福字君房，生于战国末期至秦时期，齐郡黄县（今连云港市赣榆县）徐乡人，是秦朝的方士，博学多才，精通医学、天文、气象、农耕、航海等知识。秦始皇被说服了，派徐福带领千名童男童女入海，寻找长生不老药。可他带领的队伍在海上漂流了好几年，也没有找到仙山。秦始皇大怒，说：“徐福等费以巨万计，终不得药。”

但秦始皇对求仙的事却并没有死心。公元前 215 年，他又找到一个叫卢生的方士，派其入海寻找两位古仙人高誓和羡门，但仍没有什么结果。公元前 210 年，秦始皇再次出游至琅琊。此时，徐福多年求仙药不得，怕被秦始皇责骂，就去琅琊骗秦始皇说：“蓬莱可以弄到仙药，但常常被大鲛鱼骚扰，所以得不到，希望大王派善于射杀的射手一起去，见到大鲛鱼后就用弓箭杀死它。”秦始皇急于得到长生不老药，没有降罪于徐福，反而下令准备捕巨鱼的网具与弓箭手，亲自率领徐福等人从琅琊出发，绕过成山头，在芝罘海上见到一条大鱼，忙令弓箭手杀掉它。后来秦始皇从海西返回，死在沙丘。而徐福趁机带着队伍顺水漂流到日本，一去不复返。

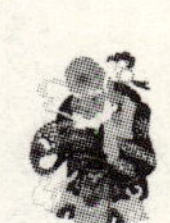

关于秦始皇蓬莱寻药的传说，在《新乐府辞》中有所记载：“其下无底旁无边，云涛烟浪最深处，人传中有三神山。山上多生不死药，服之羽化为天仙。秦皇汉武信此语，方士年年采药去。蓬莱今古但闻名，烟水茫茫无觅处。海漫漫，风浩浩，眼穿不见蓬莱岛。不见蓬莱不敢归，童男丱女舟中老。徐福文成多诳诞，上元太一虚祈祷。君看骊山顶上茂陵头，毕竟悲风吹蔓草。何况玄元圣祖五千言，不言药，不言仙，不言白日升青天。”

秦王朝的长生不老梦最终也没有实现，但他大张旗鼓三度东寻求药的事却一直流传至今，开创了皇帝求仙求寿的先河。

五、汉武帝封禅泰山

汉武帝名刘彻，是西汉的第六位皇帝，17 岁登基，在位 54 年，开创了西汉政权的盛世。

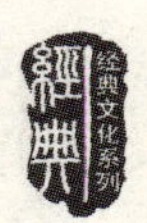

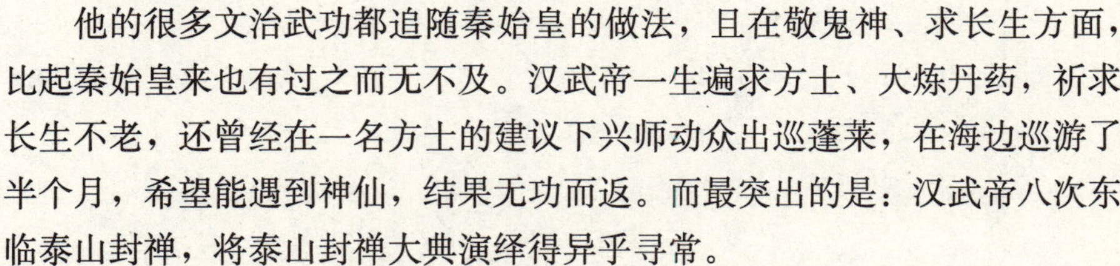

他的很多文治武功都追随秦始皇的做法，且在敬鬼神、求长生方面，比起秦始皇来也有过之而无不及。汉武帝一生遍求方士、大炼丹药，祈求长生不老，还曾经在一名方士的建议下兴师动众出巡蓬莱，在海边巡游了半个月，希望能遇到神仙，结果无功而返。而最突出的是：汉武帝八次东临泰山封禅，将泰山封禅大典演绎得异乎寻常。

中国两千多年的封建王朝不断更替，但有一项活动是不随朝代的更替而改变的，那就是封禅。历史上大多数封禅活动都是在泰山举行的。因为古人认为泰山是五岳之首，离天最近，所以帝王应该登泰山之颠，筑坛祭天，称为“封”；而在山南的梁父山辟场地祭地，称为“禅”；合称“封禅”。封禅泰山由此而来。传说：从前黄帝封禅遇仙，竟得不死，乘龙升天。因而，皇帝也借封禅泰山来求长生不死。

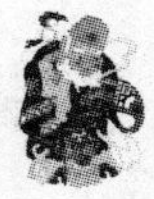

汉武帝一即位，就有人主张封禅，但由于政治斗争等因素，未能实现。到了元狩元年（公元前 122 年），济北王以为汉武帝要封禅，上书献泰山及其附近地域。汉武帝接受，并以其他地方偿还济北王。汉武帝与官员儒生们反复商讨上泰山封禅的礼仪制度等问题，而官员们也不断上奏出现的祥瑞之兆，为封禅泰山做舆论准备。

汉武帝第一次正式封禅泰山是在其即位后的第 30 年（公元前 110 年），此时国家边境既定、内政已修，封禅泰山，确有“成功”可以告诉上苍。这一年三月他启程东巡，先到嵩山祭中岳，然后东往泰山。至泰山，派人在山顶立石。之后，东巡海上。四月，返回泰山，自定封禅礼仪：到梁父山礼祠“地主”神；而后举行封祀礼，在山下东方建封坛，高九尺，其下埋藏玉牒书；然后，武帝独与侍中奉车子侯登泰山，行登封礼；第二天自山阴下，按祭后土的礼仪，禅泰山东北麓的肃然山。

封禅完毕，汉武帝在位于泰山脚下的明堂接受群臣朝贺，将年号改为元封，作为封禅的标志。他又下令在泰山脚下为诸侯修建官邸，以备他们随驾迎驾封禅泰山的朝宿。泰山附近从此宫殿馆舍群起，常年有达官贵人往来，逐渐繁荣起来。

第二年（公元前 109 年），汉武帝再次来到泰山封禅，此后又六次驾临泰山封禅，平均不到三年一次，频繁程度大大超出“古者天子五年一巡狩，用事泰山”的古制，可谓用心良苦。西汉国都距泰山遥遥千里，汉武帝不辞辛苦、不惜财力、物力、人力，主要是为了炫耀功绩，希望江山永固，同时也希望得到上天的赞许而成仙，长寿永年。

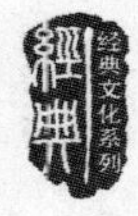

第十章

长寿题材的艺术再现

第一节 浅吟低唱——长寿的文学表现

长寿这个题材在中国古代艺术中也有很多表现，如在历代文学典籍中就有许多诗词歌赋歌咏长寿：有直抒胸臆的，有借物咏怀的，最多的是借咏赞动植物来表达对生命绵长的感慨。中国历代都把龟当作是长寿象征，从上古黄帝时代起龟就因其生命长久而被视为传统神灵，成为长寿、强劲的生命力的象征。中国历史上还有许多赞美龟的诗词，例如东汉末年著名的政治家、军事家曹操在《龟虽寿》中这样吟咏道："神龟虽寿，犹有竟时；腾蛇乘雾，终为土灰。老骥伏枥，志在千里；烈士暮年，壮心不已。盈缩之期，不但在天；养怡之福，可得永年。幸甚至哉！歌以咏志。"作者先以神龟、腾蛇为喻，阐明即使像龟这样长寿的神物，虽有很大的神通，仍逃脱不了死亡的命运。从而表明了一个自然规律：宇宙中的一切生物有生必有死，有始必有终，是不会以人的意志为转移的。即告诫人们不应该幻想长生不死，而应在有限的年岁中建功立业，正所谓"老骥伏枥，志在千里"。何况人的寿命也不是由天决定的，人可以通过自己的作用，遵循自然规律，养怡身心，从而延年益寿，与命运作斗争，并保持昂扬乐

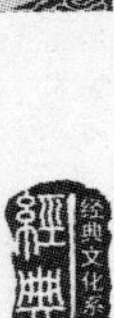

观的进取精神。

同时，鹤也被当作是能够存活千年的动物，所以历代诗作也常以“鹤老”比喻长寿，在唐诗尤为常见。唐柳公绰有《赠毛侧翁》诗云：“桃源千里远，花洞四时春。中有含真客，长为不死人。松高枝叶茂，鹤老羽毛新。莫遗同篱槿，朝荣暮化尘。”又如司马退之在一首《洗心》诗中写到：“山瘦松亦劲，鹤老飞更轻。逍遥此中客，翠发皆长生。”唐代诗人王建在《闲说》中也有这样的诗句“桃花百叶不成春，鹤寿千年也未神”。

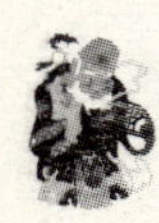

自古以来，苍松翠柏也被寓意为君子孤直耐寒、不畏恶俗强权、不流世俗污染的象征，松柏延年也因此成为古人们祈祷和祝福老人长寿的经典词汇而流传至今。世人歌颂松柏的诗词也不尽其数，仅在《诗经》中就有用松柏比喻君主的根基长盛不衰的，如“南山之寿，不骞不崩。如松柏之茂，无不尔或承”的诗句。唐朝的诗仙李白对松柏尤为钟情，诗作中更是有不少咏松的佳句，诸如“松柏本孤直，难为桃李颜”。“愿君子长松，慎勿作桃李”。“为草当作兰，为本当作松。兰秋香风远，松寒不改容”等等。

古代还有一种说法：认为梅花是五福的象征，因为它有五个花瓣，故被寓意为快乐、幸运、长寿、顺利、和平。所以咏梅的诗词也有很多，或咏其风的独胜、或吟其神形俱清、或赞其标格秀雅、或颂其节操凝重。宋代的管鉴有诗《鹧鸪天》云“前日新冬举寿觞，今朝喜色又非常。一阳生后逢生日，日渐舒长寿更长。移晚宴，庆新堂，堂前高竹早梅芳。年年一为梅花醉，醉到千回鬓未霜。”

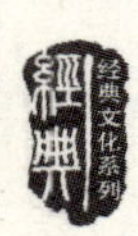

唐代以后，人们又认为菊花代表长寿，所以在词里常常提到菊花。饮菊花酒也成为重阳节的活动之一。初秋的九月，菊蕊笑绽、氤氲芬芳，故九月也被叫作是“菊月”。菊也就和九九重阳有着密切的关系。因而，重九也叫“菊节”、“菊花节”。在这天，赏菊、簪菊、饮菊酒、食菊糕已成为一种习俗。孟浩然在《过故人庄》就有写唐朝人过重阳时宴饮友人、赏菊的活动。白居易有《重阳席上赋白菊》诗云：用以表达当时的轻松愉快的心情：“满园花菊郁金黄，中有孤丛色白霜。还以今朝歌舞席，白头翁入少年场。”人们在赏菊的同时，自然而然地想到了以菊花入酒，浸泡而饮，希望能延年益寿。

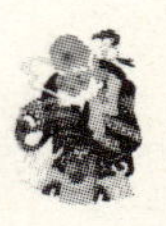

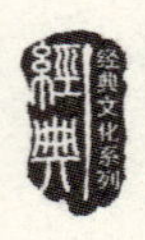

第二节 艺术品中的长寿韵味

一、纳寿祈福的寿石

自古以来，石头始终是人们心中纳寿祈福的象征，并有着深厚的历史文化内涵。“女娲补天”、“精卫填海”等神话传说都赋予了顽石以灵性，并由此形成了崇拜石头的现象。石本身就具有很多优秀的品格——寿、坚、安、实，内灵外美。因此文人雅士把石人格化，使之成为长寿的象征，故其雅称为“寿石”。在历史的长河里，世间万物都会消失殆尽，唯有石头汲日月之精华、聚山川之灵气，顽强地存在至今。这种永恒的特性赋予了石头吉祥长寿的美好寓意。石景园内设有“石堂”专门供奉“寿石”，是一个专门祝寿的场所，人们可在这里行中国传统的祝寿礼仪。中国还有两古话：仁者乐山、智者乐水。而仁者乐石，智者也乐石，因为乐石者寿。

赏石也能给人带来精神的愉悦和内心的祥和，因为任何一块观赏石都是大自然的天工造物、是赠予人类的礼物，都像一幅画、一首诗、一曲诗情画意的乐章。观赏石因无声而平实恬淡、因凝固而悠远永恒，任何人在美妙的观赏石面前都会感到：道是无情却有情，此处无声胜有声。园无石不秀，斋无石不雅；厅无石不华，居无石不安。人们从这种绝妙的艺术品中获得的往往是精神的陶冶、高雅的享受以及神志的安详。因此“赏石益寿”绝不是无稽之谈，而是一种切身的体验和感受。

石头本身也含有多种人体需要的矿物质和微量元素，对健康非常有益。经常接触把玩石头，可以起到调节身体的保健功效。东汉时期的《神农本草经》、药王孙思邈的《千金方》以及李时珍的《本草纲目》中都记载着这样一种神奇的石头，叫做“寒水石”。它具有极高的药用价值，可以治疗失眠、高血压、内热、目赤、头痛等症，被称为“中华药用石之宝”。如今，湖北长寿村的地下依然埋藏着历尽千年的寒水石。人们通常把整块的石头打磨成枕头状，给家里的老人使用。老人们只要用上一段时间，白天就会感觉头清目明、精力旺盛，晚上则很快就能酣然入睡。村里的百岁老人比比皆是，这些老人不仅睡眠充实，而且很少得心脏病、高血压等老年病。千百年来，寒水石已被当地人称作神奇的“睡眠长寿宝石”。历史上它也曾经作为贡品而为帝王所用，如今已进入寻常百姓家，成为生活中开启健康长寿之门的金匙。

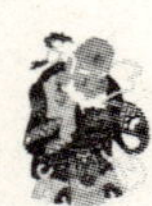

二、弥足珍贵的寿玉

中国盛产美玉，素有“玉石之国”的美称。我国早在公元前 5000 年的河姆渡文化时期，就出现了玉璜、玉珠等玉器。早在远古时代，中华民族的祖先黄帝就将玉作为享有权力的象征，分赐给部族首领。玉也成为许多帝王的“传国玉玺”的最佳制作材料。历史上很有名的“和氏璧”的故事，就是古代人们推崇玉精神的文化体现。

佩戴玉器既是装饰，也能达到健身效果，并有“如意、长寿、平安、吉祥”之寓意。通常，挂件上都有着丰富的纹饰，还有人物、动物、花草、文字和其他一些图案。常见的有：

寿星：以南极仙翁托桃为纹饰，寓意着幸福长寿，被认为是长寿的化身，人们用它来寄托对健康长寿的向往。常以其作为素材做成玉雕。

另外，有一种产于我国秦岭山脉的长寿玉，年龄已经有 16.75 亿年了。全世界的长寿玉埋藏量也仅此而已，数量极其有限，所以弥足珍贵。长寿玉呈黑色、黑绿色、少量黑紫色，开采很艰难，加工更为困难，比其他玉种的加工要难十倍以上。其形态呈圆状、椭圆状、拉长状、云朵状及不规则状。其有多种颜色，构成美丽的樱花图案，绚丽多彩、极其罕见。据说：佩带长寿玉可以延年益寿、永葆青春，是名副其实的长寿保健玉。

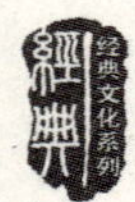

三、笔墨挥洒的长寿画卷

中国的画卷在题材上都很有象征性，这也是对中国古代造型艺术象征性的继承和发展。如：七千年前的河姆渡遗址中见到的万年青图案，先民们就把这一图案当作是对丰年及长寿的祈盼。中国历代众多的画卷中也有许多表现长寿的题材，其中多将感情寄托于动植物，抒发美好的愿望。如：在汉代帛画、画像砖上面常常有象征长寿的蟾蜍、嫦娥、太阳、新月等图案，寓意日月同辉，令人神往。此后的历朝历代关于鹤的绘画作品就更多了，如宋徽宗赵佶画的《瑞鹤图》，精微细腻，显示出了皇帝艺术家的深厚功力，也代表了对长寿的希冀。明代边景照画的《百鹤图》长卷，清代袁耀的《雪燕双鹤图》，沈铃的《松鹤图》，虚谷的《松鹤延年图》、《梅鹤图》等，都是国画中长寿题材的精品佳作。

四、中国瓷器中的长寿纹样

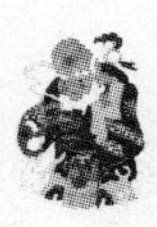

中国瓷器上的吉祥图案渊远流长，经过长期的演进发展，于元明时期逐渐勃兴。入清之后，瓷器上的吉祥图案日趋成熟，所寓含的内容越来越丰富，画面的组合也越来越复杂，特别是民窑瓷器，几乎达到了“图必有意，意必吉祥”的程度。在众多吉祥图案中，尤以象征长寿的画面最为多见。

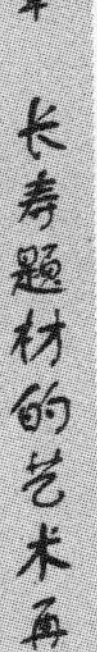

《寿山福海图》瓷器纹饰，常见于明清瓷器。画面绘灵芝和山石，代表“寿山”；绘蝙蝠和海水，代表“福海”。是以象征和谐音来表意的风俗画。

《祝寿图》瓷器装饰题材，清康熙时颇为流行。内容有“西王母祝寿”、“福禄寿三星”、“八仙庆寿”、“万寿无疆”、“寿桃”、“双螭捧寿”、“莲花八宝托寿”等。有的碗、盘饰有用一百个不同字形的寿字组成的“百寿纹”。此外，有的壶全器作寿字形，寓祝寿之意。

《福禄寿图》清代瓷器装饰题材。画面绘蝙蝠、鹿、桃或松、鹤、寿星老人等内容。蝠、鹿音同“富”、“禄”，分别代表富贵和高官厚禄，松、鹤、寿桃、寿星均寓有长寿之意。此图又称“三星”。瓷器上装饰此图象征福、禄、寿三星高照，表达了世人的美好愿望。

《鹤鹿同春》是清代瓷器中最为常见的祝寿类吉祥图案，画面组合为松树、仙鹤和梅花鹿。不畏严寒、四季长青的松树，自古就被视为吉祥之树。人们以其“长青不老”来象征延年益寿。鹿作为长寿仙兽，在传统祝寿图案几乎成为不可或缺的祥瑞之物。“鹤鹿同春”盛行于康熙时期，主要装饰在观音尊、花觚、棒槌瓶等富有时代特色的大件立体器皿上。

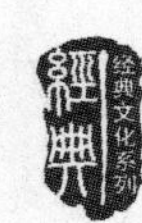

雍正、乾隆时期，瓷器上的吉祥图案更是盛况空前，祝寿类吉祥图案也开始向多元化发展，麻姑献寿、五幅捧寿、九桃等寓含寿意的吉祥图案大为盛行。“鹤鹿同春”虽然仍在流行，但已失去了往日的辉煌。康熙时期那种相对固定的组合形式也开始发生变化，画面中往往加画蝙蝠或灵芝，而以前必不可少的鹤与鹿却常常缺席。图案组合的变化使其寓意及命名也随之发生了变化，例如由蝙蝠、松、鹿组成的画面寓意“福（蝠的谐音）寿双全”或“福、禄（鹿的谐音）、寿”，由松、鹤组成的画面寓意“松鹤延年”或“鹤寿松龄”。此时常以“海屋添筹”作为祝福长寿题材。“筹”是用竹、木制成的小棍或小片，用来计数的工具。这个故事出自宋代苏轼的《东坡志林·三老语》：尝有三老人相遇，或问之年……一人曰：海水变桑田时，吾辄下一筹，尔（迩）来吾筹已满十间屋。”这段话的意思是：有三位老人相遇，互相问起各人的年龄。一个老人说：“每一次沧海变成桑田的时候，我都拿一根筹子放在屋里，现在筹子已堆满十间屋了。”

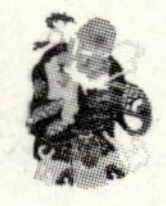

乾隆以后，瓷器上寓含祝寿内容的吉祥图案有增无减，例如“芝仙拱寿”（灵芝、水仙、寿石）、“天仙寿芝”（天竺、水仙、灵芝、寿石）、“富贵寿考（牡丹、松树、寿石）、“杞菊延年”（枸杞、菊花）、“寿山福海”涛石、海水、蝙蝠、灵芝或桃树等。尽管如此，传统的“鹤鹿同春”仍始终占有一席之地，图案组合以及画面寓意也更加灵活、丰富。

第三节 福寿吉祥——关于长寿的吉祥图案

一、“寿”字的发展历程

中国汉字的发展经历了象形、指示、会意、形声、转注、假借的过程，寿字的发展延伸也同样如此。最初的寿字也是以象形的字态，出现在汉字的宝库中的，象形字是一种对实物的写意，不过因为寿字没有具体形态，所以，所谓寿字的象形是从远古的传说中演变而来的。

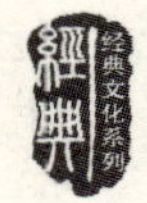

因此，寿字的发展也经历了漫长的过程。伏羲氏时期，根据“龙马驮书出于黄河”，而演八卦，创造了“龙书”；新石器时期的神农氏创造了“穗书”；黄帝时期的仓颉创造“鸟迹书”；尧帝时期的“龟书”；高阳氏时期的“蝌蚪文”等等，可是这些虽然都是取其实物，也可表达寿的含义，但当时是作为一个吉祥图案出现的，并没有六书造字的规范特点，也只是寿字的雏形。

据考证：寿字是从商代开始运用的，但那时还没有合乎规范的象形字出现。所以，人们便从甲骨文中借来一个“畴”字作为寿字。“畴”有田垄的意思，当时种庄稼都是随形就势，而田垄蜿蜒曲折得很长，有长久长生的意思。于是，人们自然而然地便把“畴”作为寿字的标记，也就将寿字统一了起来。后来，人们认为垄是在地里边，就给它加了一个田字旁，一边取意，一边取声，所以又带有形声字的意思。因此甲骨文中的寿字，便以“畴”字假借，并由此呈现出千变万化之态。

可是这个借用来的“畴”字毕竟是一字两意，用起来不便区别，于是又借来一个“老”字会意。古写的“老”字，从形体上看像一个手扶拐杖的老人，从字意上说老人意味着长寿。于是便取老字头，再覆盖在寿字之上，把它俩结合到一起，上边形意“老”，下边形声“畴”，组成了一个形声字。

形声字的“寿”到周代得到了广泛应用。而在春秋战国时期，诸侯各自为政，文字也出现了“百里不同风”的混杂局面。但寿字的写法依然大同小异，直到秦统一中国、统一文字，改大篆为小篆，才统一了寿字的写法，但这时还没有寿字的读音。到了两汉，文字发生了变革，由用笔圆转为方折，字形也由长变方，逐渐出现了隶书、楷书等字体。

据此看来：寿字的发展基本上是按照象形、假借、形声、转注的造字顺序演化而成的。而且多数为形声，也有少数指示字和会意字。比如：画一圆圈，长四爪，长一头一尾，就是一个龟的样子，用这种东西指定它为寿。还有一种是会意，比如一个“千”字一个“秋”字组合在一起也是寿的意义。

在历史发展中，寿字有三次最大规模的集结：第一次是在宋代，曾整理过“百寿文”；第二次是清康熙五十九年的“六书通”寿字专页，载有289个寿字；第三次是清慈禧六十大寿时，组成专门班子，收集到不同写法的寿字四千多个，还绣成了“千寿幡”。

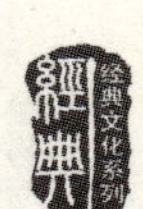

在中国的众多文字中，寿字虽然不是最早出现的文字，但它寓意深刻，而倍受推崇，并在发展过程中形成多变的字体。可以说寿字超过了其他任何一个汉字，更是世界上其他任何一种文字都无法比拟的。

总之，中国文字从象形字时期，就出现了记录原始人类在狩猎的情景；而从殷商的甲骨言语到行书，中国字体已千变万化，这些或许就是“寿”字“一字多形”的重要原因。在不断衍变字形的过程中，寿字体现了中国汉字的独到之处。形成了一百多个不同的写法，也因此成就了书法艺术的辉煌。中国人根深蒂固的生命价值观念，正是通过这一个“寿字”得以充分的体现。

二、寿图纹饰

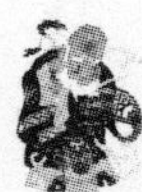

很简单的一个寿字，在数千年文化长河的洗练中，不断被精雕细琢，逐渐图案化、艺术化，演化成了远比寿字本意内涵更丰富、更多彩、更瑰丽的吉祥符号。而被图案化了的寿字又有多种形式，如团寿字、长寿字、方寿字、拐子龙寿字、鼎寿字等，可谓千姿百态、变化万千。

(一) 花寿

现代的人们很喜欢在长寿老人庆贺寿辰的酒宴中，贴满大红“寿”字。但“寿”字依然是形态各异，有长方形的，圆形的，还有的则是“花寿”。

“寿”字产生于伏羲时代，由于当时用“龙书”的字体写的，因此被书写得像两条龙在腾云驾雾。到了新石器初期的神农氏时代，一些经过艺术变形的“寿”字形体出现在“寿”庆、娱乐的祝寿场合和馈赠礼品中。而最特别的就要数“花寿”。这种寿字的写法是在一个大型的寿字中间画上各种风情独具的花卉、人物、器具等图案，以此增添“寿”字的内涵和艺术感染力。被画入“寿”字中的图案大多具有祝吉祈祥的寓意，其中又以牡丹、松柏、八仙人物等最为典型。在我国传统观念中，牡丹被称为富贵花，松柏是长寿的标志；八仙既然是长生不老的神仙人物，其所用的葫芦、扇子、箫管、拐杖等神器（俗称“暗八仙”）也就一起被画入寿字图中，体现了中国人贯有的“富贵长寿”、“有福有寿”的思想。

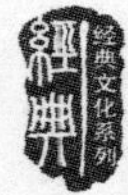

另外，寿字还常应用于中国传统的艺术形式中，如剪纸、年画等。寿字在服饰、家具等各类艺术品中也有非凡的造诣。

明清时代，无论是宫廷还是民间，无论是北方还是南方，有关寿字图文的木雕、砖雕等已经相当流行，并成为一种艺术时尚。如：北方民间土炕前的炕围子上、民居影壁字画中，就普遍有这种装饰。南方也是这样，著名的苏州园林中的门楼、壁窗等处也多刻有寿字图案。其中著名的有“郭子仪上寿图”，其下镌刻有三个大寿字，两侧花图案为狮子滚绣球造型。这类寿字图案在南方居民的门头、窗格、中堂、主梁等处也随处可见。

人们在汉代就将寿字图文应用于服饰，元、明、清已较普遍，至清代及至晚清，几乎成时尚。

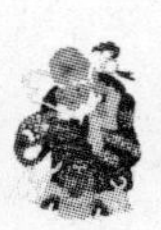

（二）团寿

由内而外，分别为八仙桃、八蝙蝠、八吉祥，外围则为祥云所包。仙桃象征有寿，蝙蝠象征有福。“八吉祥”是法螺（好运常来）、法轮（生命不息）、宝伞（张弛自如）、白盖（祛病除灾）、莲花（圣洁美好）、宝瓶（功名圆满）、双鱼（幸福如意）、盘长（长寿无疆），即用众多传说中美好的事物束拥着。如明代的丝织寿字菊花图案：菊花为长寿之花，寓吉祥长寿。

（三）长寿

是一种经过长形变体之后所形成的寿字形态，这种寿字的变形与中国人心灵深处的长寿愿望很是吻合：人们渴望长寿，就有意无意地将本来方方正正的寿字拉长来写，借以寄托延年益寿的美好愿望。

（四）圆寿

是寿字的另一种变体写法。它的出现，实际上正是中国人寿文化心态的体现。在中国人的心目中，圆满、团圆之类的生活愿望，往往是与长寿紧密结合在一起的。

（五）百寿图

清代钱曾在《读书敏求记》中记载：“百寿字图一卷，（南宋）绍定已丑（公元 1229 年）静江令史谓刻于夫子岩。（明）正德丁卯（公元 1507 年），昆明赵壁又得二十四体，编成一书。”“百寿图”是颂扬年高的吉祥图案，表达了人们追求长寿的心愿。明宋国桢《涌幢小品》载：“御史张敦之家藏大《寿》字一幅，自其始祖所遗。字崇（高）四尺有七寸，楷体黑文，其点画中皆小‘寿’字白文。一一作别体，满百无一同者。”从而得知，这是用不同字体的小寿字，凑足一百，组成的一个大“寿”字，用作颂扬老人长寿的吉祥画。“百寿图”一般不拘于百字体，选择适当的字体也可以。字体有圆形的篆书体为“圆寿字”，长方形的称为“长寿字”。“百寿图”还有用不同字体兼以绘画形式，组成一百个寿字的样式。其中除了象形、钟鼎、鸟文、小篆等各种字体外，还有绘刻如太极图、蝌蚪

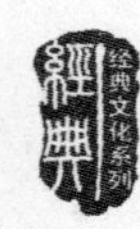

文、桑叶形、花瓷罐、古彩陶以及垂柳、荷花、寿桃、葫芦、绿竹、祥云、蛟龙、博古文玩等花样组成的“寿”字，集中了传统的“寿字大全”。人们还将百寿图、花字体等不同形式的“寿”字图案组合起来，广泛用于建筑、家具、文具、雕刻和衣料等方面。

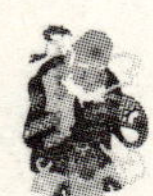

三、寓意图饰

中华民族一直追求和向往的就是健康长寿、幸福吉祥。无论帝王将相，还是平民百姓，无一不祈盼自己能够“长命百岁”，“寿比南山”。儒家经典著作《尚书·洪范》将人们心目中的“五福”记载下来：“一曰寿、二曰富、三曰康宁、四曰攸好德、五曰考终命”。由此看出：五福之中，寿列榜首，成为人生追求的第一目标。而这种表达渴求生命、向往长寿的内容在中国传统文化艺术中，也是随处可见，尤其在颇具民俗色彩的吉祥图案中，更是表现出令人耳目一新的感觉。吉祥图案是中国传统装饰纹样中最具民族特色的一种美术形式，在加入了浓重的人文色彩以后，除了具有传统图案的装饰功能之外，又将各种祈祥祝福的内涵寓意其中。

吉祥图案的寓意主要是借用象征、谐音等手法来表现的。例如：用鹤、鹿、松、桃、灵芝等象征长寿；用牡丹象征富贵；“鱼”与“余”谐音寓意“有余”；“蝠”与“福”谐音寓意“有福”等。有这么一幅典型的寿图：图中一只猫蹲在山石之下翘首仰望，山石的上方有一只美丽的蝴蝶正在展翅飞翔。原来，猫与蝶的读音，正好是代表长寿的两个年龄，即“耄”与“耋”相谐（其中耄指八十岁，耋指九十岁），有时再加上寿石与菊花，就凑成了“寿居耄耋”的口彩。在这种巧妙的组合图画中，既可看出我国民间对于长寿理想的热切企盼，又反映了中国人在语言艺术方面的独特创造。

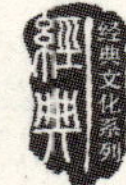

绶带鸟是寿图中经常选用的瑞禽，又称吐绶鸟、珍珠鸡，嘴根长有肉绶，颜色时时变化。由于“绶”与“寿”、“带”与“代”谐音，因此绶带鸟便成了人们心目中长寿的象征。常常与水仙一同入画，凑成一句长寿吉利的口彩，叫作“代代寿仙”。还常与梅、竹画在一起，梅表示“眉”，竹表示“祝”，绶带鸟表示“寿”，三者一起表示“齐眉祝寿”。此图经常被用于祝贺夫妻双庆寿诞。

吉祥图案就取材于前面提及的吉祥物，即动物、植物、器物、神人、符图等。它们的构成方式与吉祥物的生成遵循着同样的规律，只不过有的图案将几种吉祥物搭配、组合了一番，表达出一个较为丰富的内涵。吉祥图案因物喻义、物吉图祥，使物图巧妙地结合起来，使得主题鲜明、趣味盎然，同时又富有独特的格调和浓厚的民族色彩。

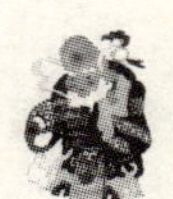

第四节　轻歌曼舞——音乐中的长寿内容

一、唐代长寿帝王的祝寿乐曲

唐代著名的女皇帝武则天执政 50 多年，享年 81 岁，堪称一代长寿女皇。她本人就十分精通养生之道，除了在饮食、起居、运动等方面颇为讲究以外，其修身养性的内容之一便是乐于欣赏乐曲，且精通乐曲的创作，使身心都得到了极大的陶冶。在她执政的时代，宫廷作有颇具规模的《圣寿乐》、《长寿乐》和《鸟歌万岁乐》等多部乐舞，大多都是祝福她长寿的赞歌。《长寿乐》是武则天长寿年间（公元 692—694 年）所创制的舞蹈，表演的有 12 个人，穿着彩画的衣服，戴着有花纹的帽子，穿着靴子翩翩起舞。据说：此时武则天已经六十多岁了，却出人意料地生出两颗新牙齿。她认为这是吉祥长寿之兆，所以改年号长寿，并创制了这个舞蹈，祝福自己生命永驻、安康长寿。而《圣寿乐》创作于武则天（683—705 年）时期，是歌颂她的大型《字舞》，由 140 人演出，规模浩大、气势如虹。演员都戴着金铜冠，身穿五色画衣，用舞的行列摆成“圣超千古，道泰百王，皇帝万年，宝祚弥昌”16 个字，以此歌颂这位雄才大略的女皇帝万寿无疆。还有一曲《鸟歌万岁乐》也是武则天时期制作的。传说：当时宫中养的鸟能为人言，常呼“万岁”，被视为吉祥之意，所以舞者头戴鸲鹆冠，名为《鸟歌万岁乐》，以此歌颂武则天治国有方、江山永固、万代千秋，有“凤凰飞来，歌唱万岁”的祈福之意。后来，此舞传到了日本，名为《万岁乐》。

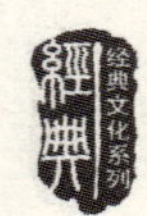

唐代的另一位长寿皇帝就是唐玄宗，他在位 44 年，活了 79 岁。大家都知道：玄宗精通音律，自己创制道乐，并经常和杨贵妃歌舞升平。唐玄宗的生日是八月初五，每到这一天，全国放假三天，朝内文武百官和天下百姓都要为他祝寿，宫廷中自然要举行盛大的庆祝活动。其中有一首庆祝玄宗诞辰所演奏的乐曲，就叫做《千秋乐》，意为长久之乐、持乐恒常。此曲博得了唐玄宗的特别喜爱，是每逢寿辰必须演奏的保留曲目。另外，宫廷也演奏一些前朝和当朝的燕乐之声。杨贵妃借机亲自献舞，共同祝福唐玄宗长寿无极。后来，经过一些大臣的提议，订立这一天为“千秋节”，成为开元盛世的法定节日。

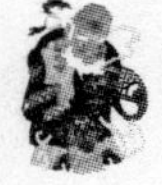

二、祈求安康长寿的剽牛舞

关于生活在我国云南地区的少数民族——独龙族——的剽牛舞流行着这样一个传说：远古时候，独龙江流域曾流行过一场瘟疫，人们的生命受到威胁内心万分惊恐，便向当地的巫师卜问。结果被告知是因为人们忘记了向各位神灵祭供，天神为此发怒才降下了这场瘟疫。人们急忙献粮献酒，并拉出几头牛“剽牛祭天”。祭仪中，人们敲起铓锣、跳起舞蹈。经过几天几夜的狂舞，他们终于感动了天神，驱逐了可怕的瘟疫，人们重新获得了健康美好的生活。后来，大家一致认为是舞蹈挽救了众人的生命，从此祭天的剽牛舞就保留了下来。

剽牛舞在平时是不能跳的，必须在祭祀活动中跳，目的是向天神祈求平安长寿。全体族人及朋友，敲铓围圈舞蹈，巫师边喝酒边念道：“今天我们欢乐地跳，今天我们高兴地唱，愿同族好友像我们一样幸福，愿子孙后代像我们一样长寿；我们的幸福像星星一样繁多，我们的后代像森林一样茂盛；我们跳舞是为了欢乐，我们唱歌是为了长寿；我们不愿看到悲痛的容颜，我们不愿见到伤心的泪水；幸福和长寿与我们共存，泪水和悲哀与我们永别；富有的主人功德无边，慷慨的主人年寿无限；酒杯盛满了您的骄傲，牛头闪耀着您的荣誉；全族的老少与您共欢，四方的朋友与您共庆；全寨的族人跳起来，四方的朋友唱起来……”

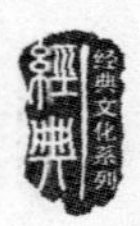

剽牛舞大多数在剽牛舞场内进行，内容丰富多彩，其中有反映劳动、生活的“搓小米舞”、“洗衣舞”、“刀舞”；有反映对自然界崇拜的“望星星舞”；有反映喜悦欢乐心情的“欢跳舞”、“蹦蹦跳舞”、“铓锣舞”等，或轻柔优美、抒情细腻，或古朴粗犷、动作多样。这些独具特色的舞蹈艺术，寄托了人们对子孙繁衍、健康长寿的追求，对美好生活的向往，是独龙族文化中一道亮丽的风景。

第十一章

中国寿诞文化

第一节 繁缛之风——祝寿的风俗

一、关于寿龄

孔子的《论语·为政》中说："吾十有五而志于学，三十而立，四十而不惑，五十而知天命，六十而耳顺，七十而以心所，不喻矩。"杜甫《曲江》诗云："人生七十古来稀。"这些都是我国古代关于寿龄的说法，其他关于寿龄的称谓也很多：

总角：借指幼年。古代未成年者把头发扎成髻，叫总角。

垂髫、髫年：借指幼年。髫，儿童头发上扎起来下垂的短发。

束发：成童十五岁以上。古代男孩成童时束发。

及笄：女子十五岁左右。古代女子十五岁就把头发簪起。

弱冠：男子二十岁左右。古代男子二十岁行冠礼，戴上成人帽子。因不到壮年，故称"弱冠"。

而立：三十岁。《论语》："三十而立。"立，指"有所成就"。

不惑：四十岁。《论语》："四十而不惑。"惑：迷惑。

知天命：五十岁。《论语》："五十而知天命。"

花甲：六十岁。根据古代历法，六十年为一甲子。

耳顺：六十岁。《论语》："六十而耳顺。"可解释为："闻其言而知其微旨”，就是说听到别人的话就能深刻理解其意思，因此称“耳顺”。

还历：虚岁六十一岁（满六十岁）。意为：出生之年的天干地支到了61年时会恢复到原来状态。

六六寿：六十六岁。做六六寿是我国很多地方民间的一种寿诞风俗。例如，上海、江苏、浙江、安徽等地区。每逢父母66岁生日，要做六六寿，届时要有出嫁的女儿为父或母祝寿，将猪腿肉切成六十六小切，形如豆瓣，俗称“豆瓣肉”。一般是将六十六块小肉红烧后，盖在一碗大米饭上，连同一双筷子一起放到食篮里，用红布遮盖，送给寿主品尝，以示祝寿。也有的改用别的烹调方法，但都必须是六十六块。六十六块肉寓意老人长寿。

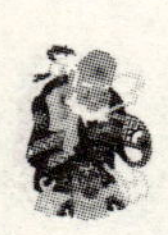

古稀：七十岁。源于杜甫《曲江》。

喜寿：七十七岁。“喜”字的草体可以看成“七十七”。

伞寿：八十岁。“伞”的简笔可以看成“八十”。

米寿：八十八岁。“米”字可看成“八十八”。

耄耋：八九十岁。泛指寿高。《礼记》：“八十九十曰耄。”《诗》毛传：“八十曰耋。”

卆寿：九十岁。“卆”可以看成“九十”。

眉寿：九十岁。人们认为长寿的人眉毛会很长。

白寿：九十九岁。“百“相当于“白”字添一笔。

期颐：一百岁。《礼记》：“百年为期颐。”

茶寿：一百零八岁。“茶”上边草字头可看作“二十”，下边可看作“八十八”，加起来就是一百零八。

我国民间风俗为六十岁开始做寿。又有“贺九不贺十”的说法，取“贺九寿久”之意。所以每当整十之前的一年，如六十九岁、七十九岁、八十九岁、九十九岁，要做大寿。

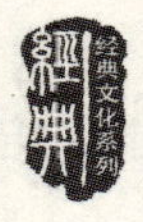

二、祝寿礼仪

中国乃礼仪大国，凡事讲究礼节。在祝寿礼仪上，这一点体现得淋漓尽致。

祝寿这一天既隆重又忙碌。旧时有钱人家祝寿会办堂会，主要是招待来宾，请艺人们表演戏曲节目。首先需要发放请柬，请人们光临。寿庆堂会需要搭戏台，如果自家有戏台或者大的院落，就直接在家举行。自家没有戏台、院落也不算大的，就选择有戏台的饭庄或有戏台的大院落办堂会。整个寿庆堂会的布置主要突出一个寿字，烘托出喜气洋洋的气氛：正堂挂寿幛，寿幛是祝寿的一种礼物，用整幅布制题以吉语贺词，大小如中堂，多为金色或红色；堂上还要点寿烛，寿烛是专供祝寿用的蜡烛，红色，长一尺左右，重约一斤，蜡面印有金色“寿”字或吉祥语；桌上放着象征“事事如意”的柿子、象征“吉利”的橘子和象征“圆圆满满”的桂圆；旁边是两个精致的仙鹤烛台，仙鹤嘴含梅花，象征本家人品高洁、门丁兴旺，鹤的脚下踩龟，象征着长寿。此外还要准备丰盛的食物款待宾客，俗称寿宴。

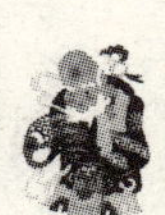

祝寿时间各地不同，有的地方在早晨，有的地方在中午。寿礼开始时要点燃寿烛。拜寿仪式很重要，一般先要敬神，然后由家中的小辈儿给寿星磕头，寿星会给小辈儿红包。拜寿仪式正式开始后，先是老人的长子燃烛焚香，寓意全家红红火火，接着请寿星坐“上座”，家中的子女分长幼依次开始给老人拜寿，接下来是孙子辈的向老人敬茶。拜寿后就是唱礼了，即主持人把客人带来的寿礼高声念出。寿礼一般为烛、面、糕、酒、馒头、联、轴、屏、画等，其中寿桃必不可少。接下来，随着锣鼓点的敲响，寿戏开始了。剧目有京剧、地方戏、皮影戏、全堂八角鼓、什样杂耍、识不闲、莲花落等等。

如今人们的祝寿方式有所改进，不似旧时那样铺张浪费，一般普通人家祝寿就是亲朋好友聚一聚、吃顿饭。其实只要寿星过得高兴，祝寿典礼的形式是次要的。

三、隆重的寿宴

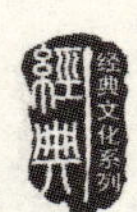

中国人礼节多，又有民以食为天的传统观念，因此吃饭（寿宴）自然更少不了礼节。寿宴是祝寿时的重头戏，一般是中午吃寿面，晚上摆寿宴。有寿戏的，通常是边吃寿宴边看戏。

按照民俗，不宜生日当天才摆寿宴，应在生日前摆酒。当然各地风俗也大不相同。如老北京的寿宴，讲究的是“四四见底”。从祝寿典礼开始，桌上就摆上了黑、白瓜子，蜜枣，蜜花生四道干果；随后是酱牛肉、凉拌海蜇等四道冷菜；然后还有焦熘里脊、烧二冬、葱烧海参、干炸小丸子四道炒菜和栗子鸡、扣肉、四喜丸子、米粉肉四蒸碗。有的地方，寿宴有五种菜，象征“洪范五福”；有的为八种食物，称八仙菜：有全鸡，取终身吉祥之意；有韭菜爆肉，韭菜根深，肉有滋味，表示福寿绵长；有莲藕炒肉与笋子肉，藕象征洁白，笋象征耐寒，用以激励晚节。无论哪种格局，寿宴上寿桃是必不可少的。

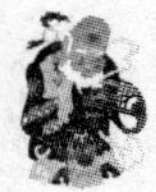

此外，寿宴上酒是少不了的，有长久的意味。寿宴上一般每桌安排坐8个人，寓为八仙祝寿。寿宴上最好有一个主持人，也可以是祝寿典礼的总主持人，组织大家念祝词、献寿礼、猜寿谜、表演小节目，向寿星表达祝福。

第二节　情采飞扬——寿诞的颂歌

一、祝寿诗文

祝寿是诗文的传统题材。在寿筵上，诗词常常是被裱装好作为礼物送给寿星，也有的是雕刻在工艺品上面，当然也可以视情形而定——现场书写或吟唱。祝寿诗文作为一种高雅的祝寿方式，广为人们使用，有些人自己不会写，还要特意请文人才子代作。祝寿诗文也在一定程度上体现了寿星的地位或名望。

根据对象的不同，祝寿诗文可分为自寿、寿他人、寿集体。自寿，多是抒发自己的感慨、抱负或自勉；寿他人，这种方式最常见，应用也最广泛；寿多人，这种方式比较少见，但很新颖有趣，可用于一个集体（敬老院）举办的多人生日庆典。

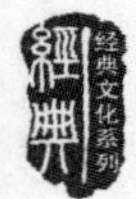

“寿他人”诗文的内容通常包括祈福祝愿、歌功颂德、鼓舞勉励等，可以说没有固定的模式，可能写出新意的不多，有人说：“难莫难于寿词，倘尽言富贵，则尘俗；尽言功名，则谀佞；尽言神仙，则迂阔虚诞”，可见祝寿诗文容易千篇一律或过于流俗。

但一些高人还是能借助别致的形式，使祝寿词独树一帜。其中流传最广的当属明代画家唐伯虎的一首祝寿诗。有一天，唐伯虎应邀在一位老妇人的寿宴上写祝词。这位妇人的儿子是盐商，因此寿宴办得非常隆重，唐

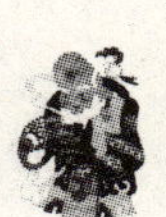

伯虎在众目睽睽之下，大笔一挥，写出了第一句“有个老妪不是人”，众人一见，顿时大惊失色，有人准备开口唾骂，老妇人一家更是怒火冲天，可谓一石激起千层浪。正在这剑拔弩张之际，第二句落笔了：“西天王母下凡尘”，众人长舒一口气。接下来只见第三句是：“儿子个个都是贼”，气氛又突然紧张起来，大家面面相觑，不知道唐伯虎葫芦里卖的什么药。唐伯虎见状，微微一笑，镇定自若地写完最后一句：“偷得蟠桃敬至亲”。此时，众人皆如释重负，纷纷赞许唐伯虎的文采，老妇人也笑逐颜开，点头称道。此诗流传至今，有诸多版本，例如“对门老妪不是人，西方王母转几身。生养五子俱做贼，偷来蟠桃奉母亲”，还有“这个婆娘不是人，九天仙女下凡尘；生下五男都是贼，偷来蟠桃献母亲”等等。总之，巧妙的构思使这首祝寿诗免于庸俗，跌宕起伏的结构，又给人一惊一喜、一张一弛之感，成功地抓住了观者的心。该诗也因此得以流芳百世，引得后人争相效仿。

还有一首祝寿诗也运用了类似的技巧。清代画家、“扬州八怪”之一郑板桥，有一次到李姓好友家参加寿宴。不料，正当人们推杯换盏、觥筹交错之际，天空忽降大雨。宴后宾客一一献诗作画以贺寿，郑板桥提起笔，写下“奈何”二字。众人大惑不解，不知其用意，正在纳闷，只见郑板桥又写了“奈何”二字。接着再是“可奈何”。寿庆之日本应写些吉祥话，郑板桥却接连写了三个“奈何”，实在令人匪夷所思。此举引得人们议论纷纷，有人开始不满。郑板桥毫不理会，顿了顿笔，将接下来的三句诗一挥而就，原来他写的是：“奈何奈何可奈何，奈何今日雨滂沱。滂沱雨祝李公寿，寿比滂沱雨更多。”众人大惊，拍案叫绝。一首普通的祝寿诗竟能产生如此动人心弦之效果，也要归功于其奇特的构思。前两句使人丈二和尚摸不着头脑，结尾却异峰突起，犹如神来之笔，一首诗映得满堂生辉，喜得寿星合不拢嘴。

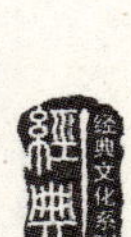

比较著名的还有南宋词人辛弃疾的祝寿词《谐戏欢愉》，这是他为祝本家亲戚八十大寿所作的：“更休说，便是个，住世观音菩萨。甚今年，容貌八十，见底道，才十八。莫道寿星香烛，莫祝灵椿龟鹤。只消得，把笔轻轻去，十字上，添一撇。”十上添一“丿”，就成了千岁。同样是祝人长寿，却不直言，拐几个弯，峰回路转，让人眼前一亮。

祝寿诗作为诗歌的一种，也可以采用诗歌的各种形式增加趣味性，例如藏头诗、回文诗、叠字诗等等，甚至还有人自创过祝寿“藏五（每句第五个字）诗”，可谓不拘一格。

古时候，权臣贵族的生日往往是一些人献媚的良机，不免涌出许多阿谀逢迎的祝寿诗文。但也有人借机抨击贪官污吏。李文古是明末清初广东省梅县的秀才，他为人好戏谑，藐视权势。李文古村里有一位财主，在明朝的时候买了个七品县官，清初复任，后来任满后不能升迁，只得解职归田，却仍以“清官”自居。李文古曾多次用祝寿诗讽刺这位财主，其中一首为：“真系清官，的是明臣。乌纱两顶，龟鳖遐龄”。前两句说李三爷是清官、名臣，都是褒义词；第三句指他官经两朝；第四句喻其长寿，都没有问题，看似一首正规的祝寿诗。但是明白人会发现，这其实是一首藏头诗，每句的第一个字连接起来，就成了“真的乌龟”！另外还暗指他过去是名臣，现在是清官，仿佛有奶便是娘，有辱名节。所以说这其实是一首骂人诗。

当今祝寿诗文不似古代那样盛行，这是事实，不过值得一提的是，随着近年来手机短信的兴起，祝寿短信也演变为一种祝寿形式，并且成为了祝寿诗文的载体，所以人们的生活还是离不开祝寿诗文的。

二、寿联

寿联是一种雅俗共赏的艺术。雅，是因为它和普通的对联一样，都包容了太多的文化内涵；俗，是因为几乎每个人都参加过寿筵，几乎所有的寿筵上都会有寿联，至少“福如东海，寿比南山”是耳熟能详、妇孺皆知的。

我国的寿联是从北宋时期开始的，北宋孙弈《示儿篇》中说：“耕叟夫人三月十四日生，吴叔经作联贺道：天边将满一轮月；世上还钟百岁人。”

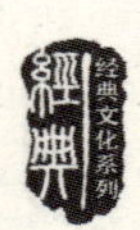

和祝寿诗文一样，寿联也是用于为他人或自己祝贺生日的。按中国人的习惯，年满 30 岁可称寿，因此寿联主要用于 30 岁以上的人的生日，但也不拘于此。寿联大都用红色或粉色的宣纸，请书法造诣较高的人书写，写好后经过装裱成为一式两幅。祝寿时送上一幅寿联，既表达了美好的祝愿，同时也可以对寿星的生平功绩有所称颂，更能为寿筵大增光彩，堪称一件高雅的祝寿礼品。

寿联最突出的艺术特点是多用比喻手法，常用的词语有鹤、龟、鹿、凤、松、柏、椿、萱、桃、梅等，因为这些动植物或其谐音都有美好、健康、长寿的意味。其中椿专用于父亲，萱专用于母亲。寿联中也常涉及到彭祖、蟠桃、王母、麻姑、北斗等典故。典型的有以下几个对联："松峰披岁月开筵依北极如梅花挺秀，鹤语寄春秋祝寿颂南山似松柏长青"；"岁月常青树江山新图画白发朱颜寿，江山不老松松柏老精神丰衣足食时"；"名高北斗，寿比南山"；"福分洋洋如东海，鹤寿悠悠似南山"；"萱草凌霜翠花发金辉香蜚玄圃，灵芝浥露香斑联玉树春永瑶池"等等。

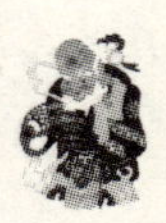

通用寿联方便实用，但理想的寿联应是为寿星量身定做的，这样才能达到个性化的艺术效果。好的寿联应考虑到被祝者的性别、年龄、月份(季节)、身份、籍贯、经历、职业、爱好、社会地位以及与自己的关系等因素，使别人观寿联便能对许多相关细节一目了然。

(一) 按性别年龄划分

1. 男寿联

六十寿：青松翠竹标芳度玉树阶前莱衣兑舞，紫燕黄鹂鸣好春金萱堂上花甲初周；

七十寿：金桂生辉老益健，萱草长春庆古稀；

八十寿：八秩寿筵开萱草眉舒绿，千秋佳节到蟠桃面映红；

九十寿：明月有恒纪年合献九如颂，长春不老添润当称百岁人；

百岁寿：五岳同等唯嵩峻极，百年上寿如日方中。

2. 女寿联

六十寿：六秩华筵新岁月，三千慈训大文章；

七十寿：一乡称寿母，七十称古稀；

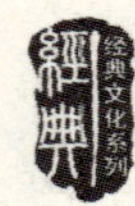

八十寿：八旬且献瑶池瑞，四代同瞻宝婺辉；

九十寿：芝荣五色，图献九如；

百岁寿：天上三秋婺星几转，人间百岁萱草长荣。

3. 通用寿联

六十寿：甲子重新新甲子，春秋几度度春秋；

七十寿：人歌上寿，天与稀龄；

八十寿：羡高年精神矍铄花甲重添二十载，居上寿齿德俱尊松年永享八千秋；

九十寿：瑶池果熟三千岁，海屋筹添九十春；

百岁寿：称觞共庆千秋节，祝嘏高悬百寿图。

4. 双寿联

六十寿：偕老歌诗祥徵六秩，同年益寿颂献三多；

七十寿：鹤算频添七旬揽揆，鹿车共挽百岁长生；

八十寿：弧同悬年齐八秩手，极前并耀光照千秋；

九十寿：人近百年犹赤子，天留二老看玄孙；

百岁寿：孙子生孙五世其昌称国瑞，老人偕老百年共乐合家欢。

（二）按月份划分

正月：银花火树开佳节，玉液琼酥作寿杯；

二月：瑶岛香浓芝草圃，玉楼人醉杏花天；

三月：修禊良辰开绮席，悬弧令旦晋琼觞；

四月：蓬矢风搴春尚驻，椿荫云护夏方新；

五月：正交端午作生日，惟有昌阳可引年；

六月：椿树大年宜有庆，莲花生日正当时；

七月：坐看溪云望牛女，笑扶鸠杖话桑麻；

八月：清秋此日逢华诞，佳气如云护直庐；

九月：东篱满绽黄金菊，北海欣开白玉樽；

十月：梅占阳春人益寿，筹添海屋算长绵；

十一月：三祝正逢人应瑞，一阳乍启日添筹；

十二月：青山有雪存松性，碧落无云称鹤心。

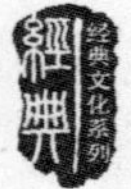

（三）按职业划分

俗话说三百六十行，职业的种类众多，寿联也有所不同：

1. 作家：叶挺贺郭沫若五十大寿的对联：寿比肖伯纳，功追高尔基。

2. 医生：八旬夫妇齐眉寿，一脉歧黄着手春。这是一位老中医八十寿辰时，别人赠的寿联。

3. 教师：教书育人发行，桃李满天下；诗赋歌咏画竹，雅兴乐晚晴。寿联中还有为自己生日题写的叫自寿联。如清代的郑板桥的一副自寿联，是为自己六十岁寿辰而作的：“常如作客，何问康宁。但使囊有余钱，瓮有余酿，釜有余粮。取数页赏心旧纸，放浪吟喝，兴要阔，皮要顽，五官灵动胜千官，过到六旬犹少；定欲成仙，空生烦恼。只令耳无俗声，眼无俗物，胸无俗事。将几枝随意新花，纵横穿插，睡得迟，起得早，一日清闲似两日，算来百岁已多。”笔调诙谐畅快，如行云流水，言志抒怀，怡然自得。不难看出，自寿联和寿他人联的区别还是比较明显的。自寿联以抒怀为主，笔调也较轻松。

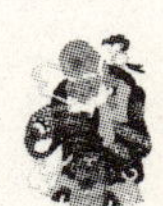

除上下联之外，寿联有时也加一句横批，常见的横批有：鹤算筹添、庚星耀彩、南极星辉、鸠杖熙春、共颂期颐、榴花献瑞、古柏长春、甲第增辉等等。当然，不论什么横批，都要和上下联的内容相关联，例如上联“桃熟三千瑶池启宴，筹添一百海屋称觞”横批“蟠桃献寿”。

另外，关于寿联的奇闻轶事屡见不鲜，有正面的，也有反面的。乾隆五十年，乾隆皇帝在“乾清宫”开千叟宴，应邀赴宴的人中有一老者 141 岁，他便以此为题，出上联：“花甲重逢，增加三七岁月。”要纪晓岚对下联。六十为花甲，花甲重逢，即 120 岁；三七岁月，即 21 岁，这样算起来恰好 141 岁。出联称奇。纪晓岚沉思片刻，当即对出下联：“古稀双庆，更多一度春秋。”七十为古稀，古稀双庆，即 140 岁；一度春秋，即 1 岁，也是 141 岁，加起来正好是 141 岁。对得精妙。还有一幅彭文勤贺乾隆 80 寿联：“龙飞五十有五年，庆一时，五数合天，五数合地，五事修，五福备，五世同堂，五色斑斓辉彩服；鹤算八旬逢八月，祝万寿，八千为春，八千为秋，八元进，八恺登，八音从律，八方缥缈奏丹墀。”此时既是乾隆八十寿辰，又逢其继位 55 年，所以寿联紧扣“五”、“八”二字，很有特色。

总之，寿联是一件特殊的祝寿礼品，代表着真诚的祝福和美好的心意，也是寿文化中重要的表现形式。

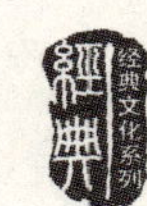

三、寿戏、寿谜、祝寿吉语

(一) 寿戏

旧时人们庆寿时，有条件的家庭喜欢请戏班唱戏，俗称寿戏。所选的剧目必须是吉祥戏，不论唱什么样的曲目，都不能是悲剧性的。剧种和剧目没有限定，一般和各地风俗有关，兼顾个人喜好。例如：浙江绍兴一带多演唱平调、花调、莲花落及做“隔壁戏”（以口技为主的曲艺，已失传），内容皆以大团圆告终；北京多是京戏，剧目多为《麻姑献寿》、《蟠桃会》、《八仙庆寿》等。寿戏唱词要带喜气，不能有“杀”“剐”“病”“死”等词。

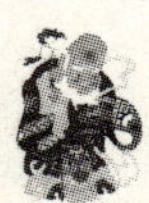

（二）寿谜

庆寿典礼当然是越热闹越好，为了营造氛围，文艺活动中还常常有猜谜语项目，就是寿谜。寿谜的内容没有特别的规则，但最好与祝寿有关，喜气洋洋，谜面和谜底不能有不祥的字眼。还有一则关于寿谜的趣事：1978 年初，郭沫若在北京医院住院期间，在和数学家华罗庚谈话时提到古人对高寿之人给予的美称：“常称七十岁为‘古稀’，八九十岁为‘耄耋’，百岁为‘期颐’。如果未到整数，只有七十七岁、八十八岁、九十九岁，怎么称呼呢?”郭沫若说道：“有人把七十七岁称为‘喜寿’，八十八岁称‘米寿’，九十九岁称‘白寿’。”华罗庚问：“为什么这样称呼?”郭老风趣地解释说：“解决这个问题就要求助于数学家和文学家了。这是三个字谜，‘喜寿’可猜为七十七岁，因为‘喜’字的‘草体’便是‘七十七’三个字组成；‘米寿’一看‘形体’就知道上、中、下为八十八；‘白寿’可猜为九十九岁，因为白字是那‘百’字缺一，即九十九。”郭老解完寿谜，华罗庚感叹说：“言之成理!”两人哈哈大笑起来。

（三）祝寿吉语

寿筵上一般都要对寿星发表祝寿陈词，这时并非都是那么正式的诗词、寿联，多数情况下就是两句吉利话，也有的附在寿礼上。常见的祝寿吉语有：寿比南山、松鹤延年、华封三祝、福德长寿、福寿双全等等。人们还将祝寿吉语刻在钱币上，制成祝寿钱，钱文除上述列举的吉语外，还通常有龟鹤齐寿、龟龄鹤寿、福寿延长等，背面多为神仙、灵龟、仙鹤、瑞云等图案。

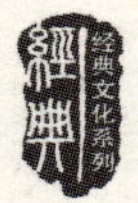

祝寿诗文、寿联、寿戏、寿谜、吉语等形式构成了祝寿文化的精彩内容，使祝寿典礼高雅文明，是献给寿星的最好礼物。

第三节　奇幻瑰丽——庆寿典故

一、蟠桃盛会

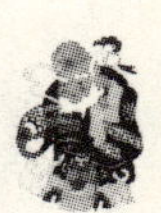

在众多的庆寿典故中，王母娘娘的蟠桃盛会是家喻户晓的传说。相传每年农历七月初七是西王母，也就是王母娘娘的生日。王母娘娘是所有女神的领袖，是天上地位最高的女神，德高望重。每当这一天，各路神仙纷纷从四面八方赶来为王母娘娘祝寿，而王母娘娘则命红衣仙女、青衣仙女、素衣仙女、皂衣仙女、紫衣仙女、黄衣仙女、绿衣仙女这七仙女摘取蟠桃，在瑶池设宴款待众神。

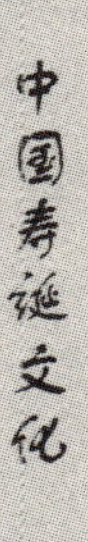

王母娘娘园中有三千六百株桃树，前面一千二百株，花果微小，三千年一熟，人吃了成仙得道；中间一千二百株，六千年一熟，人吃了霞举飞升，长生不老；后面一千二百株，紫纹细核，九千年一熟，人吃了与天地齐寿，日月同庚。《西游记》第五回“乱蟠桃大圣偷丹”中形容那蟠桃林：“夭夭灼灼，棵棵株株。夭夭灼灼花盈树，棵棵株株果压枝。果压枝头垂锦弹，花盈树上簇胭脂。时开时结千年熟，无夏无冬万载迟。先熟的酡颜醉脸，还生的带蒂青皮。凝烟肌带绿，映日显丹姿。树下奇葩并异卉，四时不谢色齐齐。左右楼台并馆舍，盈空常见罩云霓。不是玄都凡俗种，瑶池王母自栽培。”品相这么诱人，又是长寿之果，也难怪孙悟空会偷吃了。祝寿的众神都备有寿礼，如麻姑献的是自酿灵芝酒；太上老君背着一只金葫芦，里面装着千年炼成的金丹，每位神仙都为能尝到王母娘娘亲自栽种的仙桃而倍感荣幸。

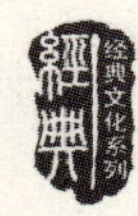

蟠桃学名水蜜桃，以其形美、色艳、皮韧易剥、味浓香溢、入口即化等优点而驰名中外。它不仅色、香、味俱佳，而且含有一定的蛋白质、脂肪、维生素及多种矿物质，具有丰富的营养价值，是养生佳品。此外，桃很早就是人们心目的神物，先秦时期已用桃木驱邪。中国的许多传说更是将桃神化，产生了仙桃令人长寿的传说，蟠桃由此便与“仙”、“寿”连在了一起。人们用桃来祈福，把寿团称为“寿桃”，寿宴中总少不了它。在传统的年画中（如《蟠桃献寿图》），寿桃更是常见的内容，如桃和灵芝称“仙寿”、和蝙蝠称为“福寿”，寄寓延年益寿。

因此人们举行祝寿活动时，总要在寿堂墙上悬挂《蟠桃盛会》、《瑶池集庆》等祝寿图，借以祈福求寿。“蟠桃”、“蟠桃盛会”也成了祝寿时用得最多的词汇之一。

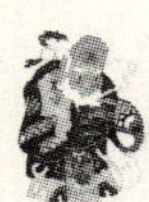

二、八仙庆寿

八仙的故事远自唐代的时候就在民间流传，而八仙庆寿也是寿筵上常被用到的典故。“八仙”是道教中惩恶扬善、抑富济贫的八位神仙，他们分别是：张果老、吕洞宾、韩湘子、何仙姑、铁拐李、钟离权、曹国舅和蓝采荷。

八仙中的张果老，倒骑毛驴，日行千里，为人们善做好事，有长生不老之法。历朝皇帝多次征召他，都被他婉拒。吕洞宾，是八仙中影响最大、在民间的传说故事中提及最多的一位神仙，道教的全真教把他列为祖师之一，又称他为纯阳真人。他在八仙中虽然资格较低，但知名度却很高，为他而建立的道教宫观几乎是遍布全中国。他容貌俊秀，戴着头巾，喜好舞剑、饮酒、做诗，充满了人情味，受到人们的加倍喜爱。韩湘子，唐人，从小爱与道士在一起，后遇吕纯阳学道成仙，他能空樽造酒，聚土开花，造福于民，是道教八仙中比较年轻的擅长吹奏笛子的一位神仙。何仙姑，是八仙中唯一的女仙，食云母粉后行走如飞，知人祸福，为人们解难。铁拐李，名洪水，字拐儿，常在街上行乞，后以铁拐掷空中化为龙，乘龙而去，遇老君后得道成仙。他身背葫芦普救众生，神通广大。钟离权，汉代人，故又名汉钟离。他原是一名大将，后遇仙人指点入山修炼得道，下山后飞剑斩虎，点金济众，遂升天成仙。他手持宝扇有起死回生之力。曹国舅，《宋史》称他是慈圣光献太后的弟弟，故叫国舅。因其弟杀人出逃，国舅深以为耻，遂隐亦山岩，精思慕道，得遇汉钟离、吕洞宾等人引入仙班，修道成仙。他手持仙板宝物（阴阳板），能神鸣，万籁无声。蓝采和常到市街唱歌乞讨。一天他醉于酒楼，空中响起一片笙箫声，他忽然轻举升空，手持一花篮驾云而去。

每到农历七月初七王母娘娘的生日，八仙定期赴西王母的蟠桃盛会为她祝寿，一路上他们三人一伙，二人为伴，前前后后在碧波中游渡。铁拐李坐在大葫芦上，扶着拐杖引航。吕洞宾背着阴阳剑站在李铁拐身后，右手遮阳，极目远眺，左手握拂尘，搭在肩上，随风吹动。何仙姑手举荷花，在欣赏水上风光。钟离权坦胸露腹乘坐在宝扇上，恰似一叶飞舟直流而下。韩湘子站在水头，吹奏横笛。曹国舅拿着阴阳板临风而立，张果老倒骑着毛驴，手持鱼鼓在赶路。蓝采和手擎盛满香花的花蓝，步步相随。在蟠桃会上，他们口颂祝词，祝福王母娘娘万寿无疆，颇得王母娘娘的欢心。

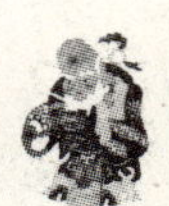

“八仙庆寿”一词最早出自元代戏本。此后，八仙庆寿的形象常出现在年画、刺绣、瓷器、花灯及戏剧之中，成为民间艺术常见的的祝寿题材。另外，人们把八仙所持物件称为“暗八仙”，经常组成吉祥图案，借以祝颂长寿。

三、福如东海、寿比南山

福如东海、寿比南山是我们再熟悉不过的祝寿吉语，它源自一个古老的传说。

很久以前，有一年接连数月没有下雨，各处闹旱灾，庄稼颗粒无收。珠崖郡的崖县（今三亚市）也不例外，饥饿干渴的崖县人天天跪在地上，祈求天神赐降甘霖。在崖县的鹿回头村庄，有一位勤劳勇敢的小伙子阿富。他每天到海里去捕鱼给乡亲们。说也奇怪，那一年哪个海域都捕不到鱼，只有到大东海才能打到鱼和虾。一天，阿富在大东海打到一条好大的鱼，他回到村，把鱼切成块，分给乡亲们，而自己只留下一点点鱼头。他正要烧水煮鱼头时，来了一位要饭的老太婆，只见她满头白发、衣衫褴褛。阿富将鱼头分给她吃。老太婆吃完，顿时有了精神，跪下叩头感谢阿富的帮助。阿富慌忙上前扶她起来，却发现站在他面前的不是老太婆，而是胜似天仙的女子。女子点点头说：“我的名字叫阿美，是大东海龙王的第三个女儿。现在人间闹旱灾，我是来告诉你们，善良的人们只要到大东海喝三口海水，回来后便能挖地出水、种地丰收、做买卖发财。总之，能心想事成。”于是，阿富带领乡亲们一起来到了大东海边，各自用手捧了三口海水喝。他们回到田间后，发现地里冒出一汪清澈的淡水，味道又香又甜。不多时，这汪水又变成了一条河流，向前奔腾着。就这样，乡亲们得救了。阿富与阿美也成亲了。此后鹿回头村的村民们一遇到什么想办的事就到大东海去喝三口海水，定能心想事成。善良的鹿回头村的村民们又把这一秘密告诉每一个来大东海的人们，因此，外乡人也得以美梦成真。

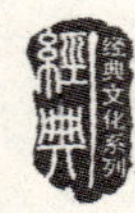

鹿回头村的人们说这幸福是大东海给的，由此“福如东海”这句话流传至今。

再来讲讲“寿比南山”的由来。有一年琼州突然天昏地黑、电闪雷鸣，倾盆大雨连下了七天七夜。第八天，只听轰隆一声巨响，天崩地裂，琼州脱离了大陆，成了一个岛屿。琼州岛上的生灵死的死、伤的伤。所有的河流都改了道，所有的山脉都变了形，还有些河流和山脉因此消失了。

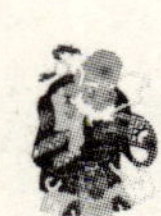

奇怪的是，只有南山（今三亚市的鳌山，也叫南山）安然无恙，住在南山上的人一个也没有伤亡。传说经历了这次天崩地裂的南山人，都活了几百岁，最后成了仙。公元748年，鉴真师徒等三十五人从扬州启航，第五次渡海时遇到飓风，漂流万里到达了振州（今三亚市）宁远河口（今海山奇观风景区一带）时，已经一点力气也没有了。南山上的人们发现了他们，把他们救了起来。他们一着南山的地，就立即睁开了眼，也有了精神。他们在振州居住了一年多，修造大云寺，传播佛教文化。这些奇怪的事一传十，十传百，因此人们都把南山叫做仙山，由此上南山来玩和居住的人也越来越多了。传说到过南山的人有病的去病，无病的健身，个个长寿，所以人们常用“寿比南山”来祝福他人长寿。

当然关于“福如东海、寿比南山”的典故有许多版本，不过海南岛的这一说法比较普遍，很久以来这句话也成了人们最常用的祝寿语。

第四节　健康物语——养生歌诀

一、养生三字经

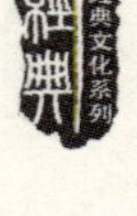

（一）养生三字经

“养生三字经”是养生歌诀的一种常见形式，由于其琅琅上口，版本也非常多。如宋代学者苏轼所作的《养生三字经》：

软蒸饭，烂煮肉；
温羹汤，厚毡褥；
少饮酒，惺惺宿；
缓缓行，双拳曲；
虚其心，实其腹；

丧其耳，立其目；

久久行，金丹熟。

其大意为：老人消化能力差，因此，饭应做得软些，肉要煮得烂些；汤要温热不凉，衣服被褥要厚些；少喝酒，多休息，睡眠不够则闭目养神；走路要缓慢谨慎；心境要放宽，不可空腹无食物；要少用耳朵和眼睛，以清心怡情；照此饮食起居，并且持之以恒，则能健康长寿。

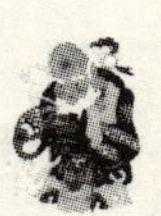

（二）长寿三字经

民间还流传着一首《长寿三字经》，不知为何人所作：

心胸宽，人快活；
心胸窄，忧愁多；
人世间，有不平；
纵七情，能致病；
不悲观，不消沉；
心开朗，精神振；
乐陶陶，精神好；
烦躁躁，要病倒；
脾气怒，催人老；
善制怒，变年少；
闲生非，闷生病；
自找病，自受痛；
心绪好，大有益；
生闷气，气成疾；
笑开口，春常在；
笑一笑，十年少；
笑笑笑，通七窍；
情绪高，体格好。

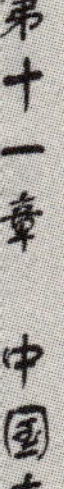

《长寿三字经》讲了关于精神健康的各种要点，包括了调神、养神、怡神等要素。它最想说明的就是：精神好了，身体自然健康。

（三）寿星三字经

许多老寿星都有自创的关于养生的三字经，这些三字经通俗易懂，也包含着真知灼见，非常值得借鉴。例如以下这段也广为人知：

鬓发白，年古稀，体渐弱，不为奇。
勿熬夜，按时起，神智清，再下地。
一日事，有条理，慢节奏，大有益。
常锻炼，壮身体。幽静处，深呼吸。
头常梳，足常洗。气候变，增减衣。
防感冒，莫大意。看电视，要间歇。
躲噪音，保听力。劳动活，须量力。
防骨折，别伤躯。食疗法，当牢记。
不偏食，善调剂，多清淡，少油腻。
酒少饮，烟禁忌，不过饱，勿受饥。
细咀嚼，防便秘。讲卫生，常查体。
活在世，应进取。重修养，淡名利。
遇烦恼，不生气。年龄增，不自弃。
习诗文，别求急。写日记，助记忆。
闻墨香，涂几笔。听音乐，调情趣。

二、十叟长寿歌

三国魏时的文学家应璩作有《三叟长寿歌》，其中讲的是通过路人与三位百岁老人的问答，揭示长寿养生的奥秘。后来人们将其扩充改编为《十叟长寿歌》。诗中十位百岁老人，分别用一句话介绍自己长寿的秘诀，尽管歌谣中对每位老人的描述和介绍只有一句话，但十位百岁老人活龙活现的神态、举止却跃然纸上，栩栩如生。他们的养生经验符合现代养生科学，读来别有一番情趣。全文如下：

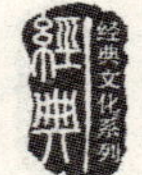

昔有行路人，海滨逢十叟。
年皆百岁余，精神加倍有。
诚心来拜求：何以得高寿？
一叟捻须曰：我不缅旨酒。
二叟笑莞尔：饭后百步走。
三叟颔首频：淡泊甘蔬糗；
四叟拄石杖：安步当车久。

五叟整衣袖：服劳自动手。

六叟运阴阳：太极日月走。

七叟摩巨鼻：空气通窗牖。

八叟摸赤额：沐日令颜黝。

九叟扶短须：早起亦早休。

十叟轩双眉：坦坦无忧愁。

善哉十叟词，妙诀一一剖。

若能遵以行，定卜登上寿。

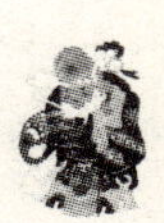

其中的十位老人的养生健体、延年益寿之道，归纳起来大致有如下几点：

一是饮食清淡。不贪图美味佳肴，不嗜酒，平时的主要食物是各种蔬菜和五谷杂粮。

二是坚持锻炼。饭后散步，出门安步当车，打太极拳，坚持活动筋骨，增强体质。

三是生活自理。不懒惰，不养尊处优，能自己动手做的事，不让家人代劳。

四是起居有常。不熬夜，不恋床，早睡早起，生活起居有规律。

五是心胸坦荡。情绪稳定，遇事不愁，永远保持乐观、开朗的精神状态。应该说，这十位老人的养生保健经验是不难做到的，老年朋友如能吸取，肯定能长寿。

三、莫恼歌

《莫恼歌》也是人们耳熟能详的一首养生歌诀：

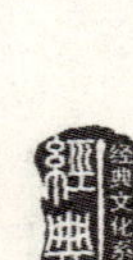

莫要恼，莫要恼，烦恼之人容易老。

世间万事怎能全，可叹痴人愁不了。

任你富贵与王侯，年年处处理荒草。

放着快活不会享，何苦自己等烦恼。

莫要恼，莫要恼，明月阴晴尚难保。

双亲膝下俱承欢，一家大小都和好。

粗布衣，菜饭饱，这个快活哪里讨?

富贵荣华眼前花，何苦自己讨烦恼。

这首歌诀为清代养生学家石成金所作。他用通俗、诙谐的语言，概括了养生重在养心的要旨，给人们以深刻启迪。据说石成金幼时羸弱，终日药不离口，后来他悉心钻研养生保健，身体力行，没过多久身体就痊愈了，健康得与从前判若两人。他的养生著作多为切身经验之谈，有很高的参考价值。

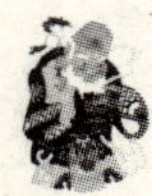

第五节　兴味盎然——名人祝寿故事

一、为齐白石祝寿

齐白石（1863—1957 年），原名齐璜、纯芝，字渭青、号白石、濒生、阿芝、借山吟馆主者、寄萍老人等，是现代著名画家，书法家，篆刻家。白石老人是湖南湘潭人，六十岁后定居北京。

1953 年 1 月 7 日，是齐白石 90 岁寿辰，北京文化艺术界二百余人，在文化俱乐部齐聚一堂，为白石老人祝寿。参加当天庆祝会的有中央文化部副部长周扬、中央美术协会主席、中央美术学院院长徐悲鸿、文化艺术界人士以及齐白石的好友李济深、何香凝、邵力子、老舍、叶恭绰、欧阳予倩、郑振铎、田汉、洪深、陈半丁、溥雪斋、孙诵昭、江蔼士、胡佩衡、俞平伯、江丰、蔡若虹、王朝闻、古元等 200 多人。李济深、徐悲鸿、老舍、田汉、叶恭绰等人先后在会上讲话，对画家齐白石辉煌的艺术成就和对艺术的执着精神予以高度推崇。

周扬在会上代表中央文化部授予齐白石“人民艺术家”的荣誉称号，并在会上讲话。他说：齐白石先生是中国人民卓越的艺术家，在中国美术创造上有独特的贡献，他的艺术继承了中国绘画的现实主义传统。今后大家应更加亲密地团结一致，共同为改进和发展中国画而努力，并向齐白石的艺术和他的刻苦劳动的精神学习。

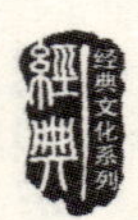

庆祝会上还展览了齐白石 40 多幅作品。当晚，全国美协在中央美院举行宴会，国务院总理周恩来出席，与齐白石亲切交谈，并合影留念。

二、毛泽东为徐特立祝寿

徐特立（1877—1968 年），原名徐懋恂，又名徐立华，字师陶，湖南长沙人，无产阶级革命家、教育家。

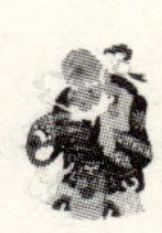

1913—1919 年，徐特立在湖南省立第一师范学校任教期间，毛泽东曾在这里求学。作为毛泽东的老师，他在毛泽东的成长过程中发挥了巨大影响，还曾随毛泽东走完了长征路。

1937 年 2 月 1 日是徐特立 60 寿辰，也是徐老入党以来第一个大寿。延安同志们自发地给徐老做寿。1 月 30 日，正忙于制定抗日救国大计的毛泽东写了一封感情真挚的信给徐特立，为他祝寿。信中说："你是我二十年的先生，你现在仍然是我的先生，你将来必定还是我的先生。当革命失败的时候，许多共产党员离开了共产党，而你的态度是十分积极的。从那时至今长期的艰苦斗争中，你比许多青年壮年党员还要积极，还要不怕困难，还要虚心学习新的东西。什么'老'，什么'身体精神不行'，什么'困难障碍'，在你面前都降服了。而在有些人面前呢？却做了畏缩不前的借口。你是懂得很多而时刻以为不足，而在有些人本来只有'半桶水'，却偏要'淌得很'。你是心里想的就是口里说的与手里做的，而在有些人心之某一角落，却藏着一些晻晻臜臜的东西。你是任何时候都是同群众在一块的，而在有些人却似乎以脱离群众为快乐。你是处处表现自己就是服从党的与革命的纪律之模范，而在有些人却似乎认为纪律只是束缚人家的，自己并不包括在内。你是革命第一，工作第一，他人第一，而现在有些人却是出风头第一，休息第一，与自己第一。你总是拣难事做，从来也不躲避责任，而在有些人则只愿意拣轻松事做，遇到担当责任的关头就躲避了。所有这些方面我都是佩服你的，愿意继续地学习你的，也愿意全党同志学习你。当你六十岁生日的时候写这封信祝贺你，愿你健康，愿你长寿，愿你成为一切革命党人与全体人民的模范。"

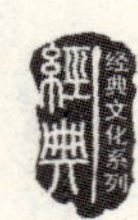

1947 年徐特立 70 寿辰。1947 年初，蒋介石命令胡宗南进攻延安。当时徐特立已根据毛泽东主席的指示撤离延安，转移到绥德城。徐特立寿辰的前几天，工作人员请示正在全力指挥西北和全国解放战争的毛泽东：徐老的 70 大寿还庆不庆祝？毛泽东毫不犹豫地说："庆，为什么不庆？还要大大地庆祝一番！我们一方面要为徐老祝寿，另一方面还要显示延安军民沉着应战，以鼓舞边区军民的斗志。”于是，根据毛泽东的指示，党中央派出一辆大卡车专程前往绥德，接徐特立去延安做寿。寿诞的前一天晚上，毛泽东和朱德等中央领导负责同志亲临徐特立居住的窑洞祝贺，俗称“暖寿”，体现了一代伟人对恩师的尊重和爱戴。

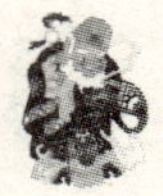

三、冰心的祝寿故事

冰心（1900—1999 年），原名谢婉莹，福建长乐人，是当代著名女作家、儿童文学作家。冰心的作品有三大主题：母爱、童心、大自然。冰心老人文如其人，她一生保持着一颗善良纯真的童心，珍惜生命、热爱生命。

冰心是与世纪同岁的老人，是“五四”时期作家中最长寿的人之一，而且在世时一直笔耕不辍。因此，冰心上了年纪后，每年过生日，都会有许多作家和国家机关领导前去为她祝寿。冰心老人八十九岁生日时大家为她举办了隆重的寿筵，中国人过生日有“庆九不庆十”的习惯，没想到，到了冰心老人九十岁生日时，前来祝寿的人仍络绎不绝。

冰心与巴金是多年的至交，1989 年她九十岁大寿时，巴金托人送去一只花篮，是由九十朵玫瑰花组成的，祝她健康长寿，即表示“九十大寿”，又有“天长地久”之意。冰心说这是最好的生日礼物，特别高兴，而且巴金很懂她，她喜欢玫瑰，玫瑰花带刺，有性格、有人格。

不仅如此，冰心也常常热情地张罗为朋友们祝寿。她在为梁实秋祝寿时的贺词“一个人应当像一朵花，花有色香味，人有才情趣，三者缺一便不能做人家要好的朋友”一直被人们奉为妙语。

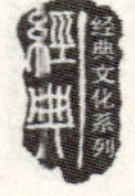

有一次冰心的寿辰，有一位熟人送了一幅寿星图拜寿。冰心打趣说：这不公平啊，无论男女寿星都用这老头儿祝寿，妇女是半边天，我们应该有属于自己的寿星。众人都笑了，有人说：那就用您自己的画像吧。这段小小的插曲将老人活泼开朗、创新进取的性格展现得淋漓尽致。

第十二章

长寿民俗与故事

第一节　吉瑞祥和——有关长寿的节日民俗

一、九九重阳登高祈寿

唐代诗人王维那首著名的《九月九日忆山东兄弟》：“独在异乡为异客，每逢佳节倍思亲。遥知兄弟登高处，遍插茱萸少一人。”其中“佳节”就是指重阳节，在每年的农历九月九日。重阳节既是思念亲人的节日，又是传统的祈寿节日，是一个以消灾和企盼健康长寿为主旨的节日。一般来说，重阳节有出游赏景、登高避祸、观赏菊花、饮菊花酒、遍插茱萸、吃重阳糕等习俗。

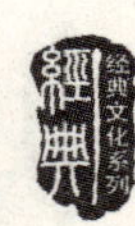

重阳节发源于蔡地（今河南省上蔡县），始于东汉时期。相传：东汉时有个叫费长房的人能预卜未来，他还有个徒弟叫桓景。有一天他对桓景说：“我观察天象，测出九月九日你家会遇灾。赶快让你的家人缝制布囊，里面装上茱萸，然后到九月九日那天全家将茱萸囊系在手臂上，登山，饮菊花酒，此灾可消。”桓景依费长房的指点，于九月九日举家登山。傍晚，桓景一家归来，发现家中的鸡犬牛羊俱已暴毙。费长房知道后说：“这些家畜已代人受灾了。”现在，这个故事已经成为重阳节登高风俗的来源。汉代以后人们十分重视重阳登高，在许多地方都留下古人登高的遗迹。

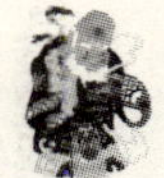

《长安志》中记载：汉长安城近郊有一座小高台，每年重九，有许多人登上高台游玩观景。到了唐代，帝王及文人雅士都喜欢在重阳登高以赏秋景、吟诗作赋、抒发情怀。唐代皇帝大多到慈恩寺登大雁塔，或到曲江池大宴群臣，命群臣赋诗，竞比才华。明代时，九月重阳，皇宫上下要一起吃花糕庆贺，皇帝还要亲自到万岁山登高，以畅秋志，此风俗一直流传到清代。

其实从节气上看，重阳正值季节冷暖变化的焦点，在这种忽冷忽热的天气里，人们很容易染疾，古人视此为灾难。为了避灾，人们选择登高以接近天神，希望得到护佑。李时珍的《本草纲目》上说茱萸“可以治寒驱毒，燃薰后可避虫害”。人们在重阳这天佩戴茱萸，可以驱除邪气、祛初寒。重阳又是菊花盛开的时节，《本草纲目》中说菊花“备受四气，饱经霜雪，花槁不零，味兼甘苦，性禀平和”，古人又将菊花的药用价值延伸开来，认为菊花可以延年益寿。再加上一些关于菊花的传说，令菊花成为了重阳节的吉祥物，从春秋时期开始就形成了观赏菊花、饮菊花酒的习俗。因此重阳糕又称菊糕、花糕，人们总是用新收获的黍稻做成美味的花糕，作为秋季的祭品，同时分享着收获的喜悦。另外，糕与“高”同音，有步步高升的意思。

1989年，我国把农历九月九日定为“老人节”，取老人长寿之意，重阳节遂成为尊老、敬老、爱老、助老的节日。这一天，人们扶老携幼、秋游赏菊、登山远眺，沐浴在大自然的怀抱里，使祈寿有了实实在在的依托！

二、除夕夜摸椿树求长寿

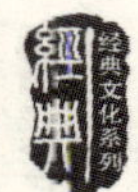

我国民间自古就有除夕夜摸椿树的习俗。

椿树成活率极高，且易于生长，因此在我国历来被视长寿之木。“椿年”、“椿龄”等都是常用的祝寿词。《本草纲目》云：“椿樗易长而多寿考”，说椿树用最简单的插扦法种植都极易成活，生长速度快且长寿。

古书中关于椿树的记载也不胜枚举。《庄子·逍遥游》中说：“上古有大椿者，以八千岁为春，八千岁为秋。”椿树以八千年为一季度，假如椿树的一年是32000年，按人习惯的百岁为长寿之说，那么椿树可活240万年！唐代钱起的诗《柏崖老人》云：“帝力言何有，椿年喜渐长。”宋代柳永的词《御街行》云："椿令无尽，萝图有庆，常作乾坤主。"自古有寿联："筵前倾菊酿；堂上祝椿令"；"椿树千寻碧；蟠桃几度红"；"大椿常不老，丛桂最宜秋"等等。

因此，许多地区除夕夜有儿童摸椿树以求长高又长寿的习俗。例如：在河北省燕山一带，传说椿树是矮子的福音，因此人们崇拜椿树，以求长高，逐渐形成了"转椿树"的民俗。每逢除夕夜，在一棵挺拔的椿树旁，母亲低语祈祷后，孩子们就要绕椿树正转三圈，边转边吟唱着许愿般的歌谣。转完不可回头，需一路小跑回家，因为回家的路上若遇到人或回头看，祈祷就会失灵。而且据说在除夕夜，椿树王也和人一样，要欢庆佳节、心情舒畅，此刻求它，能够百求百灵，乃祈求的最佳时节。

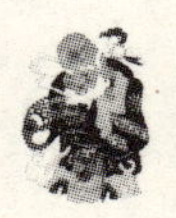

有的地方摸椿树的仪式也颇为讲究：首先要找一棵直径15—20公分左右、3—4米长、主干无分叉、端正笔挺的椿树。儿童穿上新衣，午夜12点前来到椿树边，在新年钟声响起时抱着椿树边摇边吟唱歌谣，用左手伸过头顶摸到最高处，剜下一小块树皮，回家用红布把树皮和香炉里取出的一点香灰一起包好，放在枕头下，直到来年的新年钟声再次响起，即为一个完整的许愿过程。至于摸椿树时吟唱的歌谣，有的地方是："椿树王，椿树王，你长粗来我长长；你长粗来做材料，我长长来穿衣裳。"

三、中秋夜越晚睡越长寿

中秋节是合家团圆赏月的节日，现代人在这一天常常玩闹到深夜，虽是出于玩乐的心态，却恰恰暗合了中秋夜越晚睡越长寿的习俗。

中秋佳节为每年的农历八月十五日，正值秋季的中期，所以称为中秋。我国古代将每个季度分为孟、仲、季三个部分，故中秋也叫仲秋。据说：八月十五的月球距地球最近，所以中秋的月亮较其他月份的满月更大更圆更亮，因此又称月夕、秋节、八月节、八月会、追月节、玩月节、拜月节、女儿节。俗话说：海上升明月，天涯共此时。中秋之夜，天各一方的人们仰望如玉盘般的明月，自然会期盼家人团聚，远在他乡的游子也借月亮寄托对故乡和亲人的思念，所以中秋节还叫团圆节。

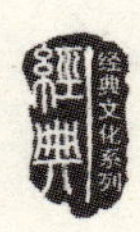

中秋节作为我国的第二大传统节日，有着悠久的历史和漫长的发展过程，古代就有"秋暮夕月"的习俗。"中秋"一词最早见于《周礼》。后来文人雅士争相效仿，在中秋时节对着天上一轮皓月，观赏祭拜、寄托情怀。这种习俗就这样传到民间，成了传统的活动。直到唐代，这种祭月的风俗更为人们重视，中秋节才成为固定的节日，一直流传至今。《唐书·太宗记》记载有“八月十五中秋节”。每逢中秋夜，人们都要举行迎寒和祭月，设大香案，摆上月饼、时令瓜果等祭品，并在月下将月亮神像放在月亮的那个方向，全家人依次拜祭月亮后切开团圆月饼。

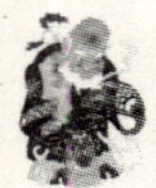

中秋节的习俗很多，形式也各不相同，却都寄托着人们对生活无限的热爱和对美好生活的向往。

民间还相传，中秋夜越晚睡越长寿，所以人们都以此祈求长寿。台湾地区还流传说：少女在中秋夜晚睡，会使母亲长寿。中秋从气候等条件来说，也是一年中最美好的时节，也许人们觉得如果不能彻夜享受这份美好，真是很可惜！

第二节　民风淳厚——其他长寿民俗

一、长寿寓意的庆阳香包

香包，古人称之为“容臭（xiù）”，又叫香囊，其“臭”（香料）多为雄黄、仓术、当归、丁香、白芷、细辛、艾叶、熏草等挥发奇香的中草药。先民为了趋福避害，将这种香囊佩戴在身上，蛇虫闻之畏惧。庆阳一位黄帝天师叫歧伯，精通医术和巫术，则将多味有芳香气味的中草药研成细末装入丝袋，让人们戴在身上，以驱蚊逼蝇、洁身香体、祛邪降福。这就是香包的起源。

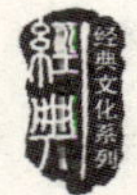

甘肃省庆阳是盛产香包的地方，那里的香包艺术品驰名中外、香飘四海。庆阳香包根据不同类别，被分别赋予了各种寓意，其中有很大一部分为“长寿”香包。

香包的制作方法非常简单，将包裹着香草药末的布料用线绳随意一绌即成。后来为了美观实用，香包变幻出各种造型，如吉祥如意、平安祝福、福在眼前、福寿双全、幸福有余、北豳祥龙、喜上眉稍、生意兴隆、五福捧寿、鸳鸯双喜、福寿娃娃、十二生肖、凤戏牡丹等等。香包也因此成为老幼咸宜的饰物，广为人们所接受。后来制作香包的工艺越来越繁复多变，也越来越成熟。庆阳先民通过刺绣，巧借人物故事形象、动植物的自然属性、汉字谐音等，用借喻、象征、借代等手法，赋予了香包以深刻的文化内涵，使香包脱颖而出，成为一门文化色彩浓郁的民俗艺术。如龟、鹤长寿，松树经寒不落，以此借喻健康长寿、长生不老。

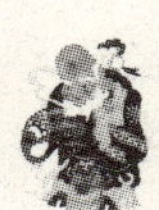

至今，人们寄寓于香包之中的意念始终未改，就是祈求健康长寿、保佑平安。人们有了它相伴相随，便觉鬼神不侵、恶疫不染、事事顺当，心里自然踏实。其飘逸的芳香也的确令人神清气爽、心旷神怡。因此，香包成了馈赠亲友、传递祝福，或自己留在身边保平安的佳品了。

二、藏族煨桑祈寿

初见煨桑这个词，可能会望文生义：是不是煮桑叶？用来吃，还是用来煨？其实，“桑”是藏语的音译，其意为“烟”。煨桑的确切意思是烟火祭祀，简称烟祭。人们用扁柏、小叶杜鹃、艾蒿、青松、糌粑等煨火生烟，即煨桑。因此，煨桑是藏族的一种特有的风俗。

煨桑以烟雾把天和地连在一起，是告于天地诸神的仪式。据说：在煨桑过程中燃烧松柏枝等所产生的香气，不仅令凡人有舒适感，而且对山神的殿堂同样有着芳香作用。山神闻到也会高兴，从而降福给敬奉它的世俗百姓。

藏族原始宗教的祭祀仪式包括煨桑、血祭、跳神三项内容。在举行宗教仪式时，这三项内容往往是一并举行的。佛教传入藏区后，除了“血祭有所变动外，其余全部继承了下来。

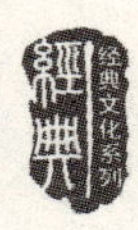

藏族先民的煨桑活动都是在部落外的山头或河岸上举行，煨桑时把扁柏、艾蒿、小叶杜鹃的枝叶堆起来，中间放上五谷杂粮，然后由主持仪式的人洒上一些水，点燃后祀神。这种藏俗的产生可以溯源到原始时代。最初其用于除掉出征者身上的血腥和污秽，后来演变成宗教仪式。煨桑的目的也变成祭神祈福，再后来便成了藏区宗教的一种祭神仪式，并因此形成了独特的煨桑节。

煨桑时一般还要念诵一种叫《小桑》的经文。人们认为莲花生大师创制的《小桑》经文，无论居家还是外出，随时诵之，皆能心想事成、如愿以偿。

作为一种祭祀祈愿的活动，煨桑在过去几乎人人参与，尤其是在祭祀中更是如此。而近代，煨桑已逐渐演变为藏族的民俗，与人们的日常生活紧密相连，在祭山水、祭屋顶神、祭舟神、祭山口神等活动中都有所涉及。例如：在亡者转魂期间，其家人要不断地煨桑；产妇临产时，家人要在桑炉里煨桑；若生了男孩，家人还要到高山顶煨桑，吹响海螺，告诉天神在这个家庭里，一个幼小的生命降临人世了，祈求神灵保佑。

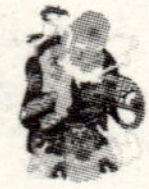

如今，藏族的煨桑习俗已渗透到生产生活的各个层面，人们认为神灵高兴，就会保佑人生无灾无疾、众生愉悦、人心向善，创造祥和美好的家园。

三、纳西族的求寿仪式

纳西族是我国云南地区的少数民族，拥有悠久的文化和灿烂的文明。他们有自己独特的语言、文字和信仰，既而形成了内涵丰富的东巴文化。其中重要的一项内容就是繁多的祭祀活动，特别是纳西族的求寿仪式，更是历尽千年而保留至今的古老习俗。

纳西族人认为：人要求神赐予年岁和寿岁，必须求自然神的保佑，才能没有病痛；而得到自然的庇护、不欠自然的债、对自然没有罪，人们的魂就能安宁。因此，东巴教中求寿仪式的举行是纳西族人与自然的对话和沟通。在仪式中，人们向自然神、众大神祈求保佑村人平安健康、生育繁衍、福禄寿命的福分，并祈求自然神赐给村民富足富裕、风调雨顺的福泽。

求寿仪式通常是为乡里德高望重的老者或祭司所举行，其目的是祈福祈寿，并将长者的高尚品德传诸后人，将老东巴的法力传于弟子。仪式由学识高深的大东巴主持，其通过向各种神灵祈求保佑而把各种神灵所赐予的福泽降到人们身上，使人们延年益寿、健康平安、吉祥如意。通常，古老的祭坛前有一棵用五色花朵装饰着的松树，即“含依宝塔树”，是纳西族神话传说中最吉祥的神树。祭坛上摆放着人们带来的“巴巴日”（献给树神的美酒）等供品。人们在神树前排起整齐的队伍，祭司（即东巴）从供品中取出一碗巴巴日，手中握着一束散发着香气的柏树枝，蘸着碗中的酒向神树洒奠。他一边洒奠，一边吟诵。同时，他在“求长寿法仪”中要由祭司按照祭祀时的“舞蹈规程”中的规定来跳“汝种布”，包括“丁巴什罗舞”、“萨利伍德

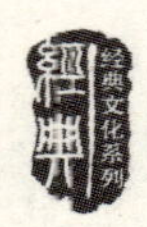

舞”、“金孔雀舞”、“花舞”等十余种舞蹈。

祭祀仪式结束后，大家一同回到祭坛前，然后分别围坐在一起品尝巴巴日。这时，年长的人唱起祝寿和祝颂成长的颂歌，年轻人则吹起了瓢笙。他们以笙歌祝酒，以美酒助兴，边吹边舞，充满了对美好生命的向往。

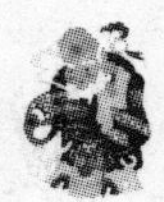

四、象征长寿吉祥的市花——长寿花

我国许多城市都有市花，而有一种市花的寓意非常鲜明，它就是台湾省台中市的市花——长寿花。

长寿花是原产于非洲马达加斯加岛的多肉植物，叶片肥厚、植株矮小。但就在这不起眼的身形上，却开出无数玲珑可爱的小花，而且它的花瓣质地厚实，可以维持很长一段时间。长寿花原来只有红色，近年来黄、橙、紫红、粉红的品种也纷纷上市，热闹非凡。

长寿花为景天科灯笼草属多年生草本植物，所代表的花语为“吉祥长寿”、“点点滴滴的回忆”。它全株无毛而光滑，叶对生，有柄，长卵形或椭圆形，叶色浓绿，肥厚具有光泽，花为顶生或腋生，伞形花序。株高15—30公分，茎叶部分为肉质，用以储藏必须的水分与养分。

它的花期可在临近圣诞节（12月份）开始，持续至来年4月。其茎叶肥厚多汁，相当耐旱，对土壤的要求也不高，即使二、三个星期不浇水、不施肥，也照样正常生长。此外其成活率也比较高。长寿花在冬季开花，给人春天般的温暖。窗外寒风凛冽之时，窗台上的长寿花却开得正热闹，绿叶红花，强盛地渺视着窗外的萧条。正因其顽强的生命力，长寿花得名。它还有一个名字叫伽蓝菜。伽蓝在佛家语中有“伽蓝土地，护法护人”的说法，因此赠送长寿花也有保佑、添福的意义，用来赠送长辈再适合不过。

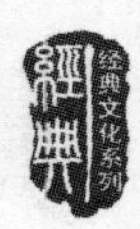

由于花期长、水土相宜、开花旺盛，而且栽培繁殖极其容易，因而在短短几年之内，长寿花的芳踪几乎遍及整个宝岛，可以说台湾是它的第二故乡。其适合盆栽、花坛种植以及成片种在园圃里。有阳台的家庭可以养一两盆不同品种的；有院子的家庭可以设计一座花坛或花圃，长寿花花团锦簇，一簇一个花色，如夜空中的点点繁星。

第三节　亘古流芳——名人养生撷英

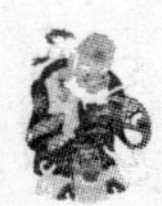

一、名垂千古寿益长

在一般人看来，名人由于成就非凡，整天忙忙碌碌的，一定顾不上自己的健康。其实，很多名人都有独到的养生方式，因而益寿延年。

首先，名人之所以闻名于世，大部分因其对社会的贡献比较大。而一项研究证明：人的一生对社会贡献越大、付出越多，寿命相对就越长。因为经常播撒爱心，心地格外明净，极少污浊之气，寿命自然长久。

由上也可以看出：拥有一颗善良、坦然的心，有助于人的健康长寿。拿我国历朝历代的皇帝来说，凡是活过70岁的皇帝，皆是比较开明、有善心、爱惜人民的皇帝，比如齐桓公、晋文公、明嘉靖、清康熙和乾隆。

其次，许多名人见多识广、阅历深厚，因而具有从容的心态、达观的生活态度和广阔的胸襟。明代养生学家吕坤在《呻吟语》中说："天地万物之理，皆始于从容，而卒于急促。"我国著名的经济学家、人口学理论家和教育学家马寅初先生活了101岁，主要得益于他的从容、达观。有一天，马老的大学校长职务突然被撤销，当儿子告诉他这个消息时，他只是"噢"了一声。数十年后，又是儿子告诉他被平反的喜讯，他又是"噢"了一声。如此修养、气度，非一般人所能及。马老的养生经验证实了美国医学教授威迪安特的研究结论：古今长寿皆从容。

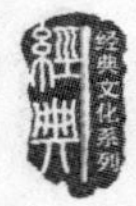

再次，不少名人不仅学识渊博，而且具有很高的创新能力。他们熟悉养生常识，同时善于摸索属于自己的养生法。著名的"宋氏三姐妹"之一宋美龄以106岁高龄逝世。她就有一条养生秘诀，即当遇到挫折和痛苦时，喜欢找熟人聊天、说说心中的话，使淤积之气一扫而光。大家都知道她与蒋经国面和心不和，每每不顺，她都能在与外甥女孔令仪的闲聊中使心情渐渐平静下来。

最后，能在特定的领域内取得一定的成绩的名人，通常具有持之以恒的毅力，也正是这种恒心，使得他们的养生方法能够坚持下去。众所周知，书画家一般都比较长寿。一些人为了益寿延年，就将书画作为自己的业余爱好。但是书画的作用不是立竿见影的，只能通过潜移默化来发挥作用，所以需要锲而不舍的坚韧毅力。宋美龄每日坚持作画，并且纯粹是为了修养生息，极少公开展览。

另外，名人一般事业都有所成就，许多人应社会的要求，晚年仍然要做许多工作。只要注意不过度疲劳，对其长寿也能起到积极的作用。因为工作让人精神有所寄托，从而对生活永远充满着渴望。

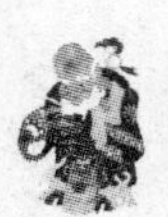

关于古今名人养生经验的资料十分丰富，不亚于一座巨大的宝库，只要我们悉心体会，就会挖掘到属于自己的财富，铸就一生的幸福安康。

二、苏轼的四味长寿药

苏轼作为一代文豪，不仅精通诗文书画，而且对传统医学也颇有研究。

他一生经历坎坷，人生不时遭遇大起大落，但一直保持着达观的心态。遇难时苦中作乐，甚至不以为苦，即便被贬到偏远的地方也从未舍弃对生活的热爱和豁达的情怀。例如他被贬惠州时说：“罗浮山下四时春，卢橘杨梅次第新。日啖荔枝三百颗，不辞长做岭南人。”可见他在悲惨的境遇下也不忘享受生活带来的快乐。

苏轼爱饮酒、爱郊游、爱访友、爱谈禅论佛。在寂寞困顿之中，这些爱好帮他排解忧愁。他还十分注重颐养精神，闲暇时喜欢观赏“碧玉碗盛红玛瑙，青盆水养菖蒲”。他也经常向老人们汲取养生经验，接受了民间“脾胃全固，百疾不生”的思想。

由于他在养生方面很有见地，一日，好友张鄂向他征求养生建议。苏东坡答曰：“养生长寿古方，药有四味。”并当即挥毫泼墨，写道：“一曰无事以当贵，二曰早寝以当富，三曰安步以当年，四曰晚食以当肉。”张鄂一脸茫然地问：“这药到哪里去抓?”东坡笑着解释道：

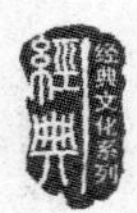

“无事以当贵”：不要把功名利禄、荣辱过失考虑得太多，要随遇而安，“不以物喜，不以己悲”，保持一颗平常心。他晚年远贬海南、尝尽艰辛、九死一生、生活十分清苦，然而他苦中有乐，早观海，晚登山，沐浴清新的空气，倾听涛声鸟鸣，心中的烦恼被抛在九霄云外。可见，良好的心情帮助他恢复了健康。

“早寝以当富”：锦衣玉食、金玉满堂，并非长寿的必要条件，要养成良好的起居习惯，尤其是早睡早起，比任何财富都宝贵。苏东坡对睡眠十分讲究。如睡前揉搓脚心，促进早睡；“上床不复闻钟鼓”，睡得香甜；睡后调整气息。苏东坡还曾向人介绍他的睡眠方法：上床后平卧于床，把身体的各个部分安放稳当，使其各部分的重心有所依托，落在实处，形成一个舒适并尽量放松的睡姿。待睡稳之后闭上双眼，排除杂念，静静地听着自己平缓、深长的呼吸。经过片刻，全身上下便有了血脉和畅之感。睡意来临后，就能自然地静静地进入梦乡。经过临睡前这种气息调整，身体尤其是大脑便能充分放松，从而达到消除疲劳、提高睡眠质量的目的。

“安步以当车”：不要过分追求安逸，而应尽量以步行代替乘车，多运动有利于强身健体、通畅气血。苏东坡看到平民百姓身体很结实，官宦人家反而体弱多病，就说：“夫风雨寒露，寒暑之变，此疾之所由生也”。他十分好动，一生脚步不停，几乎踏遍祖国的名山大川。

“晚食以当肉”：在饮食上不可贪得无厌，而应适可而止。他认为，“人应已饥方食未饱”，饿了以后才进食，虽然是粗茶淡饭，但其香甜可口会胜过山珍；如果饱了还要勉强吃，即使美味佳肴摆在眼前也会难以下咽。苏轼生活规律、饮食有节，“已饥方食，未饱先止；散步逍遥，务令腹空”，“口腹之欲，何穷有之，每加节俭，亦是惜福延寿之道”。

一席侃侃而谈令张鄂心悦诚服，连连点头称是。苏轼的思维长寿药、强调了心情、睡眠、运动、饮食四个方面，用今天科学的眼光看，仍非常有道理，值得我们借鉴。

三、钱钟书的十六字养生术

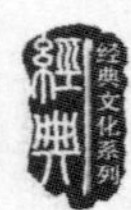

钱钟书（1910—1998年），字默存，号槐聚，江苏无锡人，现代文学研究家、作家，被誉为中国的文化昆仑，其学问被称之为“钱学”。他一生钻研学问，直到80多岁高龄时仍然精神矍铄。他还有一套十六字的养生术：“幽默风趣、淡泊名利、夫妻情深、童心童趣。”

幽默风趣。钱先生的幽默是众所周知的事实，令人深深折服。他的作品语言丰富犀利、人物对话妙语连珠，给读者以智慧的享受。拿大家都熟悉的《围城》来说，说这是一部幽默大全毫不夸张。书中精彩话语比比皆是，例如将穿着裸露的鲍小姐说成“局部的真理”；“桌面就像《儒林外史》里范进给胡屠户打了耳光的脸，刮得下斤把猪油”；“这一张文凭，仿佛有亚当、夏娃下身那片树叶的功用，可以遮羞包丑”……那犀利而又不失诙谐的笔调足以让每一个读者难以忘怀，而且书中作者所传达的那些对生活、对人性的感悟同样令人久久回味。可以说，读钱钟书的书本身就是一条最有效的养生保健途径。而在生活中，他的幽默比起其作品来，真是有过之无不及。有人用钱策动他接受采访，他说：“我都姓了一辈子钱，难道还迷信钱吗？”一著名记者慕名想见他，他回复说：“假如你吃了一个鸡蛋觉得还不错，又何必要去认识那只下蛋的母鸡呢？”

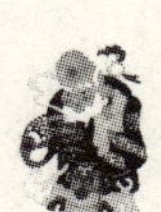

淡泊名利。钱钟书对名和利的淡漠也是远近闻名的。他曾说过：“作家要能抵制任何诱惑”，而他也的确是这么做的。国内18家省级电视台计划拍大型系列电视片《当代中华文化名人录》，钱钟书自然名列其中。可任凭电视台磨破嘴皮，钱先生仍然婉言谢绝采访。美国某名牌大学邀请他前往讲学，并开出高额筹码，钱钟书还是不假思索地回绝了。他八十寿辰时，有人要为他庆寿，还有人要为他父亲开纪念会，他说：“何苦来呢！找些不三不四的闲人，说些不痛不痒的废话，花些不明不白的冤钱。”

夫妻情深。钱钟书于1932年在清华结识夫人杨绛，1935年结婚，之后的60余年里，夫妻二人始终相濡以沫，即使不得已分开，也总是鸿雁频传。这种深刻的夫妻之情为他们的健康长寿奠定了牢固的心理基础。据杨绛回忆：钱钟书写《围城》时，她自愿包揽了劈柴、生火、烧饭、洗衣等家务。两年里钱“锱铢积累”地写，杨“锱铢积累”地读，读完后夫妇“相视大笑”。即便是最艰难的日子，夫妻二人也不离不弃，相互携手走过。“文革”中，夫妇二人被流放到穷乡僻壤，被迫分开，过着集中营式男女宿舍的日子。但他们仍像年轻人那样悄悄地幽会，偶尔相逢便甜蜜如新婚燕尔。

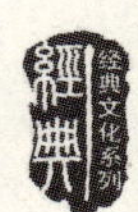

童心童趣。钱钟书之所以长寿，还在于他拥有一颗永远不老的童心。别人觉得很没意思的游戏，他玩得津津有味；“戏曲里的插科打诨，他不仅且看且笑，还一再搬演，笑得打跌”。他喜欢临睡时在女儿的被窝里埋“地雷”：把各种玩具、镜子、刷子，甚至砚台或大把的毛笔一古脑儿埋进去，女儿惊叫，他大笑。他爱看儿童动画片。他的夫人杨绛将他的这种性格叫做“痴气”，并且许多人说他“痴人有痴福”。是啊，一个孩子般的人又怎么会老呢？

四、“善睡”的张学良

不少寿星都善睡，其中张学良大师可算是善睡寿星。

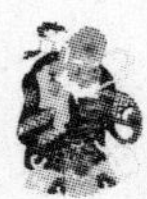

张学良（1901—2001 年）字汉卿，号毅庵，伟大的爱国者、国民党陆军一级上将、西安事变的组织者。由于众所周知的政治原因，他被长期软禁达 50 多年之久，直到将近 90 岁高龄才重新获得人身自由。可就是在这样的条件下，他却活了 101 岁，被人们赞叹为“囚禁中修炼成的全福老人”。当然，这其中包含着种种原因，但他的善睡是最为人们所称道的。张学良的“保命心经”有四条：以宗教力量化解忧郁；以文化陶冶调理气血；从爱情中获得长寿的动力；“哪怕明天被枪毙，今晚我照样睡得又香又甜”。最后一条就反映了他的善睡本领。

在 91 岁庆寿宴会上，张学良提到：“我的长寿秘诀就是能睡，并且爱好运动。所以我今年虽已 91 岁，但身体健康状况比去年 90 大寿时还好。”“善睡”以致长寿的科学依据在于：延长人类寿命的途径是降低人体能量消耗、促进控制生物节律的睡眠。中国有句老话说：“会吃不如会睡，吃人参不如睡五更”，足以说明睡眠对于身体健康的重要程度。睡眠是一种阴阳相互交替的自然规律，生命的过程离不开睡眠，适量的睡眠有利于健康长寿。中医学认为：一日之中，要法于阴阳，起居有常，“日出而作，日入而息，与日月共阴阳。”具体来说，睡眠是调整内脏技能、储备能量物质的过程，所以说睡眠是天然的补药、是人体必不可少的一种生理需要。

张学良还经常将一句郎中歌诀挂在嘴边上：“服药千朝，不如夜独宿。”意思是说，吃多少药也不如一个人安安静静地睡觉。医学研究证明：人在睡眠过程中，神经细胞不再接收和回答外部环境进入感觉器官的刺激，稳定了神经系统的各种平衡，可使疲劳的细胞逐步恢复功能，结束人体的疲劳状态。

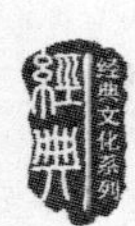

其实长寿不能简单地看睡眠时间的长短，而应取决于睡觉质量。通常以睡醒后全身舒适轻松、精神饱满、精力充沛，为高质量睡眠的标准。张学良被软禁之初也曾有过一段时间失眠，后经自我精神调理，睡眠质量得到提高，而且养成了随时随地都可以睡着的习惯，甚至在轰鸣的汽车上也能安然入睡。对他来说，“开动的汽车就是一台助眠机器”。

睡眠的质量是可以通过调节气血、神经等方法提高的，而睡眠的姿势也非常关键。张学良采用侧卧式的睡姿，并称此为“佛的睡姿”。中国自古就有“侧龙卧虎仰摊尸”的说法，是说侧卧为上乘睡姿，趴卧和仰卧都不可取。侧卧也分左、右侧卧，《释氏戒律》中说，“卧为右侧”是“吉祥睡”，是最佳睡姿。右侧卧时屈右足，屈右臂，以手托头，伸左足，以左手置左股间。右侧卧安适舒展，腹背不受压力，心脏压力减小，有利于气血运行顺畅，便于气通督脉，还可用于防治失眠，同时四肢放置的位置比较舒适，有利于全身肌肉放松。

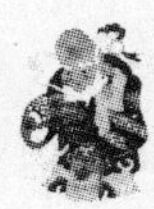

五、郭沫若拒滋补

郭沫若（1892—1978 年），原名郭开贞，又名鼎堂，号尚武，四川乐山人，现代著名诗人、历史学家、古文字学家、考古学家、剧作家、社会活动家。他学识渊博、才华卓越，是我国文化战线上一面光辉的旗帜。但是这位文坛巨匠身体素质并不强健，幼年时还曾患过一场重病，青年时东渡日本留学又患过伤寒，致使两耳失聪。然而郭老却享有 86 岁的高寿，这固然与他乐观豁达的胸襟分不开，但更得益于其科学合理的养生饮食方法。

郭老曾留学日本学医，深谙营养学、养生术，他拒绝大滋大补，而坚持日常饮食多样化。在主食方面，他主要吃大米，兼吃粗杂粮、面条、馄饨、水饺、炒面、发糕、烧饼、豆包、麦粥等，尤其喜欢在发糕里掺和一定量的玉米面，夏令时则食用绿豆稀饭。我国营养学认为：各种粮食的营养成分不尽相同，几种粮食掺和着吃，可以取长补短、营养互补。

在蔬菜方面，他主张少而精，“精”并非山珍海味，而是指搭配恰当、五味调和的小菜。他以素菜、清淡的菜为主，如清炒油菜、海米炒芹菜、清蒸鱼、醋椒鱼等。他还喜欢吃野菜及一些可食用的茎、叶、花做的菜肴，例如以枸杞嫩叶加水煮，拌上蒜苗；用木槿花煮汤饮用，可解热消暑；还将二月兰和红薯秧当作小菜食用，别具风味。郭老认为：野菜清香味浓，是调剂口味的理想选择。医学研究证明：饮食无度，尤其是长期大量食用荤菜，易造成营养过剩而诱发心血管病、糖尿病等“富贵病”；野菜味道鲜美、营养丰富、少受污染，而且医食同源，既可当菜食用，又能起到食疗保健的效果，是养生佳肴。

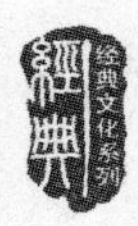

在饮品方面，他爱喝煮面食的原汤，如面汤、饺子汤等，正所谓原汤化原食；还有酸牛奶，每次一小杯；另外就是龙井茶，但注意不要过浓。至于酒类，只在逢年过节才喝一点葡萄酒，不喝白酒，还常常以茶代酒。

总之，郭老在饮食上遵守“五谷为养，五果为助，五畜为益，五菜为充”的原则，饮食科学化、多样化，使身体摄取的营养均衡合理。

除了科学饮食之外，郭老还有独特的健身法——静坐。他年轻时就患上了神经衰弱症，被失眠和健忘所困扰，还常常头昏、心悸、乏力，严重影响了学习和工作。后来他受《王文成公全集》（王成公即王阳明，明代理学家）的启发，尝试用静坐来调节神经，每天早起及晚睡之时各静坐30分钟，不久病情果然恢复了许多。从此，静坐养身成了他终身的习惯。

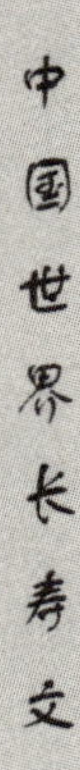

另外，郭老常常潜心练习书法，书法不仅使肩、臂、肘、腕、指等部位得到充分的活动，而且让人凝神运气，摒弃一切杂念，有气功之效果。

饮食、静坐、书法被人们誉为郭老的养生三法。

第四节　福寿天年——老寿星的长寿经

一、在平实中打造生命的传奇

养生并不是名人的专利，其实很多普通的老人更具有得天独厚的优势，因此从平常百姓中走出的老寿星数不胜数。

不可否认，长寿具有一定的遗传因素，但后天努力所起的作用则更为关键。因此，我们对长寿的条件进行了大体的了解，找到了寿星们的一些共性：

第一，老寿星们普遍性格乐观、为人宽容，说白了就是脾气好、度量大。北京百岁老人张尽臣的最大特点就是“拿钱没当过钱”。他年轻时参加了革命，在北京开了小买卖做地下工作。当时解放军刚进北京没什么钱，他热情招待同志们从不要任何费用。

第二，生活规律。早睡早起，按时作息、吃饭几乎是老寿星们的共同之处，而且一些好的习惯通常是坚持一辈子。重庆百岁老人牟婆婆，有个坚持了近百年的习惯，每顿饭后必用清水漱口。南京百岁老人葛良玉将梳头作为保健方法。其实老人的头发已经很稀疏，梳不梳都没什么两样，但她认为适当梳头可刺激集中于头部的穴位，于是每天坚持梳头，一个小时就要梳两三次。

第三，饮食有节，无不良嗜好。生活在不同年代、不同地区的老寿星虽饮食结构不尽相同，但他们都具有很高的自制能力：不暴饮暴食、不过分挑食。中山市港口镇104岁的陈转娣的长寿秘诀是："别人吃什么自己就吃什么，不挑食，也不挑剔别人。"

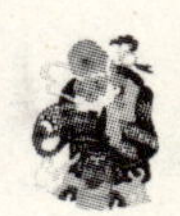

第四，家庭和睦、子女孝顺，可以说这既是老寿星们宽以待人结下的善果，也是长寿的一个重要条件。葛良玉老人年轻时夫妻非常恩爱，丈夫在药材公司上班，每到冬天就熬"膏滋"给她吃，使得她冬天基本没有生过病。后来丈夫去世了，但"爱情膏滋"却为葛良玉的健康打下了良好的基础，使其受益一生。

第五，有自己的爱好，或者说他们"闲不住"。爱好让老寿星们精神有所寄托，同时又锻炼了身体和大脑。殷瑞兴老人喜欢编篮子，每当别人提起他编的篮子时，老人便马上兴奋起来，自豪地说："这个是我编的，我编过好多，送给好多人。"葛良玉老人百岁高龄也没有丢弃自己的手艺，一有时间她就琢磨着给孩子们做衣服、做鞋，并从中获得了心灵的平静和满足。

第六，注重锻炼。人上了年纪本来就腿脚不灵便，如果因此整日不动，那么身体就会越来越吃力，并形成恶性循环。老寿星们通常都非常乐于运动。北京的百岁老寿星张尽臣很喜欢溜达，溜达的时候还给自己买份报纸。

第七，讲究生活质量。这里的生活质量并非指物质水平，而是老寿星们热爱生活、讲究生活的艺术，不拖沓、不含混的作风。石俊荣老人生活中最爱美、爱清洁，平时双耳戴着金耳环，手腕上戴着纽丝镯，手指上戴着金戒指，总是穿得整整齐齐、干干净净。尤其是她的床，从来都收拾得利利索索，每天起床都将被子叠得规规矩矩。

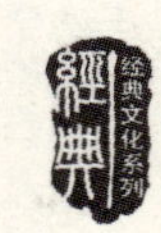

综上所述，可见遗传、物质等客观条件并不是决定健康与否、寿命长短的决定性因素，良好的心态、科学的生活方式才是长寿的制胜法宝。

二、健步如飞的巴马寿星

广西巴马在20世纪90年代被国际自然医学会宣布为“世界第五长寿之乡”，是目前世界上长寿率最高的地方。巴马瑶族自治县甲篆乡平安村巴盘屯108岁的黄卜新是当地年龄最长寿的老人，也是村里寿星中的明星。

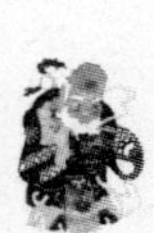

黄卜新老人虽然耳朵有点聋、眼力不太好，但记忆力特别好。他一口气能唱好几首歌，虽然不连贯，但吐字清晰、中气实足。

黄卜新能攀登很陡峭的木楼梯，行动自如，陌生人看了会大吃一惊，不敢相信自己的眼睛。他还可以单手拎起装有半桶水的水桶。

医生为他检测血压和心跳时发现：他的血压是129/74，心跳是78/分。如此高龄，血压和心跳竟还这么正常，实属罕见。

黄卜新生活作息很有规律：晚上七八时睡觉，早上八时起床，每天做家务，一天两餐稀饭，喜欢吃自己种的菜以及猪肉，尤其喜欢肥猪肉。

从巴马寿星的生活中，研究人员发现了奥秘：巴马县处在苍翠繁茂的植物群落的包围之中，几乎没有污染源，新鲜空气起到了特殊的功效。巴马植物丰富、四季常青、气候十分宜人。大多数老人都居住在山谷河畔，空气清新，水质也很清澈。巴马人的食谱中常见火麻的身影。火麻是珍贵油料作物，生长在山区浓雾环绕的土地上。它是目前所有常见的食用植物油中不饱和脂肪酸含量最高的，也是目前世界上唯一能溶于水的植物油，常食可降低血压和胆固醇、防止血管硬化。猫豆、红薯叶、苦脉菜、火麻汤、玉米粥……巴马人以素食为主，饮食特点是低脂肪、低动物蛋白、低盐、低热量和高维生素、高纤维素。他们的主食以玉米粥辅以白薯和各类蔬菜、豆类而食，提高了食物营养的互补作用。巴马百岁老人居住地均为石山区，几乎全部从事体力劳动。他们每天的基本活动就是劳动与爬山，所以延迟了衰老。而且，巴马的长寿老人大多性情温和、待人坦率、开朗乐观、无忧无虑。他们终生日出而作、日落而息，且部分老人有午休的习惯。

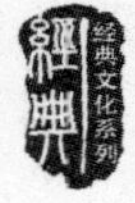

三、像花一般美丽的百岁老人

家住江西省东乡县的百岁老人尹桂珍，生于1904年8月19日的河北省卢龙县。老人的脸虽布满皱纹但仍白里透红、唇薄红润、目光清澈如水，黛眉都精心修饰过，一头银发整整齐齐，穿着一身非常合体的衣服，浑身散发着蓬勃的朝气，不是少年般的冒失，而是经过岁月洗礼后展现出来的清新。

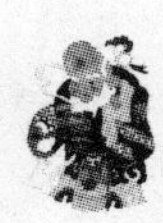

老人一生没得过什么大病，偶尔得了小病，吃点药，一两天也就好了。几年前听力略有下降，但依然眼明手捷、腿脚灵活。最令人称奇的是：老人记忆力很好、思维敏捷。她谈起生活、人生、社会时总是出口成章，许多名言警句经她融会了自身感受之后，便像陈年佳酿般醇香醉人。

总之，老人永葆青春的秘诀主要包括以下几点：

（1）环境。自然环境方面，老人居所环境大都是绿树成荫、空气清新、少污染、少噪声。老人喜欢养花弄草、种菜育树，使家里拥有满园春色，出门便见绿色如茵。人文环境方面，一生共育有三女二子，如今全家四代同堂，膝下共有儿、孙、曾孙等共计50人。儿孙们都很孝顺，都争着和老人住在一起，对老人的照料无微不至。每逢节假日就拎着大包小包的东西来看望老人，一家人其乐融融。

（2）习惯。起居方面，老人出生于贫苦人家，从小就爱劳动，如今100岁了仍能做菜煮饭、洗衣扫地。平时起居有常、生活有序，每天早上5点半起床，晚上8点半睡觉，中午睡两个小时的回笼觉，还要在小区里散步。饮食方面，老人一生无不良嗜好，不抽烟、不喝酒，吃饭不大忌口，无论是鸡鸭鱼肉还是各种蔬菜都不挑剔，冷热也不讲究；最喜欢吃的是牛奶、水果与鸡蛋糕；但饮食定时定量，每次只吃八成饱，细嚼慢咽，从不暴饮暴食，偏爱淡食、不喜辛辣。

（3）心态。老人性格温和、乐观开朗、善解人意、乐于助人，从未与邻里吵过嘴、红过脸。作为最年长的长辈，老人在邻里中很受尊重。邻里不论年纪大小，辈分长幼都尊称老人为“奶奶”，家里有什么喜庆之事，首先要请她参加。老人平时动静皆宜，喜欢侍弄花草享受闲静，想热闹时就去会亲朋好友。老人读过书，有文化，喜欢读书看报，最喜欢读养生报刊、古典名著及各种历史故事。老人生活还特别讲究，不仅常常打扫自家卫生，还总帮居民小区打扫。老人一直坚持每天梳头、化妆，春夏秋三季每两三天洗个澡，冬季则一星期洗个澡。

四、跨越三个世纪的109岁老人

河北易县西部山区赵岗村也有位百岁的老寿星赵玉梅。老人身材不高、面目清癯、头发花白、精神矍铄。虽然年逾百岁，但她头脑清醒，与人拉家常谈笑风生、幽默风趣，被孩子们尊称为老太君。

赵玉梅老人1893年12月24日出生于当地方岗村一个贫苦的农民家庭，跨越三个世纪，先后经历了清代、民国、抗日战争、解放战争和新中国。她一生辛勤劳作、心地善良。抗日战争时期，她积极加入到为八路军做军鞋、照顾伤员的行列，让儿子上前线抬担架，救助八路军伤员。她还曾把房子让给冀中游击队25团居住。“文革”十年动乱老人遭到不公正待遇，挨过批斗，但她心胸豁达，逆境也不能挤垮她。改革开放后农村实行生产责任制，玉梅老人当时已经88岁了，仍时常下地干农活。现在她仍喜欢做些简单的手艺活儿。

老人居住的环境十分幽雅。赵岗村夹在东西两道三面百米高的山丘之间，山谷宽度一百多米，南山松柏遍布，北面的几个靠山略高，阳坡芳草萋萋、植被繁茂。村子百余间瓦房农宅沿山谷依山就势错落而建，长龙形状的村子炊烟袅袅，若是从远处或飞机上往下看，很难发现群山掩映的村庄，仿佛世外桃源。家里的瓦房冬暖夏凉，非常舒适。此外，这里山清水秀、空气清新、车迹罕至、无车马的喧哗。

运动方面。老人很爱活动、闲不住、不甘寂寞。她一生勤劳，庄稼活、家务活干得又快又好，90岁高龄时仍然张罗着要下地干活儿，还时不时剥点花生、摘点菜什么的。百岁之后她的眼虽花了，但她耳朵不聋，还喜欢看电视、听收音机，享受现代人的文化生活，并常常走访亲友。老人很讲卫生，坚持每天自己洗手洗脸，一年四季自己穿衣吃饭，生活自理，几乎不需要别人帮忙。

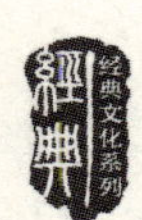

老人的起居非常有规律。村里的人日出而作、日落而息，生活得怡然自得。她如今每天晚上9点左右和家人一起入睡，早晨7：30左右又和家人一块儿起床，从不睡懒觉。

饮食方面。每天和家人吃一样的饭菜，只是每天早晨喝一碗鸡蛋加奶粉。主食吃热的、软的。老人最爱喝玉米面甘薯粥、小米粥，每天早晚一碗。中午一个馒头或一碗米饭就炒白菜，再喝一小碗热汤。她不吃肥肉，爱吃瘦肉、鱼、虾。老人喜欢吃柿子、苹果等水果，最爱吃红枣，每天吃上十几个。还喜欢饮少量白酒，时不时喝上几口。老人和家人喜欢吃自己种的粮食和菜，这些菜没有被施过化肥和农药都是绿色食品。

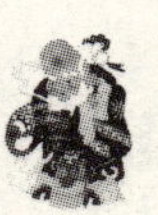

老人性格特别温和，说话慢条斯理、和风细雨。家中五世同堂，老少十几口人之间从未吵过架，且与乡亲们和睦相处，还主动参与公益活动。

天时、地利、人和，这些条件老人基本都拥有了，再加上自身性格好，怎能不长寿呢?

五、上海第一老人的养生术

苏局仙（1882—1991 年），原名裕国，是中国历史上的末代秀才，为苏东坡第 28 代世孙，有“上海第一老人”之称，上海南汇人。年届百岁的他仍鹤发童颜、精神矍铄。他在百岁寿辰时写道：“盛世人难老，奚须九转丹；镜中无白发，永久驻童颜。”在 111 岁生日前夕，他因年老体弱，无疾而终，是名副其实的长寿老人。按照生前的遗愿，他的遗体捐献给了二军大病理解剖室。如此洒脱的襟怀，无愧于“上海第一老人”的称号。

书法界有“北孙（墨佛）南苏（局仙）”的说法。苏局仙年少时勤奋好学，24 岁时曾中秀才，以教书为生。善写诗，存稿二万余首，还有《蓼莪居诗存》、《东湖山庄诗稿》等诗集问世。尤擅书法，1979 年 5 月上海《书法》杂志举办全国群众书法评比，他以行书《兰亭序》参评。由于笔力稳健、点画扎实、气势连贯，以臻人书俱老，他一举夺魁，时年 98 岁，被书坛引为美谈。

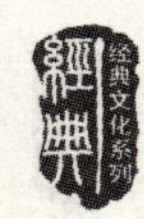

苏老乐于将长寿心得与别人分享，还经常将养生心得浓缩成口诀、歌谣，教给人们。例如他的饭食二十四诀：“一日三餐，少荤多素。清洁新鲜，烹调合度。精粗结合，浓淡适宜。浪费宜戒，吝啬也非。”三戒三乐：“青年戒斗，中年戒色，老年戒得”；“助人为乐，知足常乐，与众同乐”。去忧解愁三法：“丢开不管，找小孩子玩，照照镜子”。八要四忌：“心胸要开阔，思想要乐观，感情要温和，嗜好要适度，身体要运动，冷热要当心，睡眠要充足，营养要恰当”“忌烟、忌愁、忌懒，忌胖”。长寿三字经：“人长寿，并不难，要早起，须早睡，节饮食，慎寒暑，戒烟草，忌暴食，勿过饱，勿过饥，饥即食，倦即息，休烦恼，抱乐观，勤操作，多运动，透空气，避污浊，戒忧虑，毋怒躁，常沐浴，勤换衣，讲卫生，病早医，种花草，养鱼虫，明乎此，保长寿”。苏老还在百十高龄后又提炼出十六字的百岁延寿诀：“心平气和，起居有节，纯任自然，忘怀一切。”

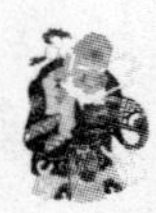

生活中，苏老将他的养生口诀付诸了行动。其一生居住乡间，常在村前村后散步，经常运动。他每天天明即起，打太极拳、舞棍棒，锻炼身体。每天饭后，必绕桌走 800 步。105 岁时，他一条腿受伤，仍每天坚持在室内走两千步。日常劳动也可视为锻炼，尽管年过百岁，苏老也常常动手擦桌、扫地，生活尽量自理。而且，书法也包含体力的支出，和运动有异曲同工之妙。一年四季，无论严寒酷暑，虽眼睛高度近视，他每天仍坚持写 2500 字，贯通了周身的气血，调整了体内各部分的机能，达到一种超然忘世的境地。

他胸襟开阔、待人热情诚恳。晚年时，不少人向他求索墨宝，他从不吝惜，总是尽力而为。他坚信“持之乐观，生死度外”是长寿不可缺少的精神因素，认为遇到困难和挫折，不要沮丧，要相信真理、相信正能克邪，这样才能保持乐观、减少忧愁。

苏老一生都保持着良好的生活习惯，每天早睡早起，午睡一会儿。据说：他直到临终之日，仍按时起床。在饮食方面，苏老的规律性也很明显，他一日三餐定时定量，爱吃青菜，偶尔吃肉；不吸烟；每天饮二两酒；从不有意食用补品。

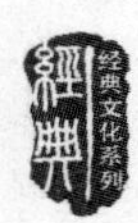

下　篇

世界长寿文化

绪论

长寿——人类追求的共同梦想

古往今来，健康长寿是人类心中永远的向往。在这条没有尽头的漫漫征途上，人类始终没有停止过前进的脚步。但由于世界上众多国家和地区在民族个性、风俗习惯、宗教信仰等方面存在种种差异，因此各自营造的长寿文化便呈现出异彩纷呈的多元化格局。这种文化的差异所带来的奇特魅力，不由自主地把我们的视野引向了众多遥远而又陌生的国度，并发动搜索的引擎，以极大的兴趣探知和了解世界长寿文化的神秘与奇异，以便在长寿这个古老而永恒的话题中找到更多新奇的事物和新鲜的面孔。

推开世界长寿文化之门，一个未曾触及的曼妙世界惊现眼前：那里晃动着各色的人群、闪耀着璀璨的文明之光，那里有我们所要探寻的一切、有为之兴奋和激动的源泉。我们以缜密的思维对这一无限广阔的领域进行了全面的梳理：既有对世界各地区长寿观念和理论的分析，也有对各国长寿文化渊源的追溯；既有对世界长寿之乡的探秘，也有当代长寿领域领先技术的介绍以及各界人士的养生秘籍，使大家可以从不同的层面看到不同国家和民族对生命与长寿的多种理解。我们以欧洲、亚洲、美洲为重点，以东西方不同变换的视角，逐步揭示了许多国家和地区的长寿现象以及诸多方面的别样风情，如宗教信仰下的人文关怀、关于长寿的奇风异俗、古老和现代的保健医学、林林总总的艺术养生等等，包罗万象、精妙绝伦。它们不仅展现了东西方之间在长寿文化上的迥异风格，也概括总结了东西

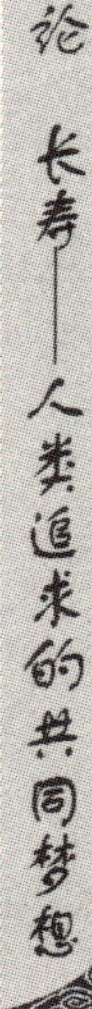

方各个国家的生存智慧和生活态度，以及他们在长寿文化中所表现出的民族个性及文化特征，进而勾勒了世界长寿文化的整体轮廓。

21 世纪是以健康为主旋律的世纪，联合国秘书长安南在 1999 年国际老年启动年仪式上向全世界宣布：21 世纪是长寿时代，人人都应该享受健康一百岁。随着科技巨轮的飞速旋转，人类对疾病及长寿的认识达到了一个前所未有的辉煌巅峰。特别是人类对基因图谱的破译，以及各种超尖端生命科学的研究，使科学家们掌控生命的能力更为强大。美国科研机构前不久做过一个预测：到 2080 年，美国人均寿命将达到 97 岁，其中女性 100 岁、男性 94 岁。由此表明：如今科技的发展足以能够凝聚非凡的力量，实现多少年来人类心中的梦想。曾经是水中捞月的奢望，而今已真实地融入了人类的生活。这是沧海桑田的巨变，也是人类社会进步的使然。然而，要实现人人可以活到一百岁的目标，必须以健康的生活为前提，而人类健康意识的提高便是关键所在。欣喜的是：当今的人们已经清醒地意识到健康是构筑一切灿烂理想的基石，而对生命的呵护则是演绎成功人生的序幕，并由衷地发出“珍惜生命，享受健康”的时代呼唤。它涵盖着人类对生命本身的最新诠释，跳动着心灵深处热爱生命的最强音。寻求多种形式的生命关照已经成为标榜 21 世纪时尚生活的经典，提倡健康的生活方式、优化生活质量将是这个时代不可逆转的潮流。因为没有一个时代像现在这样，人类更能主宰自己的命运、更能接近亘古的长生之梦、更能轻松地实现长寿的祈愿。

相信在不久的将来，在世界的版图上会出现更多的长寿之国、长寿之乡，它们不再是贫穷闭塞的代名词，而是富裕文明、发达和社会进步的象征。更多的百岁人瑞能够享受身心健康的幸福生活，将为社会做出更卓越的贡献。他们如同稀世珍宝一样成为国家的财富，并以长久而亮丽的生命构成时代一道壮观的奇景。

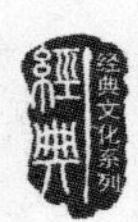

第一章

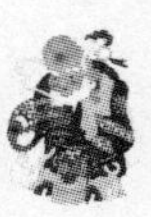

世界各地的长寿崇拜

第一节 顶礼膜拜——欧洲长寿崇拜

一、古希腊对长寿圣树和灵蛇的崇拜

远古时代，随着原始农业和畜牧业的不断发展，人同动物、植物的距离越来越近。原始人类在与动、植物的亲密接触中发现它们有许多优越的地方——不但有旺盛的生命力和繁殖力，而且某些物种的寿命长得惊人；原始人类对此常常羡慕不已，于是崇拜、模仿它们，以希望自己也和它们一样拥有超凡的寿命和能力。

对自然树木的崇拜在许多原始宗教中占有十分重要的地位。古希腊人认为：自然的树林是神的第一个神殿，而那些“神圣的树丛”则是神们最初进行仪式崇拜的场所，所以他们把一些珍贵的树木奉为“生命之树”予以崇拜，其中长寿的橄榄树就是古希腊的圣树之一。橄榄树的寿命很长，一般有几百年，因其拥有非凡的生命力，被希腊人视为上天赐予人类最珍贵的礼物，并作为长寿的圣树顶礼膜拜，继而在地中海地区成为了生命与长寿的象征。一直以来，在古希腊都有着这样的传说：希腊女神雅典娜教会了古希腊人栽种橄榄树，并用它战胜了海神波塞冬而成为希腊一个城邦的保护神，从此这个城邦就以她的名字命名。

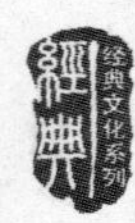

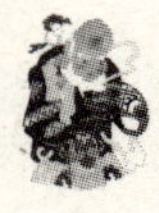

橄榄果实以其丰富的营养、油及对健康的益处而闻名遐迩。位于巴尔干半岛南端、濒临爱琴海的希腊最大岛屿——克里特岛，是盛产橄榄的地方，那里风光秀丽、环境优美、气候宜人，是著名的旅游度假胜地。居住在这个岛上的居民普遍长寿，目前人均寿命超过 77 岁，其中女性平均寿命更是超过了 80 岁，是世界公认的长寿岛。另外，岛上居民患病率极低，尤其在心血管、肿瘤、老年痴呆症方面的发病率几乎为零。一些专门研究此地长寿状况的医学小组得出结论：岛上居民健康长寿的主要原因与他们喜欢运动和大量食用橄榄油有关。

在希腊人的长寿崇拜中，除了橄榄树以外，还存在着一种灵蛇崇拜。因为几千年前，人类就知道了毒蛇的药用价值，并有目的地收集毒蛇，提炼成药，用于治病救人。在西方古罗马、古希腊许多画家、艺术家的作品中都描绘了健康之神手拿杯子喂蛇的情景。因此，无论在实际生活中，还是在艺术创作中，蛇都和医药、健康长寿密切相关。传说很久以前，太阳神阿波罗统管着白昼的人间事务。每天清晨他都带着金蛇杖、驾着金马车出巡，去管理农牧业、保护出行者和航海人，还要兼管治疗疾病、伤痛。后来他把金蛇杖传给了儿子埃斯克勒庇俄斯，埃斯克勒庇俄斯是希腊神话中的专职医神，有起死回生的神术，其法物就是蛇。相传他经常手持蛇杖，云游四方、救死扶伤。后世出于对神医和灵蛇的崇敬，也为了纪念埃斯克勒庇俄斯，便以“蛇绕拐杖”作为医学标记，长杖表示要踏遍天涯海角，灵蛇象征着要为人们带来健康和长寿，这就是最早的“蛇徽”，从此以后蛇徽遍布希腊各地。到了近代，美国、英国、加拿大、德国以及联合国世界卫生组织都用“蛇徽”作为自己组织的医学标志。

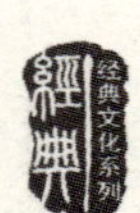

二、古罗马的长寿崇拜——菊花

菊花凌霜不凋、气韵高洁，被誉为“花中君子”。它在 12 世纪由中国传入英伦三岛，17 世纪已遍及欧洲。菊花在古罗马象征着长寿、权利、尊严和崇高，并作为国花加以崇拜。

菊花能够成为古罗马尊贵的国花，其中蕴藏着这样一个古老的传说：当时菊花只是一种开在悬崖之上的野生草本花朵，很少有人去留意这种长得既平凡又没有任何特色的野生花，更不能被贵族们所重视。但是随着古罗马开国元勋奥古斯都把菊花奉为真正的“贵族”起，菊花便引起了全古罗马人民的瞩目，而菊花的身价也一下子从普通的山间野花摇身一变，成为了万人热爱和崇拜的“国花”。奥古斯都是罗马帝国的第一位皇帝，同时也是个机智善断、谨慎稳健的政治家。据说奥古斯都在没有做皇帝之前，有一次率领大军和叛军作战时惨遭全军覆没的打击，他一个人冒着大雨逃到一个农夫的家里，当时他万念俱灰、绝望之极，准备放弃消灭叛军、一统国家的想法。这时，奥古斯都透过窗户突然看到不远处悬崖上长着的几朵在风雨中摇曳的野菊花，它们任凭风吹雨打却依然傲然地绽放。他被野菊花的坚韧顽强所打动，恢复了继续战斗的信心和勇气，东山再起。终于消灭叛军，统一了全国，建立了伟大的罗马帝国，当上了气盖天地的开国元首。此时，他并没有忘记落难时曾经给予他力量的菊花，欣然把菊花定为罗马帝国的国花。古罗马人把美丽的菊花称作“花中的奥古斯都”，意思就是说它是花中的王者。在古罗马，菊花的品种大约有一千多种，其中最具特色的就是无比灿烂的葵花菊，因为它像金光闪闪的太阳一样，象征着君主的地位辉煌、永恒，并像燃烧的太阳一样把自己的光和热输送给大地和人类。另外，葵花菊还象征着生命的不老及青春的永驻。

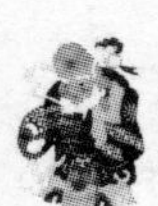

三、北欧人对掌管生命与长寿女神们的崇敬

古代北欧国家的人民信奉多神教，这类宗教流行于丹麦、挪威、瑞典，后来又传入冰岛和格陵兰。它没有固定的神学，也不设专门的祭司，其中许多自成体系的教义和哲理都是通过神话故事来表达的。

在北欧的神话中，有一位长寿女神名叫伊敦恩，她是诗神布拉吉的妻子，负责保管长生不老的金苹果，许多心怀叵测的恶神总想把金苹果偷走，篡夺长寿之神的位子。恰巧这个伊敦恩生性柔弱并屡遭哄骗诱拐，这在众神间引起了轩然大波，因为他们离开了金苹果就不能获得长生，于是为了捍卫金苹果展开了一系列的护卫行动，以使得金苹果永远留在了他们中间，为众神和人间的百姓带来幸福和长寿。

众多的神话里还有和人的寿命相关的三个命运女神，她们统名为“诺恩”，她们能决定诸神的命运，也能决定人类的命运。她们分别为乌尔德、贝璐丹迪和诗蔻蒂。这三个姐妹代表了时间的三种状态：长姐乌尔德代表过去，因此长相年老而衰颓，常常向后回顾；二姐贝璐丹迪代表现在，青春、活泼、勇敢，目光看向前方；小妹诗蔻蒂代表未来，通

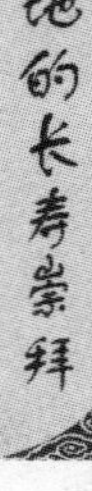

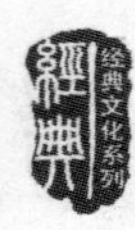

常是秘密地躲在面纱后，不示人以真面目，脸的朝向和大姐乌尔德相反，手里拿着永不打开的一本书或一卷纸，以表示未来是神秘不可知的。这三位命运女神的主要工作是料理人类的生命线。三姐妹中最年长的乌尔德，通常从纺线轴上把生命之线纺织出来，这样人类就有了生命。年龄次之的贝璐丹迪负责用手捻线，测量出每个生命应有的恰当长度。可是，贝璐丹迪是个喜怒无常、性情大起大落的女神，因此她捻出来的命运之线有时匀称、美丽，有时却粗劣、丑陋；并且测量出来的生命线长度也不尽相同。人类的命运因此也全然不同：有的人一生幸福快乐，有的人却命运悲苦；有的人长寿，有的人短命。最年轻的诗蔻蒂的工作相对要轻松多了，她只管手持一把剪刀，按照贝璐丹迪测量出来的生命线长度，把它们一一剪断。当然，诗蔻蒂每剪下一段，人类中就会有一个男人或者女人走完了自己的生命旅程。

这些奇幻诡异的神话，除了显示出北欧人丰富的想象力以外，也表明了他们原始的长寿观，即人和神的身家性命掌握在神祉手中，是命运的安排，自己不能主宰的，他们有着比较消极的天命观。

第二节　庄严神圣——亚洲长寿崇拜

一、古印度佛教中的长寿佛

无论是寺庙里的僧尼还是芸芸众生中的善男信女，口中常念的就是“阿弥陀佛”，它的意思是祝愿人们多寿。因为阿弥陀佛就是古印度佛教中的长寿佛，他是西方极乐世界的教主。传说在遥远的过去，有一位名叫世绕王的国君，听闻世间自在如来王讲经说法，当下大彻大悟，于是舍弃王位，出家修道，法号法藏。他发誓令一切众生横渡生死轮转，圆成佛道。在世间自在王佛的加持下，经过多年修行成为阿弥陀佛，所住持的佛刹就是是西方极乐世界。那里清静庄严、宽广平正、妙香弥散、灵禽和鸣、寿命无量，是佛家的一块净土。因此长寿佛受到人们的普遍崇拜。在印度的许多庙里长寿佛的壁画、塑像、唐卡画像比比皆是，特别是在灵塔殿里，长寿佛是不可缺少的角色。

长寿佛着菩萨装，体态匀称，具文静的女性特征。头戴天冠，梳着高髻，上身袒露，呈现桔红或土红色，身上有理珞、项圈等庄严的器具。最典型的特征是双手作禅定印，即双手上下叠放在屈盘的双腿上，手中摆一个生长着吉祥花的宝瓶。他的头微低，表情静穆高洁，掠过一丝神秘的微笑。据佛教的教义讲，人们崇拜长寿佛，可以消除疾病、延长寿命，积累善缘，令世间的事业和生命长远不衰，死后还可以前往长寿佛营造的西方极乐世界，继续享受没有痛苦的快乐时光。

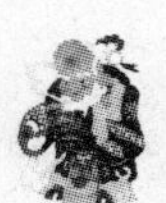

在佛教的寺庙里，有一尊佛面相慈善、仪态庄严，身呈蓝色，乌发肉髻，双耳垂肩，身穿佛衣，坦胸露右臂，右手膝前执尊胜诃子果枝，左手脐前捧佛钵，双足跏趺于莲花宝座中央。这尊佛像的名字叫做药师佛，据说能消除人间的病痛及疾苦，清除心理魔障，延长人的寿命。在佛家的经典里，药师佛又称药师如来、药师琉璃光如来、蓝琉璃光药师佛王、大医王佛、医王善逝、十二愿王，是东方净琉璃世界的教主。此佛在过去世行菩萨道时，曾发十二大愿，愿为众生解除疾苦、解脱痛苦，所以依此愿而成佛，住净琉璃世界，其国土庄严如极乐国。药师佛的本领高强，如果有人身患重病，已经到了衰弱将死的地步，家人在此人临终时昼夜尽心供养礼拜药师佛，读诵药师如来本愿功德经四十九遍，再点燃四十九盏灯，造四十九天的五色彩幡，那个人就可以续命复活。

二、日本的长寿崇拜

日本人对于自然常怀有深深的感恩之情，这种对自然的尊敬逐渐发展成了一种多神崇拜，在这里，自然现象都被人格化和神化了。它们或许是历经沧桑的大树，也可以是伴随人类生长的动物，无数自然造化的神工在各地的庙宇中都会像神明一样受到崇拜。这种土生土长的宗教就是人们所说的“神道”，它的形式纯粹而简约，主要表达了对自然灵迹的尊崇。

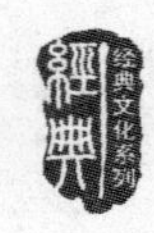

在日本崇拜松树，认为它象征着长寿或长生不老。并还常与其他象征长寿或新生的事物共同出现，例如：梅、竹、蘑菇、鹳和白色牡鹿等。松树同时也是勇气、决心和好运的象征，在日本道教中是新年的标志。同时他们也喜欢乌龟和鹤类等动物，认为这些动物给人以吉祥和长寿的印象。

在日本的民间神话里，有对人鱼崇拜的传说。虽然大多数人认为食用人鱼肉会中毒而死，但也有因食人鱼肉获得长生的故事。据说很久以前，在日本的一个小村子里，来了一位看起来像是渔夫的男子。有一天，这名男子招待村里的人到他家吃饭，其中有人发现他家的厨房正在烹煮一尾鱼，有着像人一样的头，吓得连忙告诉其他人。当这名渔夫把煮好的鱼端到大家的面前时，每个人都装作一副津津有味的样子，其实没有人敢吃得下去。其中有一个人偷偷把鱼藏在袖子里，带回去给妻子食用，据说后来这位吃下人鱼的妻子，足足活到七世孙的年岁，脸上还依然保持青春美丽的模样。这位长寿的女性被称作“八百比丘尼”。于是，人们便相信食用人鱼的肉，以期获不死之身。

另外，日本人还供奉着不老长寿神，它起源于中国道教，室町时代传入日本。日本人在希望长寿、子孙满堂、家庭福寿吉运时，崇奉寿老神。此神手持宝杖，常有鹿跟随在身。

三、阿拉伯的石头崇拜

石头在原始初民的眼中是一种必不可少的物质，因为它自然天成、坚硬而耐久，虽经沧海桑田，却仍然可以在世间巍然屹立，石头这种磅礴的气势、恒久的生命力使原始初民对它产生了深深的敬畏。同时，他们又觉得石头是有灵性的，在亘古荒原上它们跨过无穷的岁月，深藏了万年的思索，在永远的沉默中蛰伏无穷的文明，这种永恒的精神与古人灵魂不灭的理念达成了共识，故而受到人们的敬仰。古代的人类在最初的树木崇拜后，在石头中又找到了他们的精神依托，因为在原始人的内心深处认识到，石头是比木头对人类威胁更大、更有力量的自然物。石头的永恒、完美，与人生的短暂、缺憾形成鲜明对比，可以寄予人类更多追求生命长久的美好愿景。总之，来自石头的种种神奇力量，使生活在自然中的先民们产生了对石头崇拜和石神传说的原始信仰。

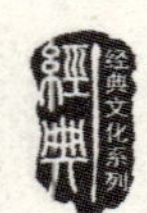

在阿拉伯地区，人们对石头格外地崇拜，在伊斯兰教的《古兰经》中曾经提到崇拜石头的习俗。其中摸石纳福是阿拉伯人的远古之风，举世闻名的麦加朝圣的重要内容之一就是抚摸亲吻黑石。麦加是伊斯兰教的第一圣地，城中心是著名的大清真寺，又称禁寺，禁寺广场的中央，是巍峨的立方形圣殿——克尔白，又称天房。天房外东南墙角，离地 1.5 米高处，镶有一块黑色的陨石，被穆斯林视为圣物。进朝觐者游转天房经过此石时，争先与之亲吻或举双手致意。为什么人们对这块看起来很普通的石头如此崇拜呢？据说公元632年，伊斯兰教的创始人穆罕默德到麦加举行辞别朝觐时，抚摸并亲吻了黑石，他说："这是真主在大地上的誓约，真主让我们借抚摸它、亲吻它得到益处，让每个渴慕它的人，都可来此受益。"后来，黑石被穆斯林奉为"神圣之石"。从此，世界各国的穆斯林朝觐者从四面八方赶赴麦加，见到圣石都要抚摸亲吻以此获得长寿、吉祥和好运。

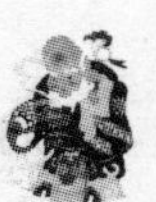

第三节　至高至上——非洲长寿崇拜

一、古埃及的长寿崇拜

（一）永远盛开的蓝莲花

在埃及神庙和坟墓的墙壁上，不论是浮雕或壁画，都可以见到很多蓝色的莲花，神奇瑰丽、超凡脱俗。那么蓝色的莲花究竟蕴涵了什么内容呢？经现在的有关专家通过化学分析发现：蓝莲花含有丰富的类黄酮，这是一种与中国的人参及银杏中主要成分很相似的物质，有很高的药用价值，所以蓝莲花本身也是一种延年益寿的长寿食品。由此可见，可能古埃及人很早就发现了蓝莲花跟长寿和生命有关，所以在浮雕及壁画里，不管对法老、皇后，甚至神灵，都会享之以蓝莲花，表示美好的祝福。

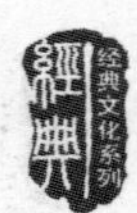

（二）长寿吉祥的金龟子

金龟子作为一种吉祥物，千百年来一直在埃及人的心目中发挥着独特的力量。金龟子是埃及的一种甲壳虫，也叫圣甲虫。它呈椭圆形，只产一个卵，然后从粪堆里把它滚到阴凉处，古埃及人把甲壳虫的这种习性比喻为上帝在天空中滚着太阳行走，便赋予地球以生命，于是名不见经传的甲壳虫就成了生命繁衍的吉祥物。

古代埃及有这样一种宗教风俗习惯，就是将宝石切割琢磨成椭圆形凸面状，再在上面简单地雕刻几刀，象征一种当地的金龟子甲虫，也象征他们宗教里生生不息、充满生命活力，即使死后也都能够复生的一种神秘力量。后来，将此长生不老的特性再以引申，就有了长寿、财富、智慧、幸运等等的象征意义。由于圣甲虫宝石的作法简单、经济，又颇为美观，常常就被制成耳环、戒指、坠子、手链、项链等等，并且这种古老的风俗习惯在埃及流传了几千年。

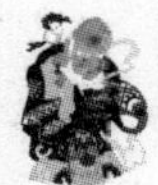

此外，早在4500年前的埃及，就已经出现了甲虫和印章形的戒指。古埃及第十八王朝图坦卡门墓内发现了一只戒指，是一块圣甲虫型的绿色宝石，镶在橙色的金台座上，而在圣甲虫的底面，将国王的名字画成印章式，只要稍加旋转便可以做为印章来使用，同时也作为国王的护身符，是一种代表长寿的永生不灭的吉祥物。

二、中非的鳄鱼崇拜

鳄鱼属于肺呼吸动物，是恐龙的近亲，靠极强的生命力生存至今，是唯一具有两亿多年生命历史的古代爬行动物，平均寿命高达150岁，远远超过龟和鳖。虽然在常人的眼里，鳄鱼是一种凶狠的动物，鳄鱼那狰狞丑陋的椎形巨头、满布青铜色鳞甲的背脊、长满獠牙的血盆大口、绿光四射的双眼、壮如钢鞭的能把人抽打得粉身碎骨的尾巴，令人毛骨悚然。但非洲人却把鳄鱼看作一种长寿、吉祥的动物加以崇拜。有的人甚至特地买了鳄鱼，把它抱到祖宗的坟前祈祷，因为他们认为这样祖宗的灵魂就会依附在鳄鱼身上，而能够永世长存。这是对祖宗最大的孝敬，祖宗的灵魂就会保佑子孙后代消灾避难、健康长寿、兴旺发达。

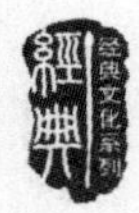

另外，在中非的马达加斯加岛上，仍世居着许多不同的部族。住在火山湖附近的安坦卡拉那人把鳄鱼当作自己的祖先崇拜。在他们中间流传着这样一个传说：在很久以前，有个外地的旅者来到此地，由于在荒漠中的长途旅行，使这位旅者饥渴难耐，于是他向村人乞讨一杯水喝，不料却遭到村人的拒绝。后来只有一位好心的老婆婆送给他水喝。老婆婆听了旅人的苦诉，觉得村人一点同情心也没有，便离开村庄了。不久，这个地方遇到了罕见的洪水，村庄和村民全部被淹没了，整个村庄也变成了一片汪洋，成为了后来的火山湖。然而，沉到水里的村民，却都变成了鳄鱼。因此，湖畔的村民都相信自己的祖先就是鳄鱼。他们除了对鳄鱼极度的崇拜以外，还认为鳄鱼有治病的神力。遇到有人患病时，村里人就会从湖里喊出鳄鱼来，让鳄鱼所带来的“哈力神”为病人治病。他们在岸边把宰好的公牛肉和血投到湖里，喜好血腥的鳄鱼就会浮现，村民则站在岸边敲锣打鼓、舞蹈唱歌，以引起鳄鱼的注意。据说，假如鳄鱼跑到陆地岸边来，距离越长、离岸越远，则神所给予的疗效就愈好，那么病人就愈有康复的希望了。

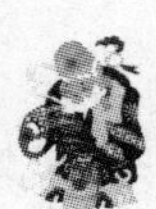

三、非洲人崇拜的至高神和长寿草

每个非洲黑人民族往往信奉很多的神祇，这些神都互有血亲关系，并以一个至高神为首。至高之神被认为是天地万物的创造者，往往与部落起源的神话有关，或被认为是部落祖先的创造者，因此对神的信奉有时和敬拜部落祖先结合在一起。“至高神”被非洲人认为是万能的神，他全知全能、无处不在、无时不在，能给人们提供同情、怜悯、友善、保佑和长寿，是天地万物的创造者。在至高神之下有一批和人类生产活动密切相关的神，他们专门负责一项人间事务并保护本部落。每个不同的民族各有其最高神，并有其不同的传说。

据说，塞拉利昂的曼代人信奉的至高神叫做恩盖欧，它是万物的创造者，包括创造有形的天体、人类和无形的灵魂。他们认为，恩盖欧使宇宙充满无形的能力，这种能力有时以雷电、瀑布等鸣响的方式显现，有时也表现在杰出人物身上。所以，曼代人常说：“愿恩盖欧赐你长寿”、“愿恩盖欧助佑你”、“恩盖欧是最高裁判者”等等。非洲黑人认为至高神是天地万物的创造者，是全能和永存的。非洲的至高神无处不在，一般不给它修庙宇，因为人们相信在任何时候、任何地方都可通过祈祷与至高神交流。

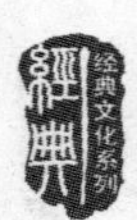

另外，在非洲尼日利亚北部地区的丘陵地带，生长着一种能活百年的草，遍地都是。当地人称这种草为“生寿草”或“幸福草”。这种草的根茎非常坚韧，呈赤色，每棵草上有8瓣又细又长的叶子。叶子像常绿的松柏一样，终年不枯。这种草每过一年，根茎上就会长出一个茎节，大的百年草约有十五六米高。因此，人们常常把它作为长寿的象征顶礼膜拜，祈祷自己和家人能够幸福长寿。

第四节 亘古虔诚——美洲长寿崇拜

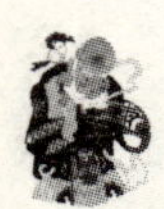

一、印第安人的翡翠文化

印第安人早在公元前1000年就开始开采玉石了，他们把翡翠或玉视为宝石之首，价格超过黄金，弥足珍贵，当时仅供王公贵族使用，由此形成了美洲土著民族中最发达的翡翠文化。

之所以叫翡翠，是因为它的颜色不均一，有时在浅色的底子上伴有红色和绿色的色团，颜色之美尤如古代赤色羽毛的翡雀和绿色羽毛的翠雀。翡翠有白、紫、绿、黄、红、黑等色，其中绿色变化最大。每件翡翠构成晶体的粗细不同、晶形不同、结合方式不同，因而透明度有很大差异，并构成了翡翠琳琅满目的种类。翡翠变化万千，要找到完全相同的翡翠是十分困难的，而无瑕的翡翠更是千金难求。

在古老而辉煌的印第安文明中，印第安人几乎没有中断对翡翠的使用和崇拜，他们用翡翠制作仪礼品和装饰品，戴在身上、挂在腰间，并赋予其超自然的特性和比起其他玉石宝石多得多的神话、传说和力量。

印第安人深信，翡翠有着高尚的品德，充满了灵性与理念。无论是翠绿欲滴的水色，还是温润有神的光泽，都透出特有的灵气，让人爱不释手。他们认为佩戴翡翠饰物可以避邪和得到神灵的保佑，还可以治疗各种疾病，使人起死回生。同时，他们把翡翠当成矿物药，分别命名为肾石和腰石，对治疗肾脏的疾病很有帮助。以当地的风俗，翡翠是可以食用的，据说吃下后能够轻身健体、健康长寿。中部美洲的印第安人用翡翠制作武器和工具，只是这些制品通常并非实用，而只具有宗教或巫术的意义，大量用于宗教礼仪与人体装饰中。

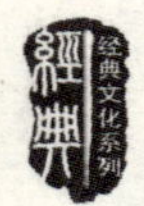

二、墨西哥人的崇拜物

相传在14世纪初，居住在南美墨西哥境内的土著阿兹台克人遭遇了极为罕见的自然灾害，时刻面临着饥饿和死亡的威胁。正在大家一筹莫展之际，有一天老酋长在睡梦中被人带到了一座金碧辉煌的宫殿里，只见宝座上坐着阿兹台克人最崇拜的英俊而又威严的太阳神。老酋长赶紧匍匐在地，向太阳神叩头。太阳神对老酋长说："你们必须迁移，跟着雄鹰，在它叼着一条长蛇站在仙人掌上的地方定居。"说罢，太阳神向空中放出了一只雄鹰，叫它为阿兹台克人带路。老酋长被雄鹰翅膀扇起的强风所惊醒，揉揉眼睛，发现原来是一个梦。可是，当他走出帐篷，抬头一望，空中果然有一只矫健的雄鹰在盘旋飞翔。老酋长确信这是神灵的指点，便发出号令：全部落的人立即朝雄鹰飞翔的方向迁移。当他们来到现今墨西哥东部的特斯科湖，在湖心岛上果真见到一只雄鹰正站在仙人掌上叼食一条长蛇。于是，阿兹台克人就在这个岛上定居下来，并建立起他们的都城——铁诺支帝特兰城，也就是现在的墨西哥城。人们通过食用仙人掌而获得了重生和长寿。从此，鹰、蛇和仙人掌就都成了当地人民的崇拜物，连墨西哥国旗、国徽和墨西哥城的市徽上都有仙人掌的图案。

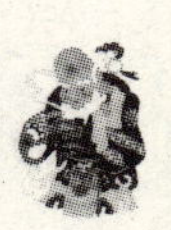

仙人掌是一种长寿植物，可以在沙漠、半沙漠的生活环境里活很多年，具有顽强的生命力。墨西哥是举世闻名的仙人掌之国，那里的仙人掌几乎占了全世界仙人掌的一半。仙人掌在墨西哥的历史上有重要的社会和宗教地位，有的被当做神明顶礼膜拜，有的被看成是避邪的神木，有的被用做治病的妙药。当然，仙人掌确有治疗肛肠出血和炎症的作用，甚至能抑制某些癌细胞，是有利于人类长寿的健康食品。

三、印第安人崇拜的玉米神

玉米是印第安人最重要的粮食作物，也是营造他们身体健康和延年益寿的重要物质，因此深受印第安人的青睐，并达到了崇拜的地步，塑造出保佑印第安人生长的玉米神。在古代印第安人的图腾里，最受崇拜的诸神之一是玉米神：他粗壮的身子，像成熟饱满的玉米，头上的神冠是3颗玉米棒，至今，墨西哥民间依然流传着许多关于玉米的神话和传说。古代印第安人信奉的诸神中有好几位玉米神，例如辛特奥特尔玉米神、科麦科阿特尔玉米穗女神等等。玛雅人的神话认为，人的身体就是造物主用玉米做成的。而在乡土文化中，"玉米人"已经成为对中美洲印第安土著人的一个代称。

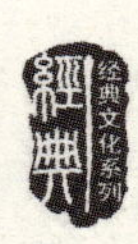

在印第安人的传说里，印第安人与玉米不可分离，因为是他们培育了

玉米，而玉米又哺育了世世代代的印第安人，使他们的生命能够健康持久地绵延下去。

生活在墨西哥的古代玛雅人，以太阳的位置和玉米的种植将一年划分为9个节气。在第二个叫做“成熟”的节气里，大约在8月初，开始收获鲜嫩的玉米，并举行一些特定的宗教仪式和欢庆活动，比如用羊羔、饮料祭祀玉米神等。在印第安人聚居的南方瓦哈卡州，每年7月的最后一周，都要举行盛大的“玉米节”，庆祝印第安人的祖先为人类培育出玉米的伟大功绩。

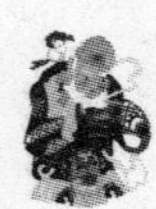

现代考古证实，玉米起源于一种生长在墨西哥的野生黍类，经过逐渐的培育，大约在3000—4000年前中美洲的古印第安人已经开始种植玉米了。科学家还发现玉米中富含大量的卵磷脂、亚硝酸、谷物醇、VE，这些元素均有抑制高血压和防止动脉硬化的功效，所以印第安人在食用玉米的同时平衡了营养元素的摄入，既保护了健康，又为后世创造了一个功效显著的食疗保健法。

玉米养育了印第安人生命，并为他们带来健康和长寿，因此玉米是印第安文化的根基，是印第安人的象征。

第五节　无限敬仰——大洋洲长寿崇拜

一、澳洲长寿鸟

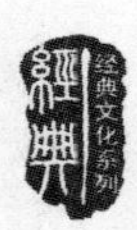

国鸟是一个国家、民族或地区的象征和骄傲，它反映了大众自古以来对某些鸟类的喜爱，包括原始人类的“图腾崇拜”。鸸鹋是世界上最古老的鸟种之一，是澳大利亚的国鸟，也是澳大利亚的象征性动物之一，在澳大利亚国徽上就刻有鸸鹋的图案。

鸸鹋广泛分布于澳大利亚大陆，喜爱生活在草原、森林和沙漠地带，全身披着褐色的羽毛，擅长奔跑，时速可达70公里，并可连续飞跑上百公里之遥。虽有双翅，但同鸵鸟一样已完全退化，无法飞翔。以野草、种子、果实等植物及昆虫、蜥蜴等小动物为食。它作为澳大利亚所独有的生物物种，经历了数十万年的地质和气候变迁仍没有改变最初形成的原始形态，它们这种神奇的适应能力在自然界的进化史中是极为罕见的。因它的寿命较长，所以又称长寿鸟。在原始社会，鸸鹋一直作为澳洲土著部落的图腾崇拜。

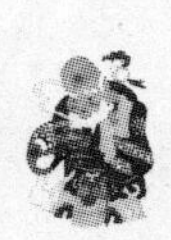

在澳洲的阿兰塔部落中信奉的鸸鹋图腾一直延续至今。他们祭拜图腾的仪式十分肃穆，首先要在地面上洒扫出一小块干净的空地，然后割破自己的胳膊，让血液流淌出来，直到滴落到地面，将地表浸湿为止。当流淌出来的血液风干成块，形成一块又硬又厚的血痂，他们便在上面画上神圣的鸸鹋图腾标志，特别是这种鸟身上最好吃的那部分，也就是脂肪和鸟蛋。制好以后，人们便围着这幅画坐下来唱歌。

另外，性别图腾崇拜也是存在于澳洲东南部少数部族里的一种现象。在这些部族里，所有男女不论属于何种氏族图腾，都根据性别各自把一种动物确立为图腾，如库尔奈族男性都自认为是鸸鹋红雀的兄弟，女子则认为自己是黄道眉的姐妹。人们把它们当做自己的保护者，要遵守不准捕食等种种禁忌。

二、澳洲崇拜的蛇图腾

在世界各地的动物崇拜里面，对蛇的崇拜是最为广泛和普遍，在许多原始氏族的宗教信仰中，蛇都被当作图腾或神灵来崇拜。蛇的诞生大概在1.5亿年以前，远远早于人类，是一种带有神异色彩的爬行动物。原始先民在与蛇的接触中，发现了蛇的许多奇特灵性，如蛇没有脚但可以爬行，又往往来无影去无踪，显得很神秘；蛇非常聪明灵活，《圣经》上有“温驯如鸽子，智慧如蛇”之说。在自然中生存的原始人类对蛇的危害和威胁无能为力。蛇本身具有的种种诡异特性，以及与生俱来的神秘力量，令人们常常怀着敬畏的心理把它当作神来敬仰和崇拜，希望通过对蛇的尊崇而获得与蛇同样的奇异能量。

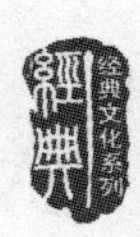

崇拜蛇的风俗在古澳洲相当普遍，在当时人们的眼里，蛇具有顽强的生命力和旺盛的生殖力，死而不僵，僵而不死，是永恒生命的象征。澳大利亚北部阿纳姆地爪哇人的神话里认为：世界是蛇形母神艾因加纳创造的，象征着繁殖和生育的神灵形象往往被想象为蛇形的女神。另外，蛇还象征着幸运、吉祥和神圣。澳洲的华伦姆格人有一种图腾崇拜仪式。仪式上，人们用颜料涂抹全身，扮成蛇的样子载歌载舞，讴歌蛇的历史与威力，祈求蛇神的保佑。

三、新西兰毛利人的长寿崇拜

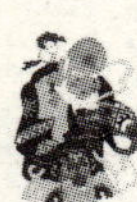

毛利人是居住在大洋洲新西兰的土著居民，1000 多年前由太平洋中部迁移至此。毛利人的社会由一个个部落组成，每个部落都有自己的规矩，奉行图腾崇拜，但每个部落信奉的神灵不一样。他们认为：万物都有灵魂，每个部落都有一个神灵在保佑。

在远古时期，人们因树木的长寿和生生不息的繁殖力而崇拜它，渴望借助它那超人的神力，于是就产生了树神崇拜。毛利人的图霍部族，认为树木有能力使妇女多生子女，这些树木是神话中祖先的脐带，就象所有刚出生婴儿身上都挂有脐带一样，所以向树神顶礼膜拜可以使他们的生命得到绵延。

在海边生活的毛利人，对鲸的图腾崇拜较为普遍。还流传着一个美丽的传说：在新西兰海岸生活着的毛利华格拉部落，在 1000 多年前，他们的祖先带着他的百姓前来新西兰，因为他骑着鲸鱼，所以避开了海难，保佑了他们的生命，在新西兰定居下来。根据这个传说，华格拉人定下了一些族规：只有男人才可以继承族中领袖酋长的职位。同时，因为是鲸鱼帮他们渡过大海，所以他们对鲸鱼有着虔诚的敬畏，奉若神明，相信鲸有一种超越理性力量的存在，人们可以从鲸的形象中寻找和获取力量，因而敬畏它、崇拜它，并祈求鲸为他们带来平安、健康和长寿。许多年来，毛利人用歌谣颂扬鲸，用独特的呐喊召唤并指挥它们，祈祷它所代表的海洋的力量降福毛利人。

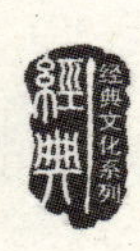

第二章

世界长寿风潮

第一节　美好非凡——生命与长寿

一、世纪百年不是梦

21 世纪是生物科技的世纪，科技在探索奥秘的同时，也使人类更加透彻地了解了自己。并在生命科学的领域有了重大突破。例如：癌症、艾滋病、老年痴呆症等都将得到有效的治疗，科学家们对“活体生态因子”的研究将使人的生命力、抵抗力，以及人脑的智能都有新的全面提高，仿人体的人造心脏、人造肾、人造肺等诸多的生物器官将投入实际应用。科技的进步，使人类的寿命不断延长。19 世纪末人类的平均寿命仅为 44 岁，到 20 世纪末平均寿命达到 67 岁，预计 21 世纪末将达到 110 岁左右。由此，人的衰老期也将延缓 10—15 年，即男性由 60 岁延至 70—75 岁，女性由 55 岁延至 65—70 岁，这将是生化技术的第二个大飞跃和大创新。

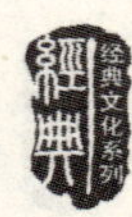

英国《星期日泰晤士报》引述科学家预言：科学在基因研究、器官复制和老化生物学等方面的突破，使得现今出生的小孩将有可能活到一百三十岁。若是这样，人们的生活方式将会改变，并会加大对医疗保健制度的冲击。

根据过去的趋势而推断的话，在目前男性及女性平均寿命分别为七十五及七十九岁的情况下，预计到公元 2050 年时会分别增至七十九及八十四岁。不过，这种预测有可能低估了一日千里的医学进展。

科学家现在可以通过医学研究量化这些进展，人类的寿命大概可增加多少？估计比现时多50年寿命。换而言之，到时人类平均寿命将有可能达到约130岁。而这是科学家所说的、确有可能的科学推断，它的依据包括了目前发展中的一系列医学进展。

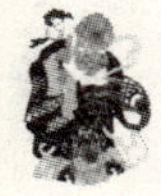

另外，延缓老化技术将问世也使人类的寿命得以延伸。例如，科学家正在整理出一份完整的人类基因图，当了解人体基因的秘密后，对付心脏病和癌症的新疗法估计可使人类平均多活15年。在能够掌握人体激素的再生效果、并免除它可能致癌的副作用之后，这种进展将使人类增加十年寿命。

现代，器官复制技术的发展将可源源不绝地用来取代受损、老化或已失去功能的器官，为人们增加十年寿命；而在找出令人老化的基因之后，也将会有技术用来推迟老化的生理过程，为此人类长命百岁就再不是什么遥不可及的梦想了。

专家指出：人均寿命在不久的将来（最快在六十年后）便会冲破100岁，出门随时可见百岁人瑞。他们指出：人均寿命愈来愈长的趋势在可见的将来都会持续。

根据新研究所作的推算：若现代人均寿命增长趋势持续，于2062年出生的日本女性，有望成为首批人均寿命达至100岁的群体。目前，日本人均寿命的增长仍是全球最快的。现时的日本年轻女性中，平均有四分之一有望活到93岁，而现在于日本和法国出生的女婴，很多人将会成为下个世纪的百岁老人。

可以看出：人均寿命正在日益延长。当然，寿命愈来愈长并不表示人类能永世长存，但人们的长寿愿望已经可以得到满足。

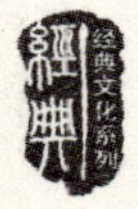

二、长寿流行世界的十大特征

随着社会的进步，长寿老人的数量日渐增多，关于长寿的研究也更加深入，美国纽约精神医学院委员会发表报告指出，活过90岁的老人常有以下特征：

1. 极少去看病。在年轻时未曾遭受重大疾患，也没有罹患老年痴呆症。

2. 体形中等。平均身高男性为171厘米，女性为157厘米。体重一般，不算胖也不算瘦，而且一生体重变化不大。皮肤也显得年轻而有弹性。

3. 天赋较高。敢于尝试新鲜事务，理解及记忆力很强。

4. 独立自主。通常从事农业或养殖业，成为法律、医学及建筑专家，也有做小买卖或大企业家。能自行决定“退休”年龄，一般较晚退休。

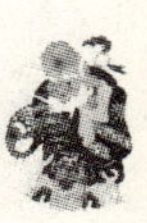

5. 无忧无虑。懂得享受生活，乐观、知足又不乏幽默感，能透过一般生活，看到美好的事物。

6. 适应能力强。即便遭受苦难与挫折，也能坚强地生存下去。

7. 不会一直探讨有关死亡的话题。因为他们知道对死亡的恐惧与忧虑是于事无补的。

8. 节制饮食。情愿尝试新的食物，因而食物花样多，蛋白质含量高而且脂肪含量低。

9. 习惯早起。平均睡眠时间大概是6—7小时，但是休息时间很充足。

10. 饮酒，但懂得控制。也喜欢喝咖啡。

另外，根据美国医学会期刊所发表的伊利诺大学历时20年超过36万人的长期研究，研究人员发现了长寿族的五大生理特征：

1. 血压低于120/80；

2. 血液总胆固醇量低于200mg/dl；

3. 无糖尿病；

4. 无吸烟嗜好；

5. 无心血管疾病或中风病史。

据研究表明：符合以上五种标准的人，平均寿命会比一般人至少长九年半。以目前美国人的标准来看，达到这个标准的人在年轻人群中才不到9%，而在中年人群中竟然不到5%，从中显示出大部分人一生中将有很高的机会受到慢性病的侵害。

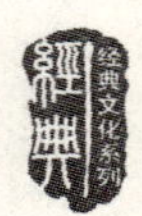

医学研究证明：对健康长寿产生很大影响之一的就是人的心理状态。芝加哥大学经多年研究，建立了一套对生活满意度的测量方法，从而测出长寿者的人格特点：即在日常生活中寻找乐趣，把生命看作是有意义的，且肯定自己所达到的目标，对自己作出正确评价，性格乐观。

总的来说，健康长寿者的心理特征包括心胸开阔、乐观豁达、为人热情直爽、乐于助人、善于工作、说话诙谐风趣。事实证明：心胸狭窄、忧愁多者、患病机会多；而心胸宽广、乐观向上者、患病机会少。性格乐观的人会长期保持一种愉快的心情，不但有利于保护脑的功能，更有利于神经系统的调节功能，能延缓内分泌系统、心血管系统、重要器官的衰老进程，减少疾病，使机体达到最佳状态。

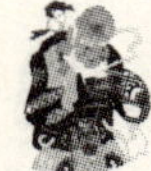

然而，在长寿人群中有时也会有一些共同的体表特征，如：秃顶者，男子因雄性激素分泌旺盛，多精力充沛，平均寿命 80 岁以上。耳长者，耳朵长的人一般都高寿，可能与其身体内肾气旺盛有关。腰细者，活过 70 岁以上的约占 95%，且很少患心血管疾病。头胎者，资料表明，一、二胎者寿命最长。在 90 岁高龄组中，第一、二胎出生的占 60.6%，100 岁的则占 77.3%。居绿者，物质生活条件相同，常年忙碌于绿叶红花中的花匠，比长居于花木稀少、空气污浊闹市的人平均多活 7 年。多梦者，人脑中存在影响睡眠的物质—催眠肽，梦多的人因为脑中催眠肽含量高，所以比无催眠肽者长寿。B 型血的人性格表现为温和平静、从容大度、不过分争强好胜。长寿人群中 B 型血的人占 83%。

第二节　气象万千——世界长寿观

一、在亚洲土地上生长的长寿观

古人说："人生七十古来稀"，然而在 21 世纪的今天，人生九十也不再"稀"了。在亚洲这片土地上，百岁以上的老人也是随处可见。

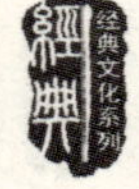

在亚洲，格鲁吉亚、日本、巴基斯坦以及中国都有百岁老人聚集的长寿之乡。日本人的平均寿命已达 82 岁，最长寿的男子 113 岁，最长寿的女子竟然达到 115 岁，已经成为世界上最长寿的国家，近年来一直保持着世界第一长寿国的地位。据统计：中国广西壮族自治区巴马瑶族自治县居住着 74 位百岁老人，另有 237 位 90 多岁的耄耋老人。巴基斯坦有一个名为"罕萨"的长寿之地，当地人以长寿而闻名。还有一个令死神难至的地方是在韩国西南部山区的淳昌郡，一些当地农民 90 多岁还能下地劳动。所以，亚洲成为世界上老寿星密度最大的地方之一。原因何在？早在几十年前，西方的科学家就开始探寻亚洲人的长寿之谜。他们想知道：为何诸多民族、文化迥异的国家和地区，却都能同样保持年轻呢？许多科学家纷纷前来研究亚洲人们的身体素质、生活方式、饮食习惯，希望破解长寿之谜。同时，世界卫生组织还在韩国设立了专门的长寿研究中心。他们研究每一个数据，试图通过发现亚洲长寿人群的经验，向人们指出一条通往健康、年轻的长寿之路。

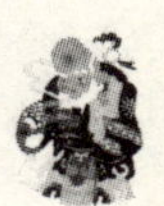

亚洲长寿公式：基因＋生活方式＋一点好运气

科学研究认为：人的基因决定寿命。科学家们揭开了基因决定衰老过程的原因，认为一个基因或基因组也许控制着机体的老化。一些亚洲长寿老人似乎都和祖先的遗传有着密切关系。基因对长寿与否有着很显著的作用已经不是秘密，因此女性通常比男性活得长。在工业化国家，两者寿命相差了 5 到 7 年。在冲绳，86％的百岁以上老人是女性。研究人员认为：女性存在着一些无从解释的基因优势。但这并不是全部的决定性因素，男性也可以通过远离不良嗜好来延长寿命，如不酗酒，而大多数女性都不酗酒。通过研究发现，基因只占三分之一，而剩下的靠的就是我们自身的生活方式。

健康的生活方式就是远离疾病的最佳方式。据调查，亚洲长寿老人大都很少吸烟，从而避免了许多由吸烟引起的疾病。但多数老人会偶尔喝上一两杯，这是因为适量饮酒对身体有益，即使像美国心脏学会这样严谨的机构都承认这一点。如罕萨人偏爱他们的“罕萨之水”——一种由当地的水果，如葡萄、桑葚和杏制成的烈酒。韩国淳昌郡的居民十分推崇烧酒。101 岁的朴福东把她的健康长寿主要归功于每天喝几小杯 50 度的烧酒。而日本的冲绳人则钟情于米酒。

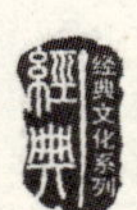

另外，长寿老人的共同秘诀就是合理适当的饮食。通过对饮食的调查，研究者发现长寿者的食谱上富含蛋白质和动物脂肪的食物很少。日本冲绳居民的日常饮食中所含的卡路里，比整个日本平均水平低 20％，比美国则低了 40％。在韩国昌淳地区，大米和蔬菜永远是当地居民餐桌上的主角，这些食物含有碳水化合物，而且低脂肪。世界卫生组织研究员朴相铁博士领导了一个设立于汉城的“年龄研究中心”，他认为：长寿的关键因素之一在于食物的脂肪含量低。另有科学家直接指出：这是由于低卡路里的饮食习惯可以减少危害健康的某些因素。例如：人的身体随着年龄的增长，会产生各种生化反应，自然地产生一些分子，它们和衰老、心血管疾病甚至癌症的出现都有着密切的关系。

科学家们还试图从各个长寿地区找出有助于抑制衰老的独特食物，来发掘长寿的秘诀。例如：中国的巴马人用茶油炒菜，这种油含大量的不饱和脂肪酸、维生素 E 和 B_1。对心血管疾病的预防大有好处。而喜欢吃鱼的日本冲绳居民则不知不觉中从食物中摄取了大量的蛋白质和一种名为欧米加－B 的脂肪，这使得他们的心脏病发病率只有北美 1/5 那么多，即使不幸染病，生存的机率也比美国人高出一倍。而冲绳岛的癌症死亡率同样低得惊人。据统计：在那里每年 1000 人里面，平均会有 6 个人死于乳癌，比美国低 5 倍，前列腺癌发病率则低了 7 倍。

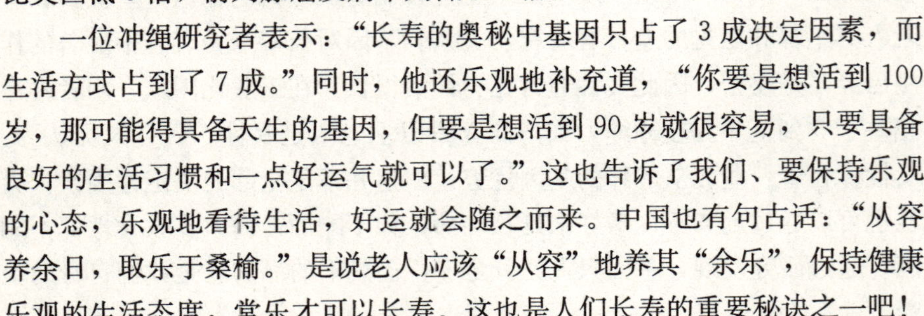

一位冲绳研究者表示："长寿的奥秘中基因只占了 3 成决定因素，而生活方式占到了 7 成。"同时，他还乐观地补充道，"你要是想活到 100 岁，那可能得具备天生的基因，但要是想活到 90 岁就很容易，只要具备良好的生活习惯和一点好运气就可以了。"这也告诉了我们、要保持乐观的心态，乐观地看待生活，好运就会随之而来。中国也有句古话："从容养余日，取乐于桑榆。"是说老人应该"从容"地养其"余乐"，保持健康乐观的生活态度，常乐才可以长寿。这也是人们长寿的重要秘诀之一吧！

这就是亚洲这片土地上孕育的生命奇迹，同时这也是这个种族的人们共同面对的生命之数。

二、富有的欧洲长寿观

公元前欧洲人的平均预期寿命仅 20 岁左右，以后持续缓慢地延长，1850 年左右达到 40 岁，随后在漫长的近 2000 年的历史中终于又延长了一倍。19 世纪，随着工业化革命、社会生产力的解放，人口的平均预期寿命迅速上升，自 1850 年以来的 100 多年内，欧洲人的平均预期寿命已大约增加了三十多岁。1977 年《联合国人口年鉴》所示，其已达到平均 72 岁的水平。

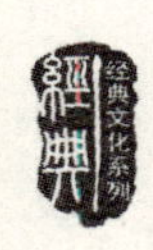

目前欧洲人是世界各洲寿命最长的人，其中男性平均寿命为 75.5 岁，女性为 81.3 岁。根据欧洲委员会方面的估计：到 2050 年，欧洲人的寿命还会延长，男性将达到 79.7 岁，女性将达到 86.1 岁。而希腊人在所有欧洲国家的人当中，平均寿命最长。据希腊老龄人协会的调查：希腊人长寿的秘密是保持着良好的饮食习惯。他们基本保持着地中海饮食习惯：少食多餐，食物结构以淀粉、鱼、橄榄油和水果为主。另一个因素就是气候条件好，希腊属亚热带地中海气候，空气新鲜、水质洁净。此外，希腊人还保持了午睡习惯，以此来增加身体抗病力。同时，希腊人还非常重视娱乐活动。

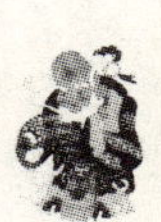

意大利的撒丁岛是长寿人口聚集的地方。有数据显示：其百岁老人在人口中的比例相当于美国的 20 倍。原因是：撒丁岛的百岁老人生活态度非常积极、乐观，且在生活中总有朋友和家人陪伴。同时，他们吃的是当地生长的食物，还习惯喝红葡萄酒，有助于防止动脉硬化。吃健康食物、过积极的生活、家庭团结和睦，这就是撒丁岛百岁老人健康长寿的秘密。

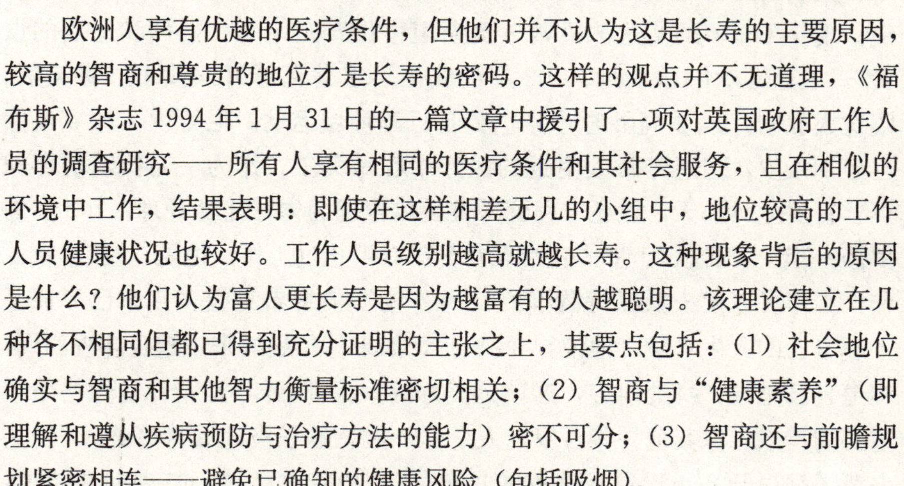

欧洲人享有优越的医疗条件，但他们并不认为这是长寿的主要原因，较高的智商和尊贵的地位才是长寿的密码。这样的观点并不无道理，《福布斯》杂志 1994 年 1 月 31 日的一篇文章中援引了一项对英国政府工作人员的调查研究——所有人享有相同的医疗条件和其社会服务，且在相似的环境中工作，结果表明：即使在这样相差无几的小组中，地位较高的工作人员健康状况也较好。工作人员级别越高就越长寿。这种现象背后的原因是什么？他们认为富人更长寿是因为越富有的人越聪明。该理论建立在几种各不相同但都已得到充分证明的主张之上，其要点包括：(1) 社会地位确实与智商和其他智力衡量标准密切相关；(2) 智商与“健康素养”（即理解和遵从疾病预防与治疗方法的能力）密不可分；(3) 智商还与前瞻规划紧密相连——避免已确知的健康风险（包括吸烟）。

欧洲人之所以能够成为世界上最长寿的人，除了长寿应具备的几个条件以外，还有一个重要的原因就是比较富有。前不久，德国马克思蒲朗克研究院发表的一份报告指出：富人的平均寿命比穷人长。这个研究院对全德 520 万名领取法定养老金的退休男性进行调查后发现，与领取较低退休金的人相比，那些领取较高退休金的人平均要多活 5 年。报告显示：目前德国男性的平均寿命为 80 到 81 岁，月退休金达到 1880 欧元的男性平均可活到 84 岁，而月退休金在 1100 欧元以下的男性的平均寿命则只有 79 岁。与此同时，德国一家医疗保险公司的统计数据也表明：白领阶层的平均寿命比蓝领阶层长两年。此外，倾向于在私人医疗保险公司投保的个体经营者和私营老板，与那些倾向于在法定医疗保险公司投保的低收入民众相比，他们的平均寿命差距也有 3 年。而根据世界卫生组织的统计，社会底层人士患重大疾病和早夭的风险至少是顶层人士的两倍。另外，有关健

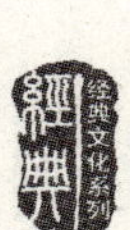

康专家也分析指出，安全也是长寿的重要因素。对于老年人来说，有稳定的收入显得尤为重要。这样，他们可以量入为出，安排充实的晚年生活，并且有充裕的时间进行体育锻炼。身心健康了，自然就会长寿。由此可见，经济条件优越的富人较为长寿已是不争的事实。

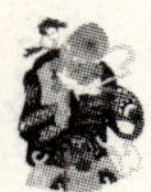

三、来自美洲人的长寿观

美国作为美洲的代表国家，是对长寿的研究收获颇丰的国家之一。如今，美国的百岁人也越来越多，数位美国百岁老人讲述了各自的长寿秘诀。现年101岁的艾达·贝蒂·奥斯坦将长寿归结为“信仰和适当的饮食”。她还喜欢唱歌跳舞。102岁的艾伦·霍普瓦瑟喜欢读书、讲笑话、唱犹太歌曲，94岁高龄时才停止骑自行车环城运动。尼德内·帕克虽然已经104岁，但还经常去附近的医疗中心做义工。作为一名执着的棒球迷，百岁生日那天，她还专程到考夫曼体育场为棒球比赛开球。102岁的罗莎·李·麦吉从21岁一直到现在都没有停止过工作。他说：“我喜欢工作，工作可以使头脑保持清醒。”100岁的罗伯特希克曼多年来已形成了一套自己的人生哲学。他说：“我相信，如果你早晨醒来，起身环视四周，知道自己是谁，身处何方，这就是美好的一天。”开心是希克曼性格中很重要的特点。像其他一些百岁老人一样，他总是积极地看待事物。“我这一辈子都很开心。看看我这里的景色。”他指着自己精心打理的花园说，“我还指望要什么呢?”美国的长寿老人就是这样在自己营造的益寿天堂里快乐地生活着。可见，美国人的乐观是他们长寿必不可少的原因。

当然，关于长寿的秘诀，美国人自有独到的观点，最近美国专家就长寿一题特意为大众献计献策，并称为“长寿15计”。

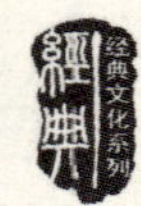

1. 不要赖床。研究人员认为每晚睡6到7个小时的人最长寿。

2. 保持乐观的生活态度。乐观的人死亡概率比悲观的人少50%。保持积极生活态度的人压力小，能更好地面对困难，所以更健康。乐观人士比悲观人士血压低。

3. 拥有更多性生活。研究显示，性生活使人们健康，从而延长寿命。亲密的性生活在很大程度上意味着人们压力较少、能更好地休息。

4. 养只宠物。拥有宠物尤其是狗的人比不养宠物的人生活压力小。养宠物的心脏病患者生存率比没养宠物的人高12%。养宠物可减少孤独感和抑郁，宠物会让主人开心，让主人有更多的户外活动。

5. 接受 VAP 测试。心脏病是健康头号杀手。美国一家实验室发明新一代胆固醇检测法——VAP 测试，准确率达到 90%。心脏病越早发现、越早治疗越好。

6. 当个富人。美国国家卫生统计中心资料显示，家庭收入低于两万美元的美国人当中有 24%受慢性病困扰，收入在 7.5 万美元以上的人只有 6%出现这种问题。通常情况下，身体状况最差的人群有最高贫穷率和最低教育水平。其中一个原因可能是高收入使人们拥有更好的医疗保健水平、有机会参加促进健康的各类活动。

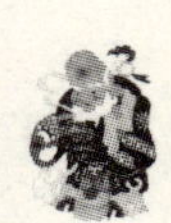

7. 戒烟。不抽烟确实能明显地延长寿命。抽烟已明显成为导致老年人死亡的最普遍原因。

8. 善于控制情绪。对压力表现愤怒的人患心脏病的概率比那些反应程度低的人高 3 倍。愤怒和高血压之间存在关系。以平和心态生活，就会消除压力。

9. 多吃富含抗氧化剂的食品。很多食品中都含有抗氧化剂，这种化合物能清除自由基和大量加速细胞衰老的物质。这有助于改善许多衰老性疾病。

10. 嫁得好。长寿基因是可以遗传给后代的，选配偶最好选择祖父母都健在的。

11. 锻炼。锻炼不仅帮助人们保持正常体重，还有益于心血管健康，增强骨骼强度，使人充满活力，同时避开压力和疾病。活跃的人身体更好、更长寿。

12. 笑一笑。笑能减少肾上腺皮质素等压力激素，笑使血管松弛，使人远离愤怒，而愤怒是心脏病发病的重要原因。

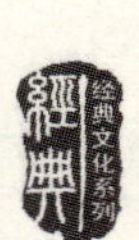

13. 减肥。对超重或肥胖的人来说，患心脏病、癌症和糖尿病的概率更高。

14. 释放压力。克服压力关键是找出生活中产生压力的原因，并尽量避免它们。持续压力使体内产生大量肾上腺皮质素，这种激素降低免疫系统功能。专家说，压力比其他因素更能致人于死地。

15. 冥想。解除压力和延长寿命的一个好方法是冥想。研究显示：冥想 15 分钟比深睡 1 小时更能放松心情。

随着科技不断进步，科学家发现了越来越多的长寿秘密，人类寿命仍有很大的延长空间，美国有关专家始终在致力于这方面的研究并不断惠福众人。美国一家杂志向世人推荐了长寿良方。该杂志引用一位美国名人的话说：“我不求不朽，而希望不亡。”人是否长寿，在很大程度上取决这个人的生活态度。人们对事物的思考方式，能够决定此人生命的长短。来自 2002 年明尼苏达州梅奥医疗所的研究报告说：有乐观精神的人比较容易避免在 50 岁前早亡，他们的生活质量也比总是悲观的人要好得多。

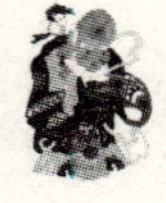

四、热带非洲的长寿观

非洲是地球上最多灾多难的地区之一。贫穷落后、战争瘟疫以及现在猖狂蔓延的艾滋病，正在无情地消损着非洲人的寿命。但是在这个似乎找不到长寿因子的地方，人们也发现了一些生命的奇迹。1940 年，法国药学家克里奇在非洲的乍得湖周围考察时发现：在无法放牧、无法耕作的沙漠中，当地土著人的身体却十分健康长寿。这一奇特的现象引起了克里奇的好奇，他深入考察了他们的食物，发现其将日光晒干的螺旋藻加入食品或汤中食用。克里奇便将这种绿色的粉末带回了法国，交给巴黎大学的藻类学家丹吉尔清博士分析化验发现：这种绿色粉末中含有丰富而均衡的营养成分，超过了地球上任何一种生物，因其外观在显微镜下呈螺旋状，故称之为螺旋藻（SPIRULINA）。然而，这一伟大的发现被第二次世界大战的硝烟淹没了。直到 20 世纪 60 年代，美国加州一所私立大学的校长希尔斯博士发现关于螺旋藻的分析化验报告有极大的商业价值，将螺旋藻销向了美国千家万户，并因此成了亿万富翁。希尔斯博士有一个朋友是日本油墨的董事长，他听希尔斯博士介绍了螺旋藻的情况后决定开发日本市场。由于日本人工作很紧张，再加上长崎广岛原子弹辐射的后遗症，螺旋藻在日本很快就普及开来，而且经久不衰。据测定，螺旋藻体内优质高蛋白含量高达 60%—70%，是鱼类的 3 倍、肉类的 4 倍、鸡蛋的 5 倍多；而叶绿素含量是蔬菜的 10 倍多。此外，它还含有丰富的多糖、β—胡萝卜素和γ—亚麻酸等生物活性物质及矿质元素，对癌症、艾滋病、肝炎、糖尿病、高血脂等疾病有预防和辅助治疗作用。目前，螺旋藻是联合国粮农组织推荐的“21 世纪最理想的食品”，世界卫生组织则称其为“21 世纪人类最佳的保健品”。

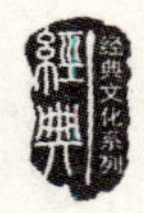

当然，除了自然的恩赐为非洲保留了一席长寿之地以外，非洲人坚毅

乐观的生活态度也是他们得以在非洲大地上生存并获取长寿的精神支柱，而南非前总统曼德拉就是这样一位著名的长寿老人。

曼德拉在世界政治舞台上扮演着叱咤风云、力挽狂澜的领袖角色，而在生活中则是一位历尽磨难依然积极乐观、充满博爱的长寿老人。2004年7月18日，曼德拉在家里庆祝了他86岁的生日。5年前，当曼德拉81岁大寿时，有人问他："是什么力量使您充满了活力?"曼德拉的答复是："博爱的精神加上强健的体魄。"几十年来，无论处于什么样的境遇，他都不忘记锻炼身体，即使在狱中，健身依然是他每天的必修课。长期的运动造就了他强健的体魄，为他在政治生涯中激流勇进奠定了良好的身体基础。此外，在险象环生、尖锐复杂的政治旋涡中，他始终保持着一颗博大、宽容的心。这就是他能够从失败的废墟中重新崛起的精神力量。当人们询问他获得长寿的秘密时，曼德拉用与自己获释出狱当天相同的心情回答说："当我走出囚室，迈向通往自由的监狱大门时，我已经清楚，自己若不能把悲痛与怨恨留在身后，那么我其实仍在狱中。"曼德拉还说：感恩与宽容经常源自痛苦和磨难，必须以极大的毅力来训练。他年轻时性子很急，在狱中学会控制情绪才活下来，牢狱岁月给了他时间与激励，使他能够深入自己的内心，学会处理遭遇的苦痛。

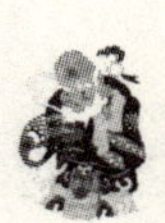

当然，我们必须承认生命在于运动，强健的身体离不开运动的道理。可真正能够长期坚持运动的人，并不一定很多。但曼德拉做到了，他深信"好动"可以养身的道理数十年坚持并热爱体育运动，这也是促成他健康且长寿的另一个重要因素。

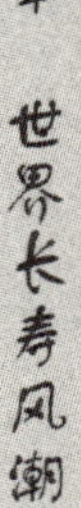

曼德拉自己就说，他的养身法宝可以用两个字概括："活动"。即使在漫长的27年的监狱生涯中，他也没有放弃这一爱好。当参加庆祝集会或遇到高兴的事时，曼德拉都喜欢翩翩起舞，通过这个方式活动筋骨。他就是这样一位喜欢在快乐中运动、在运动中获取快乐的人，由此赢得了健康和长寿。

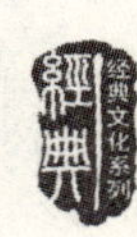

另外，南非还生活着一个百岁以上的老妪——诺宁吉·伊丽莎白·贝特。她出生于1886年，如今就要庆祝她120岁生日了。她膝下有7个孩子、15个孙子女和27个曾孙，被格雷厄姆斯敦内政部门确认为现在还活着的年龄最大的南非人。现在，贝特仍能依靠手杖出门活动，身体硬朗。她虽记不清丈夫何时去世，但对出入靠马车、路上无街灯的青少年时代却记忆犹新。谈起自己的长寿经，老太太说这要感谢父母教会她尊重他人。

另外，滴酒不沾也是她长寿的一大秘诀。

五、大洋彼岸的大洋洲长寿观

根据最新健康调查显示：大洋洲的澳大利亚全国人均预期寿命仅次于日本、冰岛和瑞典，已成为全球第四最长寿国家。

澳大利亚抗衰老学者近日作出惊人预言：目前处于 20 到 30 左右的人将会是最为长寿的，将来可以活到 130 岁，而其他的例如现在在 20 岁以下或者是 40 岁以上的人寿命却相对要短一些，这是为什么呢？一位墨尔本综合医疗学院的教授认为：目前人们正在对长寿关键所在进行研究，而且对于如何减少一些致命疾病，例如癌症、心脏病的可能性也了解得相当多。而且一些延长寿命的方法，例如规律性的锻炼、多食用含水果蔬菜多的食谱以及不吸烟也被人们广泛接纳。因此，他预言人们可以活到 130 岁左右，但同时警告说那些现在在 20 岁以下，或者 40 岁以上的人却不容易办到这一点。这是因为儿童和青少年在对抗肥胖以及相关健康问题的战斗中正在节节败退。这是人类历史上第一次出现目前这一代人寿命可能要短于他们上一代的情况。在此期间，那些年老的澳洲人将会死于工作的压力，这是由于那些 40 岁以上的人有着一种比较强烈的工作道德观。现在每天澳洲人都面临着更多的压力，其工作时间是发展中国家最长者之一，仅次于韩国。由此澳洲人能够活到 130 岁的希望就落在了现在还是 20 到 30 岁之间人的身上了，因为他们更喜欢休假、锻炼、健康饮食以及注重身体健康。

目前澳大利亚年纪最大的寿星是洛基特，在他 111 岁生日当天，家人们为他举行了隆重的庆祝活动。1891 年出生的洛基特从前是一位农夫，如今生活在澳大利亚维多利亚州的本迪戈市。他曾在欧洲参加过第一次世界大战，多次负伤，是目前澳大利亚健在的一战老兵中年纪最大的一位。洛基特有三子一女，年龄都在 70 岁以上，和父亲一样，他们的身体也都十分健康。此外，洛基特还有 15 个孙子孙女、24 个曾孙和曾孙女。

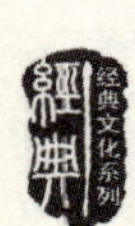

洛基特被他所居住的城市看做是“镇城之宝”，他自己也希望能够成为世界上最长寿的人。当人们问到他长寿的秘诀时，洛基特毫不犹豫地说：“保持乐观，永远都不要着急！因为忧虑会令你折寿。”

澳人寿命虽然延长，但仍然存在很多问题，许多人懒做运动、身体超重或痴肥。而且，心脏病和癌症是澳人的两大杀手，不少早年丧命的人最主要原因是吸烟，其次是缺乏运动和高血压。澳大利亚是一个公认的“胖人国”，在过去20年里，澳人显著增肥，超重和痴肥人口已逾700万。其中：42％的成年男子和25％的成年女子超重；16％的成年男子和17％的成年女子为痴肥。肥胖人口比例比十年前上涨了一成，且有六分之一的人从不运动。

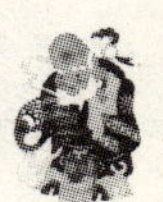

第三节　超越梦想——长寿的科学研究

一、美国科学家的抗氧化长寿理念

在人类从年轻走向衰老的进程中，科学家揭示了其中的关键所在，人的抗氧化能力在一定程度上决定着生命的盛衰，抗氧化能力愈强，其衰老的速度就愈缓慢。最近，美国科学家研究出了一种可以使人长寿的秘密武器——抗氧化营养素。人的身体就像一个加工厂，既生产好的产品，也制造许多废料。在正常的人体生命活动中，机体受到高能辐射、某些药物及致癌物质等的侵害时，就会产生许多具有高度化学活性的自由基。若自由基产生过多或清除过慢，就可能对人体造成损伤，从而导致一些严重疾病，如心脏病、癌症和衰老现象的产生。好在人体自身有一套抗氧化体系，维持着体内自由基处于不断产生与清除的动态平衡之中。

食物中的抗氧化营养素是指一些具有抑制自由基产生、清除自由基功能或抑制自由基对大分子起氧化损伤作用的营养素，从而在体内起到抗氧化的作用，以维护人体的健康。

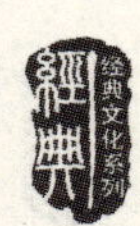

早在20世纪30年代初，一位匈牙利生理学家在实验室提炼柠檬皮时无意中得到一种白色结晶，将其命名为“维生素P”。维生素P的抗坏血作用胜过维生素C10倍。两年后，这位科学家发现：维生素P实际上是一种由生物黄酮组成的混合物，并因此于8年后荣获诺贝尔化学奖。医学科学界对生物类黄酮研究发现：生物类黄酮物质在人体中能进入毛细血管，保护微循环系统，清除自由基，从而保护细胞组织，达到增强人体免疫力、抗炎、抗风湿、活血化淤的作用，同时还能参与人体胶原蛋白和弹性蛋白结合。而胶原蛋白与弹性蛋白正是构成皮肤的主要成分，这就是生物类黄酮物质的抗氧化、抗衰老的原理。这一认识，使人类又将医学和生命科学大大地向前推进了一步。直到20世纪末，世界医学科学界健康长寿新理念认定：人类只有在抗氧化中才能得到健康、得到长寿。所以，医学科学界宣称：21世纪是抗氧化剂的世纪。这一健康长寿理论比上一世纪“运动健康长寿”、“素食健康长寿”理论又大大前进了一步。

有关专家还发现蔬菜的抗氧化威力比茶的抗氧化能力强；果汁的抗氧化能量多于果肉，具有抑制游离基（人体内的“游离基”会导致细胞衰老，皱纹增多，记忆力减退，削弱免疫系统，引发心血管病、白内障，造成身体机能退化等问题。而环境污染、工作压力、不良饮食习惯等会使人体内“游离基”激增。过量的“游离基”还会使人患上癌症。）活动的能力；紫提子汁的抗氧化能量比其他果汁高约5倍，其次为西柚汁、番茄汁、橙汁、苹果汁。

专家告诉我们：每天最好从日常食物中吸取抗氧化能量并使“抗氧化能量指数”维持在5000水平，有了抗氧化营养素的坚守，许多疾病都被挡在身体之外，为延长人的寿命构筑了一道无比坚固的防线。

二、欧亚的慢餐长寿论

最初的慢食运动是在1986年由一个意大利人发起的，他受够了麦当劳等快餐店处理食物的方式，因此发起此非赢利运动，为的就是维护逐渐消失的传统食材及料理方式，保护那些供应良质素材的小型生产者，并向消费者推广味觉教育，以保护食品供应链的生态多样性和延续性。在短短不到20年时间里，这个组织已经在全球100多个国家拓展了近8万多名会员，不仅获得欧美主要国家的鼎力支持，还在日本及韩国等亚洲国家和地区成立了分会。而在以美食闻名南半球的澳大利亚维多利亚州就有9家会员。

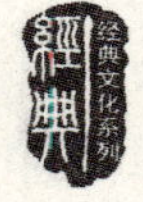

冲绳被称为“长寿岛”，平均寿命在日本是第一位的，但近年来排名不断下降，2003年更是跌到了47个评比单位的第26位。这令许多冲绳人为此十分担忧。他们认为：这是快餐食品的冲击，使得当地的饮食习惯发生变化所致。为此，冲绳人成立了捍卫传统饮食文化的“冲绳一奄美慢餐协会”，决心发起一场“慢餐”运动，提倡传统饮食习惯，希望能够尽快夺回冲绳人均寿命排名第一的桂冠。

他们所谓的“慢餐”，并不是指细嚼慢咽，而是针对按标准化、规格化生产的汉堡包等单调的现代快餐食品而言，实际上是指具有个性化、多样性、艺术性和营养平衡性的传统美食。冲绳人并不像现代人所说的那样少吃肉类、多吃蔬菜，而是日本消费肉类最多的地区，人均每天要食用95克肉。苦瓜、猪蹄、凉面和豆腐则是冲绳人的代表性食品。

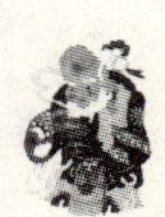

“冲绳一奄美慢餐协会”会长田崎聪说：与重时令、新鲜为美的日本现代饮食风格不同，冲绳的饮食文化讲究精心制作、烹调。冲绳人长寿的重要原因就是将这种饮食文化同悠然自得的生活方式结合在一起。

目前，日本已成立了多家慢餐协会。他们表示：传统的个性化、多样化食品，材料丰富、品种多样、制作精细、味道鲜美，每个厨师的手艺各有千秋，品尝传统饮食就是一种艺术和味觉的享受。相反，快餐不但缺乏美食的视觉和味觉，且营养成分单一，不利于健康。因此，应发起一场“慢餐”运动，拒绝“垃圾”食品。

日本曾经盛行素食，因受佛教思想的影响，曾于8世纪奈良时代开始了长达一千多年的禁食瘦肉和家禽肉的活动，至今仍每天控制在100克以内。一日三餐也都备有应季蔬菜，确保纤维素和维生素的吸收。各国营养专家都认为，日本人的长寿与其传统饮食及烹调方式有着密切的关系。清澈丰富的水源孕育了日本的饮食文化，使之被称为“水料理”。日本人饭菜都是花费很多精力静心制作的，很精致、美味。而且他们把吃饭当成是一种享受，慢慢品味的结果证明“慢”有助于消化，吃慢食者比吃速食者健康而且长寿。

三、美国医学博士的“限食长寿”理论

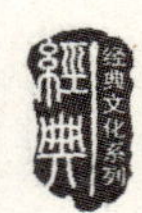

长期以来，科学家们一直在探索长寿的奥秘。美国加州大学病理学教授渥荷博士提出的“限食长寿”理论，引起了各国医学界的关注。

其实，中国医学早在1700年前就对限食与益寿的关系有了一定的认识。西晋张华在《博物志》中就有“所食愈少，心愈开，年愈益；所食愈多，心愈塞，年愈损”的记载。随着科学技术的发展，美国一些科学家相继发现，适当减少食量的动物生命力特别旺盛。最近，瑞士的研究人员用减少热量摄入等特殊措施，也使老鼠、苍蝇的寿命延长了1.2倍。美国国

立老年研究所也曾用大白鼠实验证明，限食可使白鼠的寿命延长 1/3。据此，人们推论从中年时期开始限量进食，可能使人的寿命延长。

那么，限食和长寿究竟有什么关系呢？一些研究者长期研究发现：我们吃下去的食物会不同程度地在体内产生“活性氧”，而过多的“活性氧”将成为伤害健康细胞的罪魁祸首，使人体快速老化和发生疾病。那么什么是“活性氧”呢？一般认为：普通生物呼吸的氧约有 2％被黄素酶或其他氧化酶所催化，分别形成过氧化离子或超氧化离子。这些离子能在细胞中进一步形成活性化合物，如脂过氧自由基、羟自由基等。活性氧就是这些自由基和非自由基的总称。这种活性氧超过一定浓度，就会损伤生物大分子及细胞，例如蛋白质、酶、胶原蛋白、大脑中的神经递质、核酸以及细胞膜的重要成分脂肪酸等。因此，有研究者指出：氧化损伤是共同的损伤，DNA、蛋白质及脂类都冒着氧化损伤的危险。活性氧在人体皮肤及各种脏器的细胞内蓄积沉淀，便成为褐脂质，在皮肤内部形成老龄斑，使皮肤粗糙、失去光泽和弹性。

因此，有的科学家认为：衰老的进程是细胞组织中不断进行着自由基反应的总和。只有生物体内的活性氧不断产生又不断被清除时，才能保证有利无害的平衡。若活性氧的产生与清除失去平衡，就会导致细胞损伤，引起疾病、衰老，甚至死亡。所以，从某种意义上说，延年益寿的过程也就是不断清除体内有害活性氧的过程。维持这种平衡，依赖于体内能清除活性氧的酶及有关的酶系统。其中超氧化歧化酶和过氧化氢酶是最重要的抗氧化酶，因为这些酶能将活性氧转化为无害的氧。抗氧化酶的产生是由抗氧化酶基因主控的。限制热量的摄入，可以增强某种保护抗氧化酶基因的活力，从而保持肌体抗氧化酶的含量，维持体内活性氧的平衡。瑞士的有关专家对这个课题极度关注，经过多年研究发现，在老年人身上，作为能量供应的遗传物质已发生变化。在这种情况下，人体摄入的能量越大，器官组织的工作量就越大，产生的活性氧就越多，老化进程也就越快，只有人为地控制能量的摄入，才能有效地延缓衰老，这就是限食长寿的科学道理。

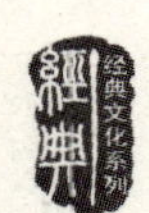

由此可见，饮食在一定程度上影响着生命的长度，所以每天例行的吃饭也是一门科学。实践证明：中年限食是既科学又延年益寿的饮食方式。当然，这里所说的限食并非是使人处于饥饿状态，其内涵应为：一是不能过饱，更不能暴食，每餐吃八成饱即可；二是在食谱中，要减少动物脂肪和糖的摄入量。

四、欧洲科研：长寿基因挑战寿命极限

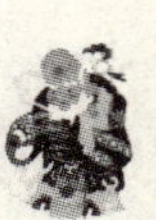

在研究人类长寿的领域中，科学家们始终没有停止他们探索的脚步，意大利和芬兰科学家经合作研究发现，有一种基因与长寿有关。其实，这种神秘物质早已为科学家所知，只是过去人们一直以为该基因的作用只是控制在血液中运送脂肪。而新近的研究中却意外地发现：这种基因有 3 种变异体，分别为 E-2、E-3 和 E-4。其中，E-2 变异体在长寿中发挥着重要作用。他们以 185 名芬兰百岁老人为对象进行了大量分析研究，结果发现体内含 E—4 的老人与长寿无缘。因为含该基因变异体的人血液运送脂肪的能力差，得心血管病和心肌梗塞的机会因此要多。而相对来说，携带 E—2 的基因有助于人长寿，不少百岁以上老人体内含有这种基因变异体。

那么 E—2 为什么能够促进长寿呢？科学家的研究解开了鲜为人知的奥妙：这种基因有助于增强内分泌系统的作用，使大脑和各器官之间更好地传递生理信息，从而使机体细胞和组织能更有效地抵御疾病的袭击。

科学家们曾经认为老化不仅仅是一个衰退的过程，而是生物体的遗传性程序化发育的积极延续。个体一旦成熟，“衰老基因”就开始将该个体导向死亡。但这种观点已经不再为人们所相信了，现在人们普遍认同：衰老其实只是由于身体的正常防卫及修复机制随时间流逝而衰退导致的。根据进化的自然选择逻辑，一旦一个生物体的生殖年龄结束，就不再有继续运作下去的理由。

然而，我们和其他研究者发现：有一个基因家族与生物体的应激耐受性有关，它们能够加强各个年龄段生物体的自身防卫及修复活性。这些基因通过优化身体的生存机能，最大程度地提高个体渡过困境的几率。如果这些基因处于激活状态的时间足够长，那么还能显著地增进生物体的健康，并延长寿命。其实，这个基因家族就是那些与衰老基因相对立的长寿基因。

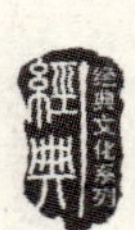

破译了基因与长寿的关系，人类在长寿课题上的思路就更清晰了，无外乎两个方面：一方面，直接让长寿基因发挥作用，促使人类长寿；另一方面，抑制那些促使生物寿命缩短的基因，也可以让人长寿。

作为首先被确认的长寿基因之一，人们对 SIR2 基因的认识最多，所

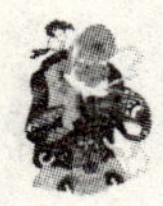

以科学家也将研究的重点放在该基因上。对其的研究，让人们看到基因的生存调控机制如何延长寿命，以及增进健康。而且越来越多的迹象表明：SIR2 基因很可能就是这个机制中的重要调控基因。人类的寿命与基因有关，体内有多个基因主宰着你的生命长短。研究表明：那些在恶劣环境下控制机体防御功能的基因，能够显著改善多种生物的健康状况并且延长其寿命。了解这些基因的运作机制，或许可以帮助我们找到消除老年疾病、延长人类生命的秘诀。

利用长寿基因的影响力，我们可以改变人类的生命进程：不让生长和活力因为年老的衰退而却步；使人能够在 70 岁、90 岁乃至 100 多岁时，仍然持他 50 岁时的蓬勃朝气。

那么为何有些人可以活到 100 岁？为何长寿者的子孙亦多长寿？很久以来，科学家推测：在长寿者的体内一定存在某种“长寿基因”，但其到底藏身于体内何处始终是一个难解之谜。

不久前，美国学者在对 308 名 98 岁以上的长寿老人，及其 107 名长寿子女的血液提取的 DNA 进行了全方位的基因组扫描后发现：在细胞色素－4 中有一组“等位基因”要比预期的情况大一些，经专家研究后确定，这就是人们猜测的“长寿基因”。

美国的有关科学家打算投入更多人力物力，对新发现的细胞色素－4 里面的长寿基因进行分析。看看到底是哪个具体基因专门负责长寿的，一旦确认人体内真正的“长寿基因”，这将对今后生产可延长人寿的基因药物有重大意义。一旦此药问世，那人人活到 100 岁将不再是一种梦想。

五、澳洲科研：友谊有助老人长寿

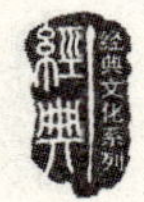

培根说：把痛苦告诉给你的知心朋友，痛苦就会减掉一半；把快乐与你的朋友分享，快乐就会一分为二。友谊对我们每个人来说都至关重要，它可以促进我们的身体健康，使我们的寿命延长。

最近研究发现：无家可归者、婚姻失败者、暴饮暴食者他们没有或很少有朋友；心脏病患者如果没有 3—4 个关系密切的人，其死亡率高。故有人提倡：一个人要拥有几个‘死党’朋友，用通俗的话说，即要有几个铁哥们！它包括成就你的朋友：激励你前进、且不惜自己时间的人；支持你的朋友：维护你的信念并在人前把你夸赞的人；志同道合的朋友：与你兴趣相近愿与之相处的人；牵线搭桥的朋友：把你介绍给志同道合的人；开阔眼界的朋友：让你接触新观点新文化新机会的人；陪伴你的朋友：一直与你在一起，把消息（好或坏的）总是第一个告诉你的人！

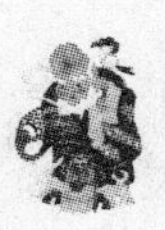

澳大利亚福林德斯大学的科学家研究发现：老年人的社交能力愈强，拥有的朋友愈多，就愈利于长寿。因为人一生大部分是在社会人群中生存的，当人进入老年以后，以前的社会圈子就会逐渐萎缩甚至消失，很多人开始退守家中仅和家人相处。但由于种种原因，他们总会和家人难以避免地产生一些矛盾、摩擦、碰撞甚至冲突，很容易显现郁闷、生气、孤独等诸多不良情绪，从而引发高血压、心脏病、癌症等多种疾病，给健康带来负面影响。这时，如果来到朋友中间，便可以从朋友那里得到理解、同情、劝说和帮助，从而化解不良情绪，降低不利因素对健康的影响。尤其对那些最怕生气的心脏病患者来说，减轻身心负荷可以大大减少发病率。另外，老年人与朋友交往的益处还在于：他们能够依据自己的需要选择朋友，相处更加亲密和谐，交流更加顺畅，减少了矛盾的产生，并能提供生活中必要的帮助。澳大利亚的一些研究人员在比较朋友、子女及亲戚三种关系对老人寿命的影响时明显地发现：朋友关系比其他两种关系对寿命的延长有更大的作用。一位阿得雷德省佛林德兹大学的博士生导师说："看来是朋友及亲戚关系使老年人在某种程度上融入了社会，所以成为长寿的关键因素。"可见，真挚的友情不仅是人生的需求，而且是健康的需要。在现实生活中，有时精神上的安慰和寄托会胜过许多贵重的药物治疗。一些精神郁闷的老人与朋友推心置腹的交谈等于服用最好、最有效的滋补剂。

目前在澳大利亚，全社会都有意识地鼓励和推动老人的社交活动，特别是一些慈善组织开展了许多"帮助老人"的社会活动。他们通过电话、寻访等方式帮助一些老人扩大社交圈子，不断建立和保持新的朋友关系，使老人们从寂寞孤独中重新融入社会，感受真挚的友情为他们生命带来的温暖和光亮，从而减少了身心疾病的发生，大大提高了老人的生活质量，延缓了他们走向衰老的进程。

第三章

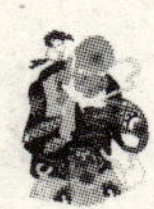

世界长寿地区的探索

第一节 生命探微——世界长寿地区解密

一、长寿地区的地理环境

怎样的地区才可以称得上长寿地区呢？这在国际上有一个标准，其中，这个地区的百岁老人的多少是这些众多标准中一个最重要的标准。国际上认为：只要人口中有超过了万分之零点七五的百岁老人，就是长寿地区了。那究竟这些长寿地区有什么样的特点呢？当然，良好的环境是首要的。

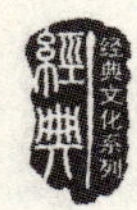

(1) 优美的自然环境：凡是在长寿地区，我们都可以看到优美的地理环境。如在地处高山环境的巴基斯坦罕萨，蓝天、白云、绿树、红花相映成趣；格鲁吉亚的阿布哈吉亚到处都是茶树和果园，春天万花盛开，秋天硕果累累；而在我国的广西巴马，山上长满松树、油茶树和灌木，环境幽静。生活在这些地区的人们可以呼吸到富含氧离子的新鲜空气、喝到纯净的山泉水、远离城市的喧哗和污染。

(2) 适宜的气候因素：据分析，人的健康长寿和气温也有密切关系。在低温低湿的季节里，人们犯各种传染病，哮喘、支气管炎的几率都明显增加。而在天气潮湿的季节，困扰着人们的则是头痛、皮疹、胃溃疡、风湿性关节炎及心脏病等疾病。日本之所以是世界上人口寿命最长的国家，和它的气候有很大的关系，那里冬无严寒，夏无酷暑，是典型的海洋性气候。我们可以看出世界上许多长寿区的气候都比较好。

据调查：在高山环绕、终年绿树成荫的地区，会有很多世界上著名的长寿村。这是因为山区雨量充足、气温适宜，人不会感到暴冷暴热。而丰富的绿化植物又能发挥植物杀菌素，吸附细菌、病毒、虫卵及微尘，使疾病发生的机会大大减少，所以在这些地方传染性疾病很少会流行。如地榆根的分泌物被誉为是“义务卫生防疫员”，可在1分钟内将伤寒、痢疾病菌杀死；松树的分泌物可杀死白喉、结核病菌；柏、樟、杉、槐等许多树木的分泌物，也都有较强的杀菌作用。绿色的树叶还能够吸收空气中的二氧化碳，吐出氧气，维护了生态平衡，是人们身体健康的可靠保证。据专家测定：一个成人每天大约吸入0.75公升氧气，呼出1公升二氧化碳，而一公顷的阔叶林在生长季节每天可消耗1吨二氧化碳，产生0.75吨氧。所以，绿色植物又被称为“天然制氧机”。

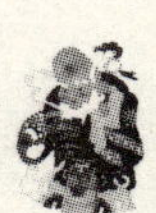

世界上不少的长寿地区都分布在这样的环境中，像俄罗斯的高加索山区、厄瓜多尔的维利巴姆等。这些地区微量元素的含量多，没有大气污染，并有大量的绿色植物等。所有这一切因素都有利于人的健康长寿。因此，为了我们自己的健康，我们也要保护大自然，多植树造林，美化环境，让美好的环境伴人类长寿。

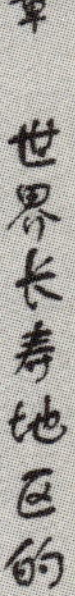

二、长寿地区的人文环境

哲学上所讲的辩证统一观点在人们的生活中同样适用。人体与自然环境、社会环境都是辨证统一的。所谓社会环境，是指社会政治、社会生产力、生产关系、经济条件、劳动条件、卫生条件、生活方式以及文化教育、家庭结交等各种社会联系。社会环境一方面供给人们所需要的物质生活资料，满足人们的生理需要；另一方面又形成和制约着人的心理活动，影响着人们生理和心理上的动态平衡。所以，一旦人体的社会稳态失调，就会导致疾病。因此，人体的健康与否与社会状况也有很大的关系。

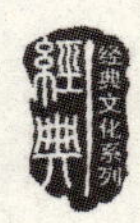

从人类寿命长短可以看出：随着科学的发展和社会的进步，人的寿命也在增长。但同时，我们也应该看到社会对人的影响。随着医学模式的演变，社会医学和心身医学都有了长足的进步，人们意识到重视社会因素和心理保健的重要性。在当代社会中人们的生活变得异常忙碌，许多社会因素都会影响人们的情绪，也因此人的机体功能会失调而引起疾病。调查显示：目前危害人类生命最多的是心血管病、脑血管病、癌症和意外死亡（车祸、自杀等），这四项的死亡人数占全年死亡人数的80%以上。大量的资料分析都说明：这些疾病的致病与死亡原因和社会因素、心理因素密不可分，这充分说明人类的疾病和健康是随着社会的发展变化而出现相应的变化。因为人是社会中的人，社会的影响对人类来说是最大的。道德观念、经济状况、生活水平、生活方式、饮食起居、政治地位、人际关系等，都和人的精神状态和身体素质有直接影响。由此可见，防病保健除了医学的保障，更需要社会的保障。因此，全面认识疾病、防治疾病，才是健康之道。

长寿的老年人一般都是人老心不老。意大利波伦亚大学免疫学教授弗朗切斯基经调查指出：具有鲜明的社会意识是世界各国长寿老人一个突出的共同点。调查发现，几乎所有百岁以上的老人都认为个人利益取决于周围人群的整体利益，并在其一生的思想和实践中表现出强烈的社会责任感或集体主义精神。调查还证实：遗传因素对长寿的“贡献率”仅为25%，决定长寿的因素还有很多，如较轻的体重、较少吃药、适度活动、每天7至8小时的高质量睡眠、无污染的环境、良好的卫生条件、好的饮食结构等等。但是，和谐的人文环境也是至关重要的。

健康的晚年通常是品德高尚的晚年。这意味着不抽烟、不喝酒、饮食健康且有节制、生活宁静、和谐并且精神充实。这些人还非常注重家庭和宗教信仰。

当然，后辈的敬畏和爱戴也是老人保持健康的一个原因。在罕萨，人们都会认真听取老人们在重要问题上的意见。84岁的哈吉·西坎德尔满足地说，老人们在这里总是处于主导地位，“我们说的话会受到尊重”。宫里节子是日本冲绳的一位老人，现年90岁。在她看来，别人的尊敬可以使人产生一种力量，并相信这是获得长寿的关键。“到了最后，你的精神状态就是最重要的”，她说：“每天早晨我醒来都会为自己还健康地活着而心存感激，你不能太担心未来的事情。别太严肃，别想太多，大声歌唱，尽情地享受音乐。我每天还要花3个小时时间料理自己种的蔬菜和水果，这种锻炼对我很有益，你得让自己忙起来。”93岁的面包师竹村每天早上5点起床，然后到自家的面包房上班，现在他仍然坚持创制新的面点花样。他 68 岁的儿子功男说："他还是这里的老板。"但他的语气里丝毫没有揶揄的意思，而是带着尊敬。

三、长寿地区的生活习惯

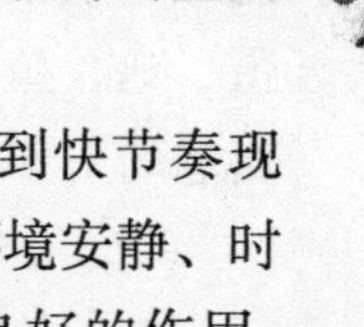

生活习惯与长寿有着紧密的联系，良好的生活习惯是促进长寿的重要因素，其中主要包括起居、饮食、嗜好和劳动等诸方面。

1. 起居习惯与长寿：许多生活在长寿地区的人们没有受到快节奏现代生活的影响，仍然过着日出而作、日落而息的生活，睡眠环境安静、时间充足，对增强体质、提高免疫力、减少疾病，无疑都具有良好的作用。这也是最自然的生活方式，被人们公认。许多老寿星们生活极有规律，他们每天仍然上山放牧、下田干活，进行家务劳动。

2. 饮食习惯与长寿：饮食和生活息息相关，人活着就要吃饭，合理的饮食结构对健康来说很重要。调查发现世界五大长寿地区的饮食结构有着共同的特点：多吃粗食，饮食清淡，主食以粗制米面及薯类为主，副食多吃蔬菜、水果，并饮用牛奶或食用乳制品，保持结构合理，营养平衡。

在全球七大长寿乡中，人们发现长寿的老人皆多食用高纤维、低热量、低蛋白、低脂肪的自然长寿食物。这些百岁老人每天摄取的平均热量为一般老人的 77%，但却没有过胖或过瘦的情况出现。

日本人是世界上最长寿的，这主要归功于他们的饮食模式：以黄豆、稻米及鱼类为主食。豆类食物如大豆、豌豆、扁豆，都是抗老的重要食品，也是高钾低钠、含纤维多的食物。而大量食肉则会导致过胖、高血压、冠心病、脑血栓、糖尿病等病症出现，鱼是肉最好的代用品。

3. 劳动习惯与长寿：劳动可以锻炼身体。近期有调查显示：80.15%的高龄老人除生活完全自理外，尚能参加家务劳动甚至田间劳动。许多老人都可以自己洗衣、缝补衣服、做饭等。有一位老人就说："我们不劳动就生病、就心闷、就全身难受。"劳动对老年人来说有许多好处：不但使得这些老人们享有维持生活的独立能力，还使他们练就了一副强健的体魄。同时，劳动使他们减少了对他人的依赖性和对子女的累赘感，可以使自己保持良好的个人心态。因此，也可以说劳动培养了他们良好的心理状态。

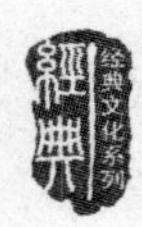

另外，伊斯兰教的人也保持着良好的卫生习惯，所以他们长寿。他们

的生活习惯大多符合科学道理，有利于健康。他们的生活中有六禁，即：禁污秽、禁怠惰、禁暴食、禁纵欲、禁贪心、禁烟酒。

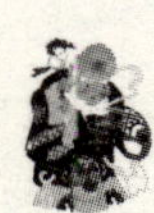

厄瓜多尔比尔卡班巴人之所以长寿，也和他们有规律的生活习惯密不可分。比尔卡班气候常年温和，冬无严寒，夏无酷暑，空气新鲜，饮水清洁，无污染，井水和山泉水中含有丰富的矿物质。当地人喜欢食用一种将蔬菜、杂粮和少量肉类放在一起熬成的粥。而人体所需的蛋白质是从鸡蛋、鸡、鱼、牛奶、乳酪中摄取的，并在烹调菜肴时放少量的盐，全村男女老幼下午喝自制的果汁，午餐后吃些新鲜水果，也喝葡萄酒、果子酒。

第二节　人瑞仙地——揭开长寿国家和地区的神秘面纱

一、日本——世界长寿第一国

据有关资料显示：日本已经成为世界上最长寿的国家之一，他们的平均年龄达到81.6岁。这个20世纪20年代平均寿命不过45岁的民族，为何在不到一个世纪里就跃成为世界上最长寿的国家之一呢？这一现象引起了世界有关专家学者的关注，经过深入的研究，人们发现了其中的奥秘。

（一）饮食清谈、讲究营养

日本人大都很少吃大米，他们会吃很多鱼肉豆蛋；食物中少油腻，多新鲜蔬菜；每天一杯牛奶；常吃海带、海苔。而且大多以吃素为主，并只吃七分饱。能自我克制，不暴饮暴食。

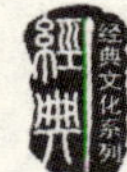

请看他们一天食谱中的重要内容：

1. 海藻。日本人经常吃海藻及海带制品，每天约有1/4以上的食物都是它们。人们用海藻做汤、煮面。海带含丰富的碘，对于内分泌，尤其是甲状腺十分重要。海带也是极丰富的蛋白质来源，其生化价值和动物蛋白相当丰富。

2. 严格控制食盐量。世界卫生组织（WHO）报告说明：胃癌发生率和各地使用的盐量密切相关，使用盐量越多，胃癌罹患率越高，因此盐也列入致癌因子。盐不是致癌的唯一因素，但吃太多盐，对身体就会有坏处。日本人就很少吃盐。

3. 常食奇欧里克一发酵大蒜抽取液。经科学证实：大蒜有许多营养，而且对疾病很有帮助。它对血管有舒张作用，能降血压；它能预防心脏病及动脉硬化；能降低胆固醇，避免血液粘稠。前苏联科学家证实：大蒜有类似抗生素的功能，可抵抗细菌及滤过性病毒，是少数能治疗疱疹的天然物之一。日本科学界也认为：大蒜具有强力解毒作用，可中和经由空气、食物或水等媒介进入人体内的一切毒素，避免身体受到伤害。另外，大蒜还可以避免重金属对人体造成的危害。

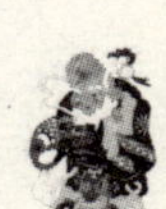

（二）重视体育锻炼

日本人喜欢从事慢跑、打网球、棒球、羽毛球、踢足球等运动，同时喜欢步行上街、乘地铁上班，而他们乘地铁往往需换二三次车才能到达，这样可以多次上下阶梯，还走很长的路，自然锻炼了身体。

（三）居住环境整洁

日本人很勤劳，而且很注意环境。他们习惯每天洗澡更衣，妇女婚后的主要任务就是整理家务，使居室整洁。日本国民养成的整洁习惯，不仅对卫生保健是很有益，而且对身体很有好处。

（四）精神愉快、性格开朗

日本人谦和有礼，一般都会和睦共处、遇事沉着，而这种尊重他人的待人态度对于延长寿命大有裨益。

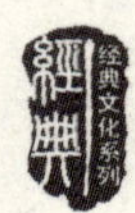

（五）不滥吃药

日本人不爱吃药，生病了一般不依赖药品治病，而主要依靠自身的免疫能力。

（六）控制公害、推行绿化

日本人注重环保，在绿化方面做得很好，使日本几乎到处都是一片翠绿，因此空气清新、含负离子多，使眼睛不易疲劳、精神放松，也有益于长寿。

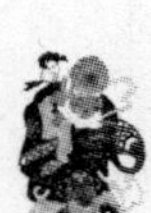

（七）健康教育、措施适宜

日本很注意疾病预防。目前，他们已控制了肺结核、痢疾等传染病。卫生部门还经常分发各种卫生保健手册或传单，广泛宣传。连棉被使用多久会增加水分都加以指导，随着人口不断老化，日本政府还为70岁以上的老年人定期免费进行体格检查，做到“防患于未然”。

二、冰岛——岁月雕塑的不老之国

冰岛，英文名称为Iceland，意为“冰冻的陆地”。而实际上这块游离于北欧大陆之外的岛国，却是绿草茵茵、地热丰富、渔业发达的富饶国家。

冰岛是世界上人均寿命最长的国家之一，男性为76.2岁，女性为80.6岁。他们长寿有着自己的秘诀：良好的医疗条件、以海产品为主食、洁净的生活环境，还有一条很重要就是经常在温泉水中游泳，他们认为这样能使自己保持健美的体形和年轻的心态。所以，在首都雷克雅未克的大街上看见许多老人飙车，就一点儿也不足为奇了。

冰岛的温泉很有名。冰岛人喜欢游泳，有一位冰岛人说：“在温泉水里游泳可以使我脱胎换骨，忘却一周的压力和烦恼。”医学专家认为：常在温泉水里游泳，可以治愈关节炎、哮喘等慢性病，对各类皮肤病有显著疗效，还能缓解现代人的精神压力。调查显示：许多身体虚弱和大病初愈的人，在经过一段时间的温泉疗法后，都可以使身体状况好转。研究表明：对于患心脏病和哮喘的患者来说，在温泉水中游泳有益于康复。由于游泳，冰岛人的心脏病发病率降低了50％。目前世界各地过敏性哮喘困扰着许多人，但在冰岛患这一症状的人却很少。因为在冬季，这类患者一边在温热的泉水中浸泡，一边呼吸冰冷清新的空气，比在室内游泳池呼吸温暖而潮湿的空气更有益。只要冬季室外游泳池水温保持在29摄氏度，游泳者就不会感冒。冰岛的老年人对温泉游泳池也是情有独钟，68岁的古德蒙德松老人说：“地热水让我保持健康，每次游完泳我觉得自己就像换了一个人。”

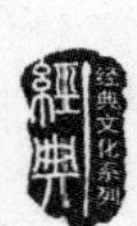

在冰岛泡温泉对身体大有脾益，喝矿泉水的好处也不少。人们游泳游

得渴了，就径直走到泳池边的自来水管喝那清洌甘甜的水。有人说：冰岛的饮用水可能是世界上最干净的，都是没有污染的地下矿泉水。这里还有一个在冰岛流传的故事：几年前，美国的一个实验室来到冰岛检验当地水的洁净度，实验结果让科学家大吃一惊，水中居然一点杂质都没有。科学家们都不敢相信这是真的，怀疑自己的仪器出了问题。

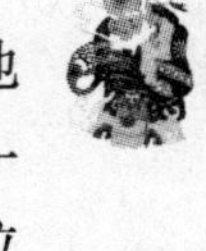

科学家们始终致力于冰岛人长寿的研究，终于从基因的角度找出了他们长寿的秘密，并且有了重大发现。2002 年 2 月 5 日冰岛科学家发现一种命名为“玛土撒拉”的基因，科学证明它可以使人健康长寿。玛土撒拉是圣经中记载的人物，是洪水灭世前诺亚的族长，据说活到了 969 岁，因此科学家用他的名字命名这一人类长寿基因。科学家还相信，通过该基因可以研制出延年益寿的药物。

冰岛生物技术公司的总裁卡里说：“没理由我们研制不出令人类长寿的药物，因为我们现在已知道该基因的位置。我们将研究它的精确 DNA 序列，和找出它在人体中的机能，然后考虑研制可复制其机能的药物。”

冰岛人的家谱资料丰富完整，可以追溯到维京时代。而该公司的研究人员正是利用冰岛这样独特的出生和死亡记录，对许多 90 岁以上的长寿者进行跟踪研究，从而发现“玛土撒拉”基因的。

卡里说：冰岛人紧密的遗传关系和丰富的家谱资料，为他们的基因解码工作提供了理想的条件，冰岛只有 27 万人，可以很轻易的找出其中某些人携带的基因，发现具有令人感兴趣的功能。

三、瑞典——森林中的长寿大国

瑞典是北欧五国面积最大的国家。瑞典人属欧罗巴人种，身材高大、皮肤白皙、金发碧眼，同时也是世界上寿命最长的民族之一。最新统计资料表明：该国的女性和男性的寿命已分别高达 81.4 岁和 76.3 岁，人均寿命 78.8 岁。是什么原因使瑞典人长寿呢？通过研究，人们发现了以下几个特点：

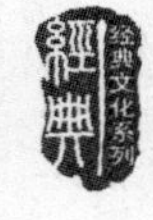

1. 特殊的地理环境。瑞典以林木资源丰富而享有“森林之国”的美称，森林覆盖面积占全国土地面积的 64%，平均每个公民拥有 3 公顷多的森林。

2. 优越的医保制度。瑞典是世界上最富有的国家之一，医疗保险制度十分优越，有病早治、无病早防已成为国民的共识。在瑞典，孤身无靠的老人可进养老院、“退休者之家”等专门的养老机构。

3. 强烈的环保意识。环保意识在瑞典想当强烈，谁想申请开办一家哪怕是稍有污染的工厂，都会引来一片反对声。由于瑞典政府长期致力于环境保护，国民的生存环境十分优美，世界各国都无法媲美。

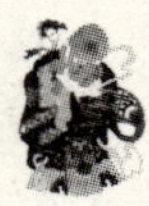

4. 工作有张有弛。在欧洲这样竞争激烈的地方，瑞典人的生活可以说是很轻松了，从不给自己那么大的生活和工作压力。人们工作有张有弛、生活潇洒轻松。也许正是瑞典人这种“最大限度地珍惜生命，尽情享受人生”的活法，才使他们健康且长寿地生活下来。

5. 乳清与养生之道。乳清是指牛奶制成奶酪后的残余液体，牛奶凝结时，固体乳胶状物被分离出去，剩下的液体就是乳清。在瑞典，脱水后的乳清是饮食中必不可少的。乳清中乳糖占 80%，而乳糖为结肠中很重要的酸型细菌提供了大量营养。由于大肠中的细菌自由基的增殖是导致衰老的一个重要原因，乳清可以清除肠内垃圾，还可以治疗便秘。

另外，瑞士人长寿还有着自己独特的秘诀：

首先，大自然为瑞士人提供了天然良好的生存环境。瑞士拉塞涅小镇位于海拔 1000 米左右的山区，空气清新，无污染，山泉水质好、含人体所需要的矿物质，一年四季温度反差不太大。

第二，运动促健康。瑞士有 3/4 的国土为山地，因此登山、滑雪、远足成为瑞士人喜爱的运动。喜欢运动的人大都是长寿的人。七八十岁的瑞士人还在登山和滑雪。运动可促进新陈代谢、保持骨骼活力、防止骨质疏松症的发生从而促进人们的身体健康。

第三，健康饮食保长寿。瑞士有“奶酪之国”的别称，奶酪号称奶“黄金”，富含维生素 A 和 B、蛋白质、钙、铁等人体所需的矿物质，因此它在瑞士人的健康方面功不可没。此外，瑞士人还常饮葡萄酒，而且适度，所以对身体健康非常有益。

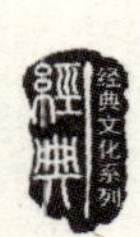

第四，爱劳动、勤动脑。瑞士人最喜欢的夸奖话语是“您真勤劳”。他们热爱劳动，特别是老年人爱养花种草、提篮买菜劳动已经成为他们生活的一部分。瑞士人还好学习，日内瓦老年大学里还有百岁老人在学习。

第五，家庭和睦至关重要。瑞典人们的家庭关系都非常和睦，都尊老爱幼，家庭中总是欢声笑语不断。

四、苏联高加索——穿越峰峦的长寿村

世界卫生组织及科学家们一直好奇前苏联高加索“世界长寿村”的长寿之谜，他们对此地进行考察，结果发现高加索地区是世界上仅有的没有发生过癌症和心脑血管疾病的地方，就连一般疾病的发病率都极低。在这个地区，超过100岁的老人比比皆是，人均寿命为120岁。他们一般都会安详地离开人世，没有疾病的痛苦，临终时一觉睡去。

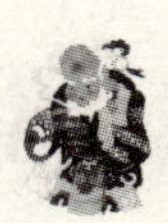

在前苏联公布的人口统计中发现：年龄在110岁以上的人中，70％都生活在高加索地区，这个地区也是全世界五大长寿地区之一。美国人种学学者苏拉·贝尼热从1970年6月起到1975年4月期间，曾先后6次到该地区进行考察，发现了高加索人长寿的原因。

1. 百岁寿星与劳动。贝尼特是一位记者，他在布哈齐亚的库托尔村访问了一位139岁、名叫卡法弗拉苏利娅的妇女。她说自己128岁时还参加劳动。茶叶收获季节，她一天能采集25千克茶叶，曾被评为该地区的采茶模范。贝尼特还访问了一个133岁、名叫格耶夫的阿塞拜疆牧羊人，当时他仍在集体农庄劳动，每天跟着羊群走10—20公里的路。卡巴尔达·巴尔卡尔有一位117岁的老人，每天按数劈柴供家里的壁炉使用。在这些经常劳动的老人们身上丝毫看不出有体力不支或疲劳过度的迹象，这一点也令人称奇。

2. 百岁寿星与饮食。高加索地区的人们几个世纪以来一直保持着稳定不变的饮食习惯，这就减少了消化系统在生理上的承受压力。他们的饮食习惯中有四个“永恒”的因素：一是食不过量，他们有句格言是“要想受尊敬，少说为妙；要想健康，少吃为妙。”二是吃大量的蔬菜和水果，只吃少量的饱和脂肪，并从植物和野生新鲜植物中摄取大量维生素。三是吃饭时细嚼慢咽、肌肉完全放松、保持愉快的心情。四是素有饮酸奶的习惯。

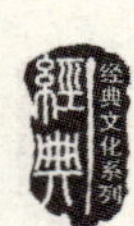

3. 百岁寿星与家庭。几代同堂的大家庭在高加索仍然可见。科学家研究认为：这种大家庭与长寿之间是有联系的。老年人会感觉孤独，而这种孤独会引起对整个生活的不满，进而引起过早的衰老。一般来说，独自生活的老人易患消化不良、冠心病、高血压、中枢神经系统疾病，也很容易染上酗酒、吸毒的毛病。

4. 百岁寿星与礼节。高加索地区的人们热情好客，他们会对外来的客人敞开欢迎的大门，奉上美味的食物、美酒、歌曲、甚至财富。这是他们的习惯，也是他们取得精神上的满足与享受的主要途径。

5. 百岁寿星与医术。高加索人在古代就以拥有高度发展的民间医术闻名于世。他们拥有 550 种民间高超的医术，对保障高加索人的健康、长寿起到了不可磨灭的作用。

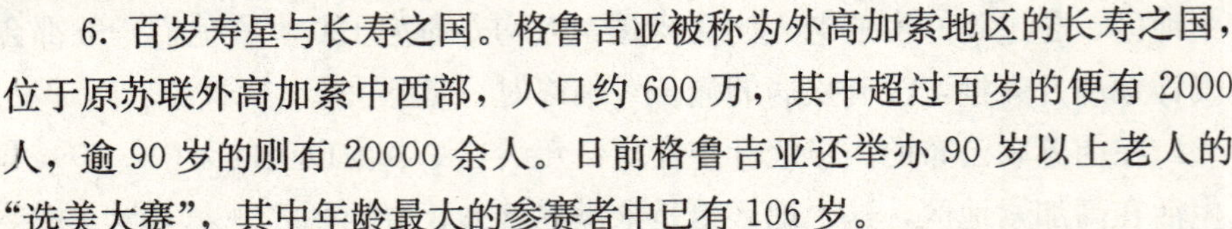

6. 百岁寿星与长寿之国。格鲁吉亚被称为外高加索地区的长寿之国，位于原苏联外高加索中西部，人口约 600 万，其中超过百岁的便有 2000 人，逾 90 岁的则有 20000 余人。日前格鲁吉亚还举办 90 岁以上老人的“选美大赛”，其中年龄最大的参赛者中已有 106 岁。

格鲁吉亚是个勤劳的民族，他们每日都有体力劳动，时常步行，平均每日要步行 10 公里。在进食方面，村民多以牛奶等奶制品，加上蔬菜、鱼、生果等为主要食粮，很少进食肉类，最多只是进食麻雀的肉来补充蛋白质。他们所饮的水含盐分极少，这一点也是长寿的一个非常重要的原因。

五、巴基斯坦罕萨——四季如画的长寿之乡

在巍峨绵延的喀喇昆仑山山脉之中，有一片神奇的河谷，在蓝天白云的映衬下，那里群山环绕、四季如画。每年春天，雪白的杏花洒落山谷，如同纷扬的飞雪；夏天，绿树成荫，紫色的桑葚沉甸甸地挂满枝头；金秋来临时，各种瓜果在园中绽放着成熟的笑颜，金黄的落叶在风中飞舞；寒冷的冬季，村民则围坐在自家温暖的屋子里，烤火、煮茶、吃干果，看窗外的白雪飘落。这个桃花源式的人间仙境就是世界闻名的长寿之乡——巴基斯坦的罕萨。

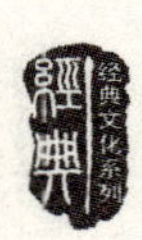

位于海拔 2438 公尺高的罕萨河谷，地势险要、历史悠久。早在一千多年前，罕萨人就已经在这片与世隔绝的河谷里耕种田地了。层层梯田沿着罕萨河岸一直爬上山腰，蜿蜒的水道引来了乌尔塔的冰川融水，灌溉着梯田里的庄稼和各种果树。这种接近原始的农耕生活，远离外界的浮华和喧嚣，使罕萨成了一片简单、宁静的圣土。1933 年，英国作家詹姆斯·希尔顿在领略了罕萨山谷淳厚的风土人情后，写出了闻名世界的《失落的地平线》一书。在书里，他把罕萨称为“香格里拉”，从此罕萨横空出世、

闻名遐迩。

当然，罕萨还有一个更重要的出名原因就是罕萨人的长寿。这里的百岁老人为数众多，是世界五大长寿地区之一。许多年过八旬的老人在山上徒步行走，背着大捆柴草还能健步如飞，而年过九十的鹤发童颜的老人依然健谈。在这里许多人都遗忘了岁月和年龄。当地有一种习俗：老人用汉那叶染须染发，就表示自己想娶想嫁。有一张登在《美国国家地理》上的罕萨女寿星已经 112 岁了，她的白发就用汉那叶染过，但微笑中还有少女的纯真。

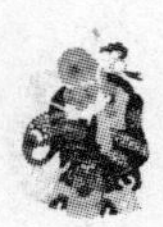

罕萨属于高山环境，空气洁净、全无杂质，是得天独厚的富氧环境。冰河里的水蕴藏着丰富的矿物质，常年饮用可提高抵抗疾病的免疫力，使身体的机能始终保持在旺盛的状态。这里的人们呼吸着清新的空气、喝着纯净的山泉水，且到处是绿草、野花、森林和果树。低温、多氧的环境加强了人的心肺功能，增强了抵御寒冷的能力，使得他们比其他人多了更多的长寿因子。

罕萨人多以务农为生，爱劳动的习惯也为他们的生命注入了长久的活力。目前，罕萨山谷有 4.5 万罕萨人世代过着农耕生活。他们几乎从不患病，六七十岁算不上是老人，八九十岁仍可在地里劳作，健康地活过一百岁也不算什么稀罕事。这个村有九十岁、百岁以上的老人数百名，百岁以上老人数百名。村里有位受人爱戴的老人阿里哈德已 118 岁，可是看起来像七八十岁的样子。还有位 107 岁的高龄新郎娶了位 28 岁的姑娘做第七任妻子，还生了孩子。日出而耕、日落而息的生活习惯，使他们远离了现代社会的恶性竞争，心灵充满了质朴、善良和纯真，这恐怕就是他们长寿的精神因素。

现在，罕萨这片神奇的土地引起了世界的瞩目，英国医生罗伯特·麦卡森为了解开其长寿之谜进行了实地考查。他发现：罕萨人喜欢吃粗制面粉、奶制品、水果、青菜、薯类、芝麻等，还喜欢适量饮用一种由葡萄、桑葚和杏制成的烈酒——“罕萨之水”。另外，他们用冰河的水灌溉农田，不施农药的农作物在纯净河水的滋润下茁壮成长，长成的瓜果蔬菜硕大鲜美，属于纯天然的绿色食品，具有极高的营养价值，而这也是罕萨人获得长寿的重要原因之一。

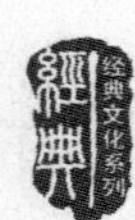

六、厄瓜多尔比尔卡班巴——宁静的长寿之谷

厄瓜多尔是世界著名的长寿之国，其中位于南部洛哈省的比尔卡班巴山谷被誉为“长寿谷”。在4500名村民中，超过100岁的80余人，120岁的寿星也有50名之多，堪称世界之最。

比尔卡班巴的长寿现象引起了大家的关注，经过长期的研究后，科学家认为：优美的环境、优质的水源、平衡的膳食结构、原始淳朴的生活方式以及尊老爱老的传统都是比尔卡班巴人长寿的原因。

大自然赋予了比尔卡班巴得天独厚的自然条件：其处于幽静的安第斯山谷之中，海拔1500米、风景秀丽、四季如春、环境优美、水质澄澈，年气温稳定在18到24摄氏度之间。当地的山泉中含有丰富的镁、钙以及锰元素，有的甚至是普通瓶装矿泉水的两倍。这样的水质对于降低胆固醇、治疗风湿病、防止骨质疏松、动脉硬化大有裨益，在世界上是独一无二的。据当地曼努埃尔老人介绍说：有个美国人来的时候拄着拐杖，此后他天天饮用当地的山泉，并用山泉沐浴。一个月后，他竟然抛开了拐杖。

当地的农业保持了最原始的生产方式，绝不使用化学农药，肥沃的土壤也没有接触过化学物质。据了解：比尔卡班巴村里居民饮食清淡，家常便饭是把肉、蔬菜、五谷杂粮和在一起煮成粥吃。下午加吃一些果子冻或果子汁。他们还喜欢吃豆类、玉米、香蕉、甘薯、大米、芒果等。大多数人每周只吃一两次鸡或鱼等动物食品。他们很少吃动物和高热量食品，而且拥有缓慢、稳定的新陈代谢。这些都使得这个小小山谷中的人们拥有健康长寿。

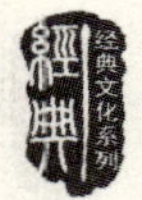

科学家们一致认为：当地人的长寿除了和他们的生活环境和习惯有关外，还主要归功于当地人喜欢劳动。在当地的老人中，八九十岁就算“壮年”了，他们通常会坚持参加各项劳动。103岁的曼努埃尔老人如今已是步履蹒跚，耳朵也有点背，不过他记忆力惊人，口才也出奇好。每年5月，当地会举行“百岁母亲”评选活动。98岁的芭芭拉老人曾幸获此殊荣，她67岁的儿媳卡塔利娜说起自己的婆婆时赞不绝口：“老人自己飞针走线做活计，还经常下地采摘咖啡、菜豆，是个闲不住的人。”82岁的米卡埃拉老人在这里只能算个“小字辈”。每天清晨，她步行半小时，爬上附近的一座山丘，打开“铁泉”的防护篦子，为游客汲水。游客不多的时

候，她就在附近照看自己的庄稼和牲畜。她认为自己身体这么健康应当归功于每天不懈的劳动。

比尔卡班巴人没有金钱和竞争概念，心地善良、与世无争，长寿老人能得到全村人的尊重。这种淳朴的民风、没有压力的生活，使得他们的心灵永远充满了单纯的快乐，因而减少了很多疾病的发生机率。

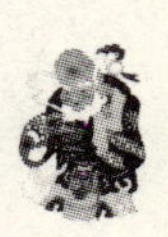

比尔卡班巴在当地印第安语中意为“神的山谷”，此地也确实演绎了很多神奇的故事。而真正让其名扬天下的还是日本前首相中曾根康弘的秘书滩尾木村。当年，滩尾木村患有严重的心脏病，脸色蜡黄，连50米都走不了，已经病入膏肓，连日本名医也表示他去日无多。这时，有人建议他到比尔卡班巴山谷疗养。在这里，滩尾木村奇迹般地恢复了健康。该奇迹轰动了日本，大批病人和游客慕名而来。

比尔卡班巴优美的环境和奇特的长寿现象，每年都吸引了大批科学家、病人以及游客。外来人的到来打破了小村原有的寂静，但愿现代文明不要侵扰这片“长寿谷”，让它在淳朴中永远宁静祥和地生存下去。

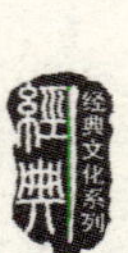

第四章

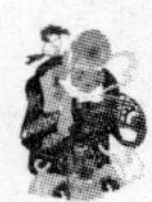

外国宫廷养生宝典

第一节　尽享奢华——欧洲各国宫廷养生

一、英国王室的养生之道

英国王室的历史簿上记载着众多令人赞叹的长寿“传统”代表。如：维多利亚女王去世时享年 82 岁，伊丽莎白二世的母亲几乎成为英国最长寿的女人，而女王和威尔士亲王的身体也好于同龄人。在羡艳王室贵族长寿的同时，科学家们也一直在探寻他们长寿的秘密，并经过多年研究终于发现：英国王室的养生之道是饮用具有神奇药用疗效的泉水。

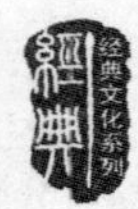

这股神奇的泉水是从阿伯丁郡一口名叫潘纳尼克的井中流出的，而英国王室的巴尔莫勒尔行宫就位于井附近。最先发现泉水具有特殊功效的是维多利亚女王，并把潘纳尼克泉水介绍给了其他王室成员。据说：直到现在，伊丽莎白女王还经常在她的花园宴会上用甜美的泉水款待客人。

科学家们对于英国王室对潘纳尼克泉水的特殊偏好感到很新奇。最终，他们发现格兰扁山脉中蕴涵了丰富的数亿年历史的花岗岩，潘纳尼克泉水经花岗岩的长期过滤，PH 值接近中性，极其亲近人体皮肤，其中含有大量的稀有矿物质和抗氧化物质。尤其是泉水中的高锶含量和透明质酸 HA，具有出色的补水和抵抗自由基的功效。潘纳尼克泉水还对治疗风湿性关节炎具有非常显著的作用，能使疼痛明显减弱、腿脚变灵活，如经常饮用，有益于健康。

此外，我们还可以从英国女王伊丽莎白二世的长寿秘方中发现一些养生之道。

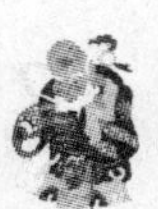

1. 吃饭少而精

女王的日常饮食定时定量，注重少而精。她平时更喜欢吃家常菜，烤牛肉、炸肉丸、马铃薯肉饼、面包、黄油布丁、冰淇淋都是她喜欢的食物，而鱼、贝类、大蒜、辛辣的食物则是她最厌恶的。到了夏季，女王的饮食会变得简单、清淡，小片羊肉配上许多蔬菜是必不可少的。由于长期坚持少而精的饮食，女王如今的体重仍保持在 50 公斤左右，与结婚时相差无几。

2. 坚持“皇室步行法”

几十年来，女王一直坚持每个周末在温莎公园里散步，女王的散步可不是普通的散步，她采用的是“皇室步行法”，要求步行者抬头挺胸、步速较快，且要持续一定的时间。有专家认为：这种快步走的姿势能纠正老年性驼背、减去腹部脂肪、锻炼心肺功能、让人精神焕发。

女王的锻炼不仅限于步行，有时她还骑马和练习瑜伽。

3. 起床绵缓舒展

女王在任何时候都会确保 23：00 就寝，早上 7：30 分按时起床。每日早晨女王醒来后，还会在床上躺 30 分钟，做一套自编的健身操，然后起床。王室医生认为：醒来后要缓缓起身，最好能充分伸展四肢，才能让人一天都充满活力。

女王还善于见缝插针，在紧张的工作中挤时间休息。哪怕只有 5 分钟的时间，女王也会脱下鞋子，把脚抬高，喝上一杯茶，玩玩填字游戏，或者缓慢地转动头部，做做头、颈、肩部的保健操。

英国女王伊丽莎白二世就是依靠上述“秘诀”长寿的。

英国贵族是欧洲上流社会中唯一步入现代的贵族，也是长寿的代表。他们之所以长寿就在于他们尊重社会的游戏规则，讲究公平，能够自觉地将一己的特权纳入到普遍的法律规范之中去。贵族后裔年轻时在公学中要经过严格的寄宿式管理，每天自行整理内务、冷水盥洗、跑步练操。

二、法国宫廷的养生极品

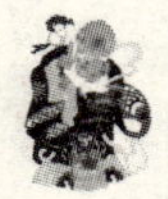

法国宫廷在酿制葡萄酒上是相当严谨和认真的。葡萄酒也成为法国宫廷养生的极品。

从医学的最新研究结果看，经常饮用红葡萄酒有许多好处，归结起来有以下四点：

第一是延缓衰老：人体中的氧自由基是引起衰老的原因，这是一种细胞核外含不成对电子的活性基因。这种不成对的电子很易引起化学反应，损害DNA（脱氧核糖核酸）、蛋白质和脂质等重要生物分子，进而影响细胞膜转运过程，使各组织、器官的功能受损，促进机体老化。

红葡萄酒中含有较多的抗氧化剂，如酚化物、鞣酸、黄酮类物质、维生素C、维生素E、微量元素硒、锌、锰等，能消除或对抗氧自由基，所以具有抗老防病的作用。

有调查统计表明：生活在盛产葡萄酒区域的人们，由于饮用葡萄酒的机会较多，所以平均寿命较长。在葡萄种植园工作的农民，平均寿命达90岁以上。

第二是预防心脑血管病：红葡萄酒能使血中的高密度脂蛋白（HDL）升高，而HDL的作用是将胆固醇从肝外组织转运到肝脏进行代谢，能有效地降低血胆固醇，防治动脉粥样硬化。

此外，红葡萄酒中含有的多酚物质还能抑制血小板的凝集，防止血栓形成。虽然白酒也有抗血小板凝集作用，但几个小时之后会出现“反跳”，使血小板凝集比饮酒前更加亢进；而红葡萄酒则无此反跳现象，在饮用18个小时之后仍能持续地抑制血小板凝集。

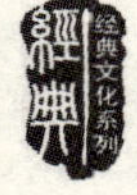

第三是预防癌症：葡萄皮中含有的白藜芦醇，抗癌性能在数百种人类常食的植物中最好。它可以防止正常细胞癌变，并能抑制癌细胞的扩散。科学家将白藜芦醇加到人工培养的人类白血病细胞中，结果发现这些血癌细胞丧失了复制能力。

第四是美容养颜作用：很早以前，人们就把红葡萄酒作为美容养颜的佳品。有人说，法国女子皮肤细腻、润泽而富于弹性，就与经常饮用红葡萄酒有关。

红葡萄酒之所以能防衰抗老，就是因为它能延缓皮肤的衰老，使皮肤少生皱纹。除饮用外，还有不少人喜欢将红葡萄酒外搽于面部及体表，因为低浓度的果酸有抗皱洁肤的作用。据历史记载：过去的法国宫廷贵妇人，如今的影视明星和服装模特，常将陈年红葡萄酒外用，以此来保养皮肤，使皮肤更加光泽、细腻和富有弹性。

但是专家提醒：虽然饮用红葡萄酒的好处非常多，但也应有量的限制，最好每天不超过250毫升，否则就会危害健康。

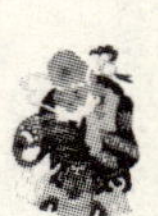

除了葡萄酒为法国宫廷带来了养生的益处以外，温泉的神效也为法国宫廷所青睐。路易十四是法国历史上的长寿君王，享年87岁。他的养生之道就在于经常到著名的奥柏纳温泉洗浴。奥柏纳温泉位于法国南部的比利牛斯山脉，在16世纪被发现有滋养身体的奇效，在欧洲颇负盛名，并被誉为“生命之泉”。科学家们多次对温泉及温泉中的微生物进行了分析，发现温泉中成分十分复杂，大都有益于人体健康。路易十四的长寿，在某种程度上就源于奥柏纳温泉带来的健康、舒适、愉悦的享受。

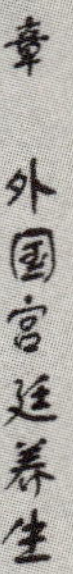

三、罗马皇族的浴疗法

水是生命的源泉。早在古代，古罗马的统治者就知道用海水治疗各种病痛，并称之为浴疗法。

以色列的东部，有一座古老的海，早已为人类服务多年，这就是死海。为什么称其为死海呢？因为它所蕴含的矿物质含量高达32%，且所含的盐分比一般海水高4倍以上，是世界上最咸的海水，任何生物都无法在这里生存。但那里四季如春，一年里有330个晴天，空气新鲜，人们可以在那里享受日光浴，无须担心晒伤。死海还有惊人的浮力，不会游泳的人可轻易浮在水面。在含丰富矿物质和微量元素的海水里，人们还可享受面部和全身泥敷。

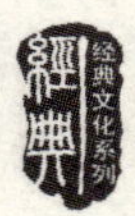

科学研究已经证实，死海所含的矿物质成分是钾、镁、溴化物、钠、锌、硫磺、氯化物和微量元素，可以杀菌、消炎、使细胞再生，还可治疗皮肤瘙痒、细菌感染、红肿、皮癣等。而且，除了治疗风湿关节炎、肌肉疼痛外，还可通过很强的渗透力带动矿物质往皮肤深层渗透，促进血液循环、消除疲劳、松弛神经、补充皮肤所需的矿物质，让肌肤美白、抗晒、收紧。因此，许多君王已将死海作为度假圣地。古罗马曾有记载：埃及女皇克利·佩特拉以死海矿物泥和矿物盐作美颜护肤之用，古罗马帝国斗兽场上的勇士也用死海矿物泥和矿物盐来疗伤。由于死海对健康有如此多的好处，目前到死海旅游已成为许多渴望健康人的愿望。

后来人们又发现利用温泉可以治疗许多疾病，于是温泉浴疗开始兴起。罗马君王和贵族大肆兴建温泉，并乐于到那里度假疗伤。经科学分析：温泉浴能促进皮肤的血液循环、消除头痛、改善睡眠，且能恢复慢性风湿病患者的组织生理机能。同时，含有硫黄、明矾、碘、砷等化学物质的温泉，还有杀虫灭菌、软化皮肤、溶解角质、治疗皮肤病的作用。水有浮力作用。在水中不管是活动全身还是活动四肢，都要比在陆地上容易得多。一个人站在齐腰深的水中，他的体重会比在陆地上减轻一半；如果水深到颈部，人的体重就只有在陆上的十分之一。在水中锻炼，腿部不用承受那么大负担，腿部肌力差的人可以在水中恢复功能。又如：关节炎病人在陆地上打不开关节，而到了水里就可以扩大关节活动度。除了浮力，水中还有阻力，它可以锻炼人的感知能力，让神经末梢更敏感。另外，水和全身密切接触，利用水的压力可以消肿。水还有调节温度的优势，在热水里浸泡，人会感觉非常放松，同时促进血液循环、减轻疼痛。

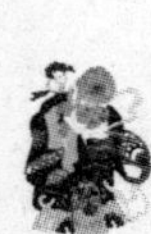

古罗马时代，罗马人将公共浴堂发挥得淋漓尽致，更利用不同的水温将浴堂分为很热、微热及冷池。同时，他们将浴疗法的重点放在个人卫生清洁及疾病预防上，并将浴堂变为休息、娱乐、运动、交互信息的中心。

四、希腊贵族的养生秘典

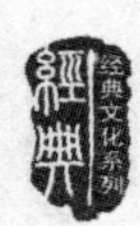

希腊是西方文明的发源地，医学、文化艺术与宗教，都无一例外地成为西方的先驱。而在养生方面，希腊贵族当然也有着不同寻常的过人之处。

（一）来自原野香薰的芳香疗法

早在远古时代，人类的祖先就利用大自然赋予的百草来消毒、除臭、保养、治病。因此，古代的许多藏书中都有香薰油用作医疗、养生、美容用途的记载。芳香疗法又称为植物疗法，使用的精油是从植物中提取出来的精华油，也叫香薰油。科学研究发现：自然界中一些植物的根、茎、叶、花、果具有独特的医学和养生价值，而从这些部位提取出来的植物芳香油，其有效成分比草药浓70倍之多。这些芳香以微小的油滴状存在于植物的细胞间隙，扮演着植物生命荷尔蒙的角色，帮助植物保持旺盛的生命力、适应周围的环境、抵抗疾病和害虫。所以，这些植物提取液也成为人类养生的重要原料之一。

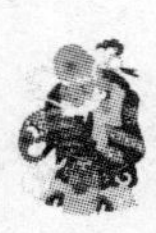

芳香疗法最初在古埃及贵族中兴起，后来传至欧洲，并在希腊、英、法等国皇室中盛行，倍受欧美皇室贵族和上层人士的推崇。天然香薰油不但芳香迷人，且分子量很小，能迅速穿透皮肤，极易被人体吸收。它极强的美容效果博得女士们的青睐，已逐渐发展成一个专门的美容养生体系。另外，芳香疗法也是一种治疗疾病的自然疗法。人们通过按摩、吸入、热敷、浸泡等方法，使这些香薰油进入人体血液和淋巴系统，参与人体的新陈代谢，调节神经、内分泌、呼吸、消化及排泄系统，增强免疫能力，促进细胞再生。芳香疗法的专家认为：每一种精油都具有特定的疗效，且特别适用于人体某个系统或器官，具有排毒、提神、镇定或止痛、抗病毒、抗菌的作用。

自然界中的百草在不断地滋养着我们，时至今日，人们越来越认识到：香薰治疗不仅帮助人们维持和增强健康，同时激发人们对生活的热爱、对自然的感恩。

（二）传统欧式按摩

欧式按摩源于古希腊和古罗马，被称为“贵族的运动”，因为在当时平民百姓是禁止享受这种保健方式的。工业革命之后，这种按摩方法开始在欧洲各国逐渐盛行。欧式按摩手法温和轻柔，运用推、压、捏、拿、揉、搓、提、抹等手法，搭配使用多种芳香油，沿肌纤维走向、淋巴走向、血管走向进行按摩，给人以轻松、自然、舒适的感受。它能使肌纤维被动活动、促进肌肉营养代谢、放松被牵拉的肌肉，同时提高肌肉耐受力。很多运动员都利用这种按摩方法在赛前减少肌肉紧张、在赛后缓解肌肉酸痛。另外，传统欧式按摩还有许多其他功效，如改善心肌供氧、促进淋巴循环、预防骨质疏松、改善便秘，从而强化人体的免疫系统以及器官的自愈能力，促进内在系统的健康平衡。如今，欧式按摩已经成为全球风行的保健养生疗法。

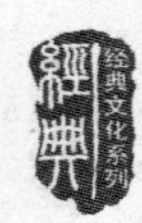

第二节　古老秘密——亚洲宫廷养生秘籍

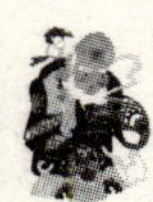

一、日本天皇养生秘方

日本人以长寿著称，其良好的社会环境和清淡的饮食习惯都是他们长寿的原因。而在日本倍受尊重的天皇就是长寿者的代表。

日本天皇有着自己独特的养生秘方。其中食用荞麦、明日草和芝麻是他们保持长寿的主要原因之一。

荞麦有很高的营养价值：它含有较高的蛋白质，且其中赖氨酸和精氨酸的含量超过米面，是人体不可缺少的必需氨基酸；含丰富的、对人体有益的油酸、亚油酸，在人体中起着降低血脂的作用；含有芦丁和烟酸，是治疗心血管病的良药；还含有较多的磷、铁和镁，对维持人体血管系统和造血系统的正常生理功能具有重要意义。

明日叶也是日本天皇拿来养生的菜肴之一，经常作成明日叶“天妇罗”(为日本一种传统食品)，清香可口，颇得天皇的喜爱。明日叶原产于日本八丈岛。在日本，火山爆发后，最先长出的植物就是明日叶，其旺盛的生命力引起了人们的注目。其在江户时代又被称为都管草、长寿草、间草、八丈草、还阳草、天赐之草等，据说割下来放至第二天还会长出嫩叶，其名由此而来。它长得很像芹菜，喜欢长在清洁潮湿的地方，在拉丁语中是“天使”的意思。由于经过栽培三年后的秋天，它会生出很多白花，很像天使头上的花环，于是就有人把它说成是天使所赠之物，可以使死者得以复生。经专家分析：明日叶含有高浓度的能使人体产生抗癌物质的天然有机锗和一般植物性食物很少有的维生素 B_{12}，以及丰富的叶绿素，同时还含有人体所需要的 20 多种矿物质元素，以及人体需要的 16 种氨基酸、10 种矿物质。其茎叶中黄色汁液含有芸香苷、胆碱、泛酸、抗溃疡、防病毒等，营养丰富而均衡，经常食用能强身健体、改善体质，是不可多得的长寿食品。

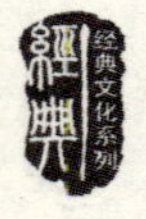

另外，在日本天皇平成明仁的食谱中，每天牛奶的摄入量为一升，用来补钙。后来他们发现芝麻也能达到增强骨质的效果，于是花了很多时间

去研究其有效成分和功用，取得了很大成果。他们发现：芝麻除了能够增加骨质密度以外还含有抗衰的功能因子，具有强大的抗氧化、抑制胆固醇形成的功能，能有效防止器官老化、动脉硬化、心肌梗塞等症状，经常食用可以起到滋补益寿的作用。所以芝麻也被当作绝佳的养生产品之一，经常出现在日本天皇的餐桌上。

二、韩国御膳养生

电视剧《大长今》的热播使得韩国的御膳文化迅速流行，不但介绍了健康的美食，而且生动地演绎了韩国的御膳文化，并阐明了饮食不但要饱口腹之欲，更要成为调理身体的有效方法，且应以健康为先的科学养生之道。

韩国宫廷料理追求食品本身的自然滋味，讲究养生保健、营养均衡、药食同源。因此宫廷每天的餐饮都经过精心搭配调制，蕴涵着独具匠心的养生智慧。在《大长今》中，对宫廷饮食的精心刻画鲜明地展现了韩国饮食文化的精髓。在宫中，清晨起身以大米粥、鲍鱼粥、蘑菇粥和芝麻粥为早餐，既可健脾养胃又可延年益寿。午餐称为日食，一般用些水果、糕点和饼类等。上午 10 点和晚上 7 点用两次水剌。水剌由基本饮食和 12 道正菜组成。基本饮食包括米饭、汤、杂炖、泡菜、酱等，其中米饭分为白饭和掺小豆米饭两种，可根据口味选择。12 道正菜有肉菜、鲜鱼、紫菜、生菜、野菜、酱菜、水参、干明太鱼、牛肉片、生鱼片等。它们大多取自自然的新鲜食材，富含蛋白质、维生素和微量元素，低脂肪、低热量，长期食用能增强体质、延缓衰老，因而受到皇帝大臣的青睐。

韩国宫廷饮食并不总是山珍海味，通常是用普通的原料经过精细的加工而成为绝品美食，且极富营养。宫廷有一道极平常的小菜叫五色炙肉串，食料有牛肉、干香菇、桔梗、红萝卜等，其中桔梗对气管、肺具有保健功能。再如：荞麦卷饼是把荞麦面粉和鸡蛋和成面，搓成荞麦面皮，再包裹上青衣鱼柳、杂菜、红萝卜、冬菇、青椒、明太鱼、鸡蛋丝等材料制成，可以降低血糖、提高人体免疫力，对糖尿病、癌症、心血管疾病都有良好的防治作用。众所周知，少食盐有益于身体健康，但不少人觉得清淡的饮食吃起来寡然无味，提不起食欲来。但韩国的御膳却改变了这一点。例如：他们用白菜做成馒头、用豆腐包着肉沫做出牛肉火锅、用鲍鱼内脏

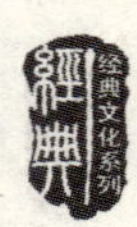

做成海鲜粥，都让人觉得美味可口。

古代韩国人在日常生活中将阴阳五行发展到了极致，饮食的色、形、味也无处不体现出阴阳五行的和谐统一。烹饪方法同样依照阴阳五行说，所谓饮食中的阴阳是指肉类和蔬菜类、陆地动物与海产品的相互调节。在准备的食物上添加代表宇宙五方的五色调料，寓意为荟萃天下的精华。此外，早餐食谱与晚餐食谱不能重复。如果早餐是腌鱼，晚上则是烤鱼。以五行指导饮食，使食物达到了营养的最佳组合，并发挥营养的高能量，更易被人体快速吸收。

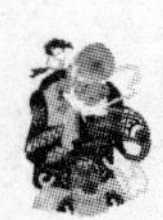

从丰富多样、色彩斑斓的韩国御膳中，我们不难看出它无处不包含着深邃的养生科学。从材料的选购到多种搭配、从烹调过程到一日三餐的安排，都显示出韩国人营养保健的养生智慧。

三、神秘的印度养生术

印度古法养生讲究调节身心的平衡，具体有两种古老的养生术：Ayurveda疗法和瑜伽。

1. Ayurveda疗法

Ayurveda疗法的功能主要是通过改变人们对生活与生命的态度，来改正身体不平衡的状态。Ayurveda医学认为：人体内具备三大生命能量，即“风”、“火”和“土”。当它们处于平衡状态时，人们的身、心、灵会向上提升，否则就会生病。但每个人风、火与土的组成比例不同，使得这三大能量总有一个成为主导者，而疾病的治疗也因这个主导者的不同而有所差异，所以Ayurveda疗法其实是一种非常个人化的医学和养生学。它包括：

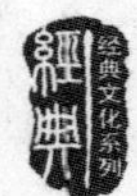

2. 把脉诊断

Ayurveda医师通过把脉的方式去感受身体的不协调之处，这与中医十分相似。医师能通过对脉搏跳动的解读，确切指出任何人的身心状况，从肝脏、胃部功能到心脏和淋巴的状态，甚至当时的情绪状态，都无法隐藏。

3. 印度药学

Ayurveda的药学系统共分成三个大项：蔬果食物、动物性食物以及矿物质能量。蔬果如蔬菜、水果、花卉等。动物如动物油、内脏、皮毛等。药性矿物如黄金、银、铜、铁、石灰以及宝石。

在 Ayurveda 的药学世界里，每个人都是独一无二的。因此，相关疗程和每个人身体的自然机制有很大关联。医师的医术高明与否，就取决于对病人体质及体型的判断及评估。Ayurveda 的医疗方式，不单是为了治病止痛，还要能达到健康与心灵平和的最高境地。

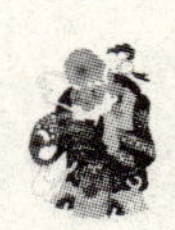

4. 星象学

Ayurveda 药学与星象学配合得天衣无缝。星体的移动左右着宇宙和人类的磁场，在 Ayurveda 疗法中，星象在整体的疗程中扮演了相当重要角色。传统的 Ayurveda 医师会透过星象学来协助诊断，并且进行疗程。由于人体和宇宙磁场互动密切，因而脉气与心灵无法与周遭的变化脱离。

5. 瑜伽

瑜伽是人们保持身心健康的重要健身方式之一，起源于印度，是东方最古老的强身术之一，也是人类智慧的结晶。其是印度先贤在最深沉的观想和静定状态下，用直觉了悟、认知生命的方法。相传：在古印度高达 8000 米的圣母山上，有人修成圣人，也有人成为修行者。他们将修炼秘密传授给有意追随者，因而将瑜伽沿传至今。早在释迦牟尼佛出世前两千年，印度已有瑜伽哲学的兴起，但却是在距今两千六百年前具体形成的。

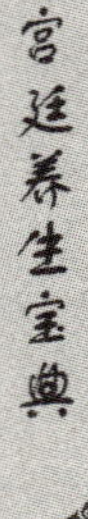

瑜伽不单单是一般的体操，还包含了智慧、心灵的种种修炼，在印度梵文中乃是“与物相应”之意，就是说无论身、心、行、事、境皆一致合一。古老瑜伽科学认为：个人是大自然组成的一部分，必须按照大自然的法则生活，才能达到真正的健康。具体而言，瑜伽之意在于身心相应：人与人相应即人际关系和谐，人与事相应即乐在工作，人与社会相应即服务奉献，人与大自然相应即共生共存，人与宇宙相应即天人合一。

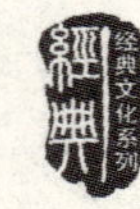

瑜伽其实并不复杂，没有人会要求初学者马上就练成什么神奇的招式。所以试着放轻松去挑战看看，不管进行时间的长短、姿势的难易，只要掌握慢慢进展、顺其自然的原则，再配合教练所指导的呼吸和伸展身体的技巧，进步的成果就会在不知不觉中产生了。总而言之，练习瑜伽不必大费周折，最重要的是拥有一片宁静的心境。它不限时间、不限场地、不限动作，只要你愿意，随时都可将瑜伽融入生活。

四、泰国宫廷的古法天然草药疗法

泰国宫廷养生的秘方是一种古老的天然草药疗法，对人们的身体健康可起到意想不到的神奇效果。

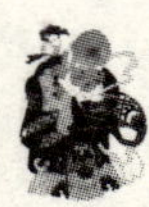

泰国宫廷最早是利用天然草药来治疗一些疾病的。泰式草药来自泰国宫廷的神秘配方，混合姜黄、檀香木及名贵草药。姜黄软化角质层，深层清洁肌肤；檀香木平衡肌肤油脂分泌，调整新陈代谢，补气养神，同时散发舒心的幽香，适合各类型肌肤。其中“兰那公主”草本美容美肤疗法，是独特的皇家宫廷养生美白秘方，与传统的泰式按摩完美结合，再配合异国情调的SPA美疗室，让人体验到犹如兰那公主般的享受。

泰式手法身体护理起源于15世纪的泰国宫廷，那时的王公贵族习惯于用不同的手法，配合特殊的治疗或是调理作用的药材对全身进行按摩，并将其作为强身健体和治疗身体劳损的方法之一，以达到治疗疾病、缓解疲劳、延缓衰老、美容或是减肥的作用。经过几百年的发展，泰式身体护理已经发展为世界上最有影响力的身体护理流派，影响深远。另外，泰国古式按摩称为精油按摩，用泰国特有天然植物萃取的百草香精油按摩全身，使身体充分吸收百草精油，让血液通畅且软化角质，以达到养颜美容、舒筋活骨、循环血液的神奇功效。同时，精油之香气，也可增强人体免疫力。护疗师先以泰式指压法进行按摩，这样做的目的是促进血液循环、舒缓紧绷的肌肉；接着再以装满香茅草、丁香和芫荽的草药袋给人全身敷上温热麻油，再以融合了东西方最佳按摩技术的代表，悦容按摩疗法，使人身、心、灵松弛平衡。

如今，泰国宫廷草药疗法，作为现代人日常生活的保健方式之一依然和按摩相结合，运用于“静疗运动”中。

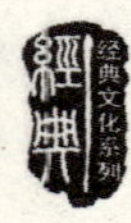

五、阿拉伯帝国伊斯兰教养生法

在众多的伊斯兰教徒中，有很多是百岁的寿星，究其原因：除了他们潜心信教保持心理平衡之外，传统的斋戒也给他们的身心健康以很大的帮助。

（一）斋戒对健康有益的医学原理

许多人认为：斋戒要忍饥挨饿，肯定会影响身体的健康和发育。这是错误的想法，因为他们不知，斋戒不仅对于人们的精神和道德方面有许多教育意义，还对人的身体健康有许多裨益。医学认为：节食有益于健康。伊斯兰医学早就提倡节食和饥饿疗法，先知穆罕默德关于饮食方面曾教导说：“你们当斋戒，你们就会健康。”又说“我们不饥不食，食不过饱。”伊斯兰医学认为：人的许多疾病都是积存在胃里的残渣引起的，胃渣的形成则与人们长期一日三餐，饱食终日有关。现代医学也证明：胃渣的大量积存会使胃部负担过重，影响营养吸收和新陈代谢，损害人体健康。现代医学所谓的“饥饿疗法”，其实就是一种清除胃部残渣的方式。伊斯兰的斋戒正是清除胃部残渣的最好办法。斋戒者在封斋的状态下，一天只吃两顿饭，而且拉长两顿饭的时间。即从黎明到黄昏，约十几个小时。当人在中午感到饥饿时，控制自己不进食，当胃部不能像平时那样按时吸收新食物时，就开始吸收积存于胃渣中的有机养分，从而使其得到最大限度的释放。通过这样一个月的训练，胃渣必定会清除得一干二净。而胃渣的清除，则会减轻身体的负担，促进人体的新陈代谢，从而有益于身体健康。

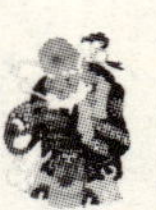

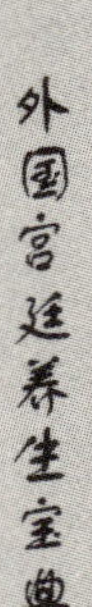

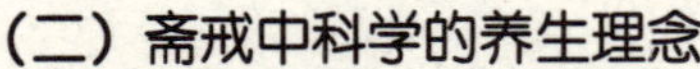

（二）斋戒中科学的养生理念

大量事实都证明：坚持斋戒不仅对身体无害，而且还是一个科学的养生理念和延年益寿的良方。

国际自然医学会的调查也发现，世界四大长寿区有三个都在穆斯林居住的地区，即：阿塞拜疆、巴基斯坦的埃尔汗和中国的新疆。其健康长寿有三大秘诀：清真饮食、斋戒和礼拜。同时，这个健康调查报告还显示：在同一个国家或地区，穆斯林一般比其他民族的身体素质好、平均寿命长。

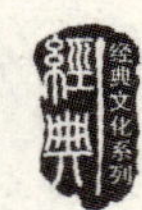

总之，我们可以从他们的斋戒中得出这样一种科学的养生理念：饱食终日未必健康长寿，而食不过饱、节食节欲则有益于健康，这也已经得到养生学家和营养学家们的充分肯定。

（三）斋戒可预防和辅助治疗许多疾病

防患于未来是我们做任何事情都要注意的，防病尤应如此。“预防胜于治疗”是阿拉伯世界家喻户晓的谚语，而斋戒正是一个预防疾病的有效方法。现代医学证明：伊斯兰的斋戒不仅对人的健康有益，还对预防和辅助医治某些疾病有一定功能。临床试验表明：斋戒对过敏性皮炎、油脂性皮炎、胃下垂、慢性胃炎、溃疡病、结肠炎、哮喘、糖尿病、高血压、动脉硬化、心脑血管病、肥胖症、积食、消化不良等都有一定的预防和辅助医治作用。

斋戒根据人们的宗教素质分三个层次：第一个层次是不吃不喝、不行房事，这是最基本的要求，也是最低层次的要求。第二个层次是肢体斋戒，如“手封斋”不伤人、不偷窃；“脚封斋”不为坏事奔走，不走邪路；“日封斋”不说污言秽语、不说谎、不欺诈、不诽谤、不背谈。穆圣说：“谁要是说谎作伪证，真主不需要他放弃吃饮。”“眼封斋”不观邪、不观隐情。第三个层次是心灵斋戒，这是指在以上两个层次的基础上，再达到一种更高的境界，即凡是不符合伊斯兰教法律和道德的事情，如行窃、行奸、行贿等，不要说付诸行动，连想都不想。这就是最高层次的斋戒。只有全身心的斋戒，才是真正意义上的斋戒。

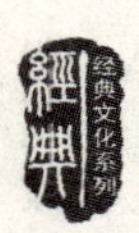

第五章

外国医学保健养生

第一节 浩瀚古远——亚洲医学保健

一、日本汉方医学

人们对中国医学进入日本的确切时间并不是十分清楚，但普遍认为是公元5世纪由朝鲜传入。当时，有一位朝鲜使者为天皇治愈了疾病，使日本学者认识到中国医学的价值并且接受。从此，中国医学便由朝鲜传入了日本。这就是日本汉方医学的起源。

5世纪以后，日本和中国进行了广泛频繁的学术和人员交流，并且不断引进中医药学。然后，他们又在学术、临床以及行政管理等方面，以中国为模版，学习中国的技术。这种情况一直持续到15世纪。他们正是在这种踏实的、虚心的、长时间的学习和运用中，使得日本汉方医学的发展与形成奠定了坚实的基础。

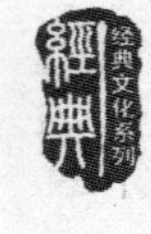

日本虽是目前世界第一长寿国家，但是随着人口的老龄化，老年病、慢性病逐年增多。许多疾病令医学专家也束手无策，主要是因为一些疾病是多因素致病、多层次受累、多病理改变的疾病。因此越来越多的病人求助于汉方医学，这就给汉方医学带来了空前未有的发展机遇。

日本汉方医学虽源于中医学，但由于历史文化的差异，中医学在日本发展成为汉方医学，与中医的基础理论和治疗方法都有一定的差异。其中有两点是非常显著的：一是日本汉方医学讲究的汤证论，即一定的固定方药适用于特定的腹诊和症状；二是日本汉方医学用药量普遍较小，而且多为成药散剂。

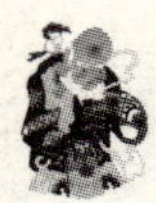

因此，日本汉方医学有许多自身的特色，主要包括：（1）方证相对：经验医学、口诀医学的特征。父子世袭，追求单纯化、简单化，追求应用技巧。与我国重学轻用，重视玄学、轻技巧的风气不同。但缺乏变化，是其不足。重视张仲景方，尊重经验，是其特色，但轻视后世方，是其局限。（2）腹诊：客观化、实证化的表现。日人重腹，也是传统。但忽视脉诊，是其不足。（3）颗粒剂：有资料表明临床中有 80％的医师或多或少地应用汉方药，其中 90％以上仅使用颗粒剂，称为颗粒剂汉方。临床中只凭翻检制药厂家提供的用药指南。其内容多疑方病或方症相对作为使用原则，或以现代药理研究结果为依据。而且，医疗保险机关也以此为检查依据。如竹茹温胆汤只能用于支气管炎。（4）小剂量：仅为中国用量的三分之一或五分之一。如半夏泻心汤为例，颗粒剂共 18.5 克，而中医汤剂常规剂量共 50 克以上。那么为什么会这样呢？其原因在于：（1）人种的不同：日本人体质纤弱，中国人体质强壮，耐受力强；（2）历史因素：从后世方派开始，均以补法为主，故量轻，后来古方派依然受到传统习惯的影响；（3）水质的因素：中国水质硬，含有不少无机盐，影响到药效，而日本是软水；（4）药材的因素：日本药材依赖进口，输入不易，价格贵，而且加工精细，小量也可取效。（5）制剂的因素：中国注重单味药及其剂量，而日本注重复方，注重比例。

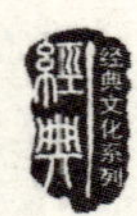

二、朝鲜东医

朝鲜传统医学又称东医学，历史悠久。19 世纪中叶，中国邻邦朝鲜有大量移民定居于吉林延边，随之将朝鲜的传统医学——东医带进。东医学在许多方面虽受到我国传统医学的影响，理论框架相近，但始终保持其民族特点。中医传入以后，朝鲜学者精心研究，编成很多医学书籍，17 世纪成书的《东医宝鉴》就集朝鲜医学之大成，颇受中、日两国医药界的重视。在高丽王朝（918—1392 年）时代，又有《医方类聚》等民族医学著作问世，并在当时的壁画上流传下来，其中也包括了针灸等非药物医术。

朝医药是以“天、人、性、命整体观”为理论指导，以“四维之四象”结构为主要形式，以辨象论治为主要内容的一门独特的医药学体系。其四象医学是朝医理论的核心，主要包括天、人、性、命整体观，阴阳论，四象人论，脏腑论，病因学，病理学和预防保健说等内容。

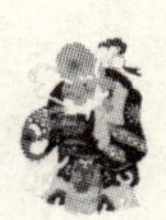

朝医药对预防保健极为重视，有很多关于养生的论述，且认为发挥人的能动作用，“存其心，养其身”，“修其身，立其命”，是维护健康的重要措施，并从四方面提出了具体的方法。

首先强调精神心理修养教育对疾病预防的重要性。认为人的道德修养、喜、怒、哀、乐与长寿关系密切，心态不好是得病的根源之一；而仁爱、善良的品性，积极、乐观的心理是治疗疾病的良药。还提出了加强家庭心理教育的必要性，提倡从小塑造健康的心理和人格，为以后的长寿奠定坚实的基础。

其次提出了四象人的养生之道。《东医寿世保元》根据“四象”人的精神心理因素，有针对性地提出“太阴人察于外而恒宁静怯心，少阳人察于内而恒宁静惧心，太阳人退一步而恒宁静急迫之心，少阴人进一步而恒宁静不安定之心。如此则必无不寿”；“太阳人恒戒怒心，少阳人恒戒哀心怒心，太阴人恒戒乐心喜心，少阴人恒戒喜心乐心，如此则必无不寿”等养生之道。指出：心灵创伤对健康的危害性，并告诫受心灵创伤，如同“以刀割脏，一次大动，十年难复”。

另外，强调生活习惯对健康的影响。劳逸得当、有规律的饮食起居，依病性的需要服用药物才对健康有利。指出：“怠慢则必夭，谨勤则必寿”，“懒怠减寿”，“勤干得寿”，“有勤干则福寿”，“养生之术，每欲小劳，但莫大疲”，还强调了劳动对健康的重要性。同时认为“简约得寿”、“娇奢减寿”、“贪欲减寿”，在饮食上则指出了节制饮食的必要性，并忠告酒色对健康的危害和平素锻炼对身体的益处以及娇奢生活对健康的危害。而对于药物的服用也有论述：倡导有病者，可以服药；无病者，不可以服药；重病可以重药，轻病不可以重药；若轻病好用重药，无病者好服药，则必定危害健康。

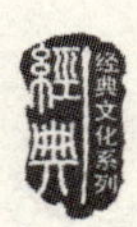

最后，强调医学知识的普及对健康保健的重要作用。认为很多人不是死于疾病，而是死于无知，只有更多地了解人体与健康的知识，并应用在日常生活中，才能做好疾病的预防和保健，实现健康长寿的美好愿望。

三、印度阿育吠陀医学

在世界传统医药学的发展史中，有着5000多年历史的印度阿育吠陀医学，被认为是世界上最古老的医学体系。而且，它至今仍被无数印度传统家庭使用着。

（一）一种健康的生活方式

阿育吠陀（Ayurveda）由两个字组成：Ayur指生命，Veda为知识、科学之意。因此，阿育吠陀一词的意思为生命的科学。阿育吠陀医学不仅是一门医学体系，而且代表着一种健康的生活方式。

根据阿育吠陀医学的观点：人类应该和自然界和谐共存，而疾病的产生是由于这种和谐被打破了。通过利用自然界及其产物恢复这种基本平衡，是阿育吠陀医学的主要目的。这种观念不仅贯穿于治疗病痛的过程中，而且还贯穿于疾病预防的过程中。

阿育吠陀医学认为：身体健康与否取决于整个身体系统是否处于平衡状态，包括体内各部分是否相互平衡。内在和外来的因素都可能破坏自然的平衡，进而导致疾病。失衡可以由偏食、不良习惯和无视健康的生活规律所引起。同时，季节反常、不正确的运动、感觉器官的不当应用以及身心的不良作用也会打乱现有的正常平衡状态。

因此，阿育吠陀讲求的是整体医疗，其医疗宗旨是全方位的。其疗法将身、心、灵视为一个整体，教导人们与自然界和谐共存，从而达到肉体、心灵和情绪上的健康。阿育吠陀的功能即为改变人们对生活与生命的态度，以改正身体不平衡的状态。

（二）独处是最好的医生

"独处是保持健康的正确方法，独处是使人远离疾病的最好的医生。"这是阿育吠陀医学基本的治疗方法，同时也概括出阿育吠陀医学的基本目的，即通过保持和促进健康来预防和治疗疾病。其对疾病的治疗主要通过旨在恢复和加强身体机制功能的排毒疗法、药物、合理饮食、运动和养生法等，来消除引起身体系统及各组成部分失衡的因素，恢复平衡、强壮体质，预防或减少将来疾病的发生。

在阿育吠陀医学中，调节饮食是一项重要的治疗方法。这是因为人体被认为是食物的产物，个体的精神状况及其性情受其所吃食物的影响。食物在人体中先是转化为乳糜，然后再转化为血液、肌肉、脂肪、骨骼、骨髓、生殖要素和精气。因此，食物是一切新陈代谢和生命活动的基础。食物缺乏营养或者没有被有效转化，都会导致各种各样的疾病。

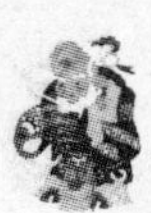

（三）5000 年的历史

印度阿育吠陀医学可以追溯到公元前 5000 年的吠陀时代，并以世界上最古老的、有记载的综合医学体系而著称。根据印度神话记载：阿育吠陀医学的起源颇具传奇色彩，它是由印度教三大神之一的创世者梵天在创造人类之前为保护人类而创建的。梵天先把阿育吠陀医学传授给医学之神孪生的双马童，而他们又传授给专司雷雨的天神因陀罗。因陀罗传授给在人间修行的贤达之士，他们再传授给他们的后代和弟子。

在历史上，阿育吠陀医学的记载首次出现在公元前 6000 年印度古老的诗歌总集《梨俱吠陀》中，此后逐渐演变成八个大的医学分支。其包括：内科学、头颈外科学及治疗、眼科学和耳鼻喉科学、外科学、毒物学、精神病学、儿科学、延缓身体老化的老年学和生育学。上述八大分支最早的论述出现在《阿提耶集》中，至今仍然在现实生活中应用。大约在公元前 1500 年，阿育吠陀医学分化为两个学派：阿提耶——内科学派和昙梵陀利——外科学派。

其实，阿育吠陀医学的诊治更倾向于人的特性，而非疾病的特性。在做出诊断之前，病人的年龄、居住环境、社会及文化背景及其体质都是医生要考虑的层面。诊断的主要手段包括触摸、检查和交谈并利用草药去盈补亏。它们的基本作用是激发专门器官的功能，阿育吠陀医学的目标是通过调节饮食而化解健康问题，同时不会产生副作用。通常的治疗措施包括药物治疗、特殊食物疗法以及根据医嘱适当运动。这三项措施通过两种方式实行：一种是针对疾病的发病因素及各种症状采取这三项措施对抗疾病本身；另外一种是采取这三项措施消除与发病过程中的病因和症状相似的影响。

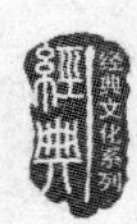

第二节　睿智精深——欧洲医学保健

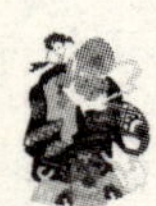

一、古老的希腊医学

古希腊医学起源于公元前12世纪，是以意大利半岛东南部地中海沿岸为中心而发展起来的。它汇集了许多民族和地区的医药知识、经验，而且除了吸取了埃及、巴比伦和亚述的医学以外，还有小亚细亚西部的米诺亚（Minoa）民族的医学。米诺亚民族是一个比较先进的民族，文明程度较高，虽然后来被希腊人征服了，但民族文化却被继承下来，且对希腊医学产生了一定影响。比如：米诺亚民族曾经以蛇作为宗教上的一种符号或表征，而希腊人则以蛇作为医学的象征，这就是希腊医学受米诺亚医学影响的一个佐证。

古希腊哲学家、医学家·毕达哥拉斯提出生命由四元素——土、气、水、火组成，而这些元素的平衡就是健康。四元素论成为古希腊医学发展的理论基础。

古希腊人也经历了一段神医学的时期，僧侣们利用被尊为医神的阿斯克雷庇亚在寺院中进行医疗活动。阿斯克雷庇亚神像的形象是手持一根长杖，上面盘绕着一条蛇，这是由于当时把蛇当作智慧的象征。由于古希腊医学在世界医学发展中产生的深远影响，迄今西医的标记仍然是蛇杖。

古希腊医学发展的顶峰，是以著名的医学家希波克拉底的出现为标志的。从希波克拉底开始，人们抛弃了宗教迷信思想，逐渐用唯物主义的眼光来观察世界，将医学奠定在临床观察的基础上。希波克拉底是当代西医学公认的鼻祖，他对医学的伟大贡献使得西方医学终于摆脱了种种束缚，开始走入正轨。

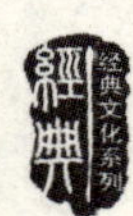

总之，现代意义的医学是在印度的三体液学说、希腊的四要素、中国的五行等理论的基础上产生和发展起来的。

其实，希腊医学中包含的东西很多都是直接或间接从埃及得来的，其两个最著名的学派是柯斯（Cos）学派和克尼多斯（Cnidos）学派。前一学派把疾病看做正常健康身体的错乱，因此依靠自然疗法；后一学派研究每一疾病，并寻找对症疗法。

在医学的发展过程中，希腊人还将演绎方法应用到医学上来。他们把人的本性和生命起源被当作医疗的基础，虽然也使很多病人送掉性命，但在理论上并不越出范围，医学也取得了不少进步，并且使医师的地位提高了，还出现了一个很好的医师法典，后来列入著名的希波克拉底誓词中。誓词中宣布医师要处处为病人的福利着想，要保持自己一生和这一行业的纯洁与神圣。

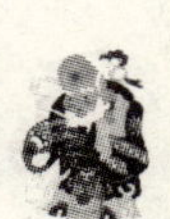

大多数希腊哲学家都谈到过医学理论。毕达哥拉斯派还把他们的特殊信条也应用到医学理论上来。克罗顿的阿尔克莽（公元前500年左右）是苏格拉底以前的主要胚胎学家，是他首先进行了解剖，也是他发现了视觉神经，并且认识到大脑是感觉和理智活动的中枢器官。阿那克萨哥拉用动物进行实验，并且用解剖方法研究它们的构造。恩培多克勒认为血液流向心脏，并由心脏流出，健康有赖于人体中所谓四种元素的正确平衡。

希腊医学到希波克拉底（公元前420年左右）学派时已达到登峰造极的地步。他们的理论和医术都和今天流行的有几分相似，如他们研究生理学时多问“怎么样”，而少问“为什么”。他们还研究出了新的实验方法，认为疾病是一种要服从自然法则的过程，坚决主张进行精微的观察和周密地解释。此外，他们还对许多疾病做了准确的描写，指出了适当的医疗方法。

二、英法医学保健经典

英法保健医学的真正发展是在欧洲文艺复兴以后，这时出现了很多关于长寿的论点。有的认为：应谨慎进食，老年人应少食多餐，他们进食的情况就像点燃的油灯，当油灯将耗竭时添油不可过多，速度也不能太快，只能适当才能维持油灯长燃不熄。有的认为：每个人只要改善生活习惯就会长寿，长寿之路的主要绊脚石是疾病，而最好的医生是自己、最好的药物是有节制的生活，其可止任何疾病，达到高寿。

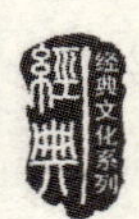

16至18世纪，英法出现了一些著名的养生学家，并形成了自己的长寿理论。弗兰西斯·培根是英国近代史上最伟大的哲学家、科学家。他有一套长寿和衰老的理论，认为精气是身体必需的，它能逃逸到空气中去，能耗干液体和燃烧完身体的油。为了延缓身体动力的消失，培根提倡精气必需保存。一些药物，例如鸦片和硝酸钠就能阻止精气消失；一些草药能滋养并加强一些重要器官；适当的养生法，如饮食、锻炼等可以促进营养的消化和吸收。而培根的长寿实践就是以置换重要器官（肾、肺等）来治疗疾病。譬如人工呼吸机、人工肾等等。

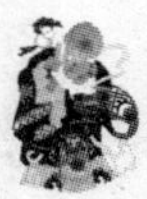

18世纪法国的启蒙思想家葛德文认为：人是理性的动物，理性的力量和真理的万能能永恒地促进知识的发展，而这些知识又能够用来改善人种。他推想人通过精神影响物质来延长寿命，且认为人的不断完善能克服死亡。他认为道德败坏、精神和情绪不佳都能引起衰老，而好的情绪能治疗身体的不适，不快乐的情绪能导致器官的疾病。他提倡心理治疗，但这种心理治疗不同于现在的心理治疗，是以意识为主，而不是以潜意识为主。他还认为正确的思考和良好的生活起居能长寿，而不死的秘诀是欢乐、清醒的头脑和仁慈。他相信只要有长寿的信念和乐天的脾性，就能延年益寿。

19至20世纪，人们逐渐认识到衰老与疾病的关系，并开始深入研究衰老的真正原因。英法保健学家们认为：疾病主要原因是不纯的空气、工作过量、不明智的饮食和暴力情绪。他们认为：随着理性的发展和社会秩序的调整，人的寿命将会延长，而这一切应寄希望于医药的发展。

到21世纪的今天，预防医学、分子生物学、遗传学等都得到了迅速发展。医学随着生命科学的飞跃也有了很大的进步，但是“人”这个生物是物质世界中最最复杂的物质，人们对人体本身的真正了解将需要一个漫长的旅程，保健医学的研究还将继续下去。

第三节　古今荟萃——美洲医学保健

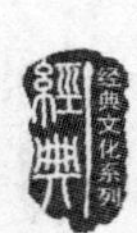

一、现代美国保健医学

美国最近出台的一份调查报告显示：美国医疗保健制度是世界上最昂贵的，却不是最好的。这份对病人进行的最新国际调查也显示：尽管美国在医疗保健方面花费大量资金，但是病人对医疗服务的满意度却低于其他国家。美国领导人经常说，美国人拥有世界上最好的医疗保健服务。不过，包括许多医生在内的大多数美国人却对这个医疗保健系统提出质疑，认为这个复杂的医疗保健制度需要改革，并提出了一些新的长寿理论。

（一）预防比治疗更重要

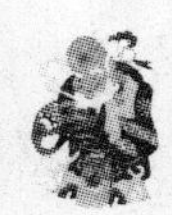

目前，美国的肥胖、癌症、各种心血管疾病在世界名列前茅，正严重威胁着美国人的身体健康。而不良的生活方式正是导致这些疾病的罪魁祸首。如：暴饮暴食导致肥胖、全身无力、睡眠不好而不能坚持紧张的工作，并引发很多疾病。美国保健专家提出：通过篮球、中长跑、骑车、游泳、跳健身舞、做健身操等有氧代谢运动与合理饮食，可以改变体态，降低血清胆固醇与低密度脂蛋白，强化心肺功能，增加肌体的灵活性、协调性，有效防治高血压、高血脂、高血糖等病，还能够延缓衰老。而有氧运动的特点是强度低、有节奏、不中断、持续时间长。

（二）注重营养的膳食平衡

美国参议院的报告指出：“现在的营养问题或者说营养不平衡、营养过剩、营养质量已成为关系到人民健康的首要问题，今天的危险已经不是脚气病、糙皮病或坏血病。我们面临的现实情况要比这微妙、可怕得多。千百万美国人塞进肚子里的东西很可能使他们患肥胖病、高血压、心脏病、糖尿病、癌症。”

美国有个让人困惑的问题：富人瘦，穷人胖。这让很多人觉得奇怪。实际上，这和美国社会底层的人大量消费“垃圾食品”——双料三明治、鸡肉汉堡包、特大匹萨饼、大包装的油炸土豆条有关，正是这种食物结构使他们成为美国最容易发胖的人群。所以，美国人越来越注重营养的膳食，当前的饮食结构也有很大改善。他们现在的饮食结构为：把牛奶当水喝，大量吃牛肉，每年一个人要消耗100公斤的牛肉。

（三）健康生活增寿25年

20世纪，美国人的平均寿命延长了30岁，您也许认为这是先进发达的现代医学科技带来的。事实上，美国的医疗服务系统只使其寿命延长了5年；而健康教育、健康的生活方式、各种服务于民众的预防和公共卫生措施使得美国人多活了25年！对最广大的民众而言，健康教育传递的科学信息可指导大众如何进行健康投资，以及在亚健康和疾病状态下如何及时寻求真正有效的帮助。另外，美国人有自己的情趣观念和生活传统，他们总是感觉生活有滋有味、乐此不疲。他们会将节假日安排得满满的：有要打球的、有要种花的、有要去冲浪的等等，丰富多彩。总而言之，他们永远忙碌，有做不完的事情。美国人还把家庭、学识、子女、健康、娱乐、快乐、亲情、轻松等等，都看做一个人是否成功的标志。所以他们会很轻松地生活在美满的家庭中。美国人热衷于自己的个人生活、自己的个人爱好，且是沉醉和执着的。永远做不完的事情、永远不厌烦的娱乐、永远新鲜的情趣，使美国人觉得生活紧张而有趣。

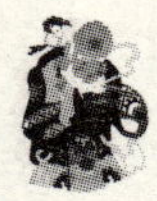

二、南美洲的民俗医学

南美洲有着奇特的民风民俗，并在人类的医学发展史上发挥了自己独特的作用。

古老的印第安人用巫术来驱除疾病。他们普遍认为万物有灵，相信植物和动物都有精灵，精灵也像人一样生活。南美查科地区的印第安人，不仅相信人人都有灵魂，还相信动物也有灵魂，即精灵。他们还相信：人死后，魂灵会变为动物，而灵魂决定人的寿命。南美热带森林和北美加利福尼亚地区的巫师，通常大量吸烟或服用麻醉剂，使自己神魂颠倒，然后给人施法治病。巫师给人治病的时候常出现这样的场景：山洞里烟雾弥漫，点着无数蜡烛与树脂，几个印第安人匍匐在地上，前面躺着即将接受驱魔的病人，看样子似乎是疟疾之类的疾病。山洞里的台子上摆着几尊偶像，有的像人，有的像盘着的大蛇。巫师在那里念念有词，并焚烧了病人家属带来的衣服，然后戳破自己的手指，将血滴落在病人的额头上。他们说每次进山洞来找巫师的前几天，都要斋戒，并且不和妻子同床。巫师的工作还包括主持婚礼与祭祀，并根据儿童的出生日期给他们取名字。

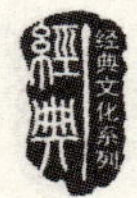

古印第安还最早出现了一种耳烛疗法，且这种古老的特殊调理方式在美洲等地已采用了九百多年。即：用一种浸泡了草药汁液的、名叫“耳烛排毒棒”的导管，燃烧时导出耳内污物及体内负能量，调整情绪，净化神经，促进颅腔内气流的平衡。这种特殊疗法的最大特点，就是能通过燃烧形成的气体压力导出耳内的污物。

南美的印第安人很早就对药草植物有相当程度的了解，而且大多应用于医疗。在利用药草时，最先取它的花、叶、茎、根、树皮、果实、种子等来咀嚼，确定可食后，再加水煎煮或浸泡以获得汁液来饮，并尝试研究出其对人体的疗效，从而对人体赋予营养、提升精力、调节机体、增强免疫系统，发挥其保健的功效。印第安人认为：传统药草所追求的是单纯、和谐而渐进的作用，并非是要和身体进行对抗；人是大自然中的一分子，只要身体状况调和，人体自有调适愈伤的机能。后来药草的定位从医疗方面转而成为养身保健的生活妙方，除了用于美容、食物调味、染色等用途外，温和不含咖啡因的花草茶更成为人们日常饮料的极佳选择。

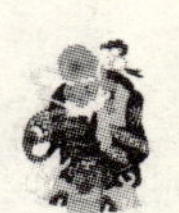

南美洲的印第安人则经常利用食物的不同性能维护身体的健康。他们将生命物质进行“寒热”分类，二者之间达到平衡则身体健康，失去平衡就会导致疾病。一个人如果过于寒或过于热，那么原因可能就是内在饮食消耗或外在冒风淋雨。因此可在治疗时用一些相反内容的食品，或采取相反的治疗手段，以调整热寒过于偏亢等等，这一点类似于中国的食疗。

第四节　神秘悠久——非洲医学保健

古埃及医学诞生于6000多年前，它和当时的古印度、古希腊及中国的医药学并称为四大传统医学。当时的埃及人认为：一切皆由神来主宰，医神伊姆霍特普是其中十分具有传奇色彩的人。据传说：他曾是第三王朝法老王的宰相，对自己领地掌管得非常好，并兢兢业业地为法老辅政，同时也是一位祭司、作家、医生，更是埃及天文学和建筑学的奠基人。在埃及迁都的时候，伊姆霍特普就已经完全被神化了：他被称为是卜塔神的儿子，是埃及医学之神及智慧的化身；还假想他用托梦的方法为病人治病，是神和人共同的医生，人们神奇的痊愈不少是他的恩赐。

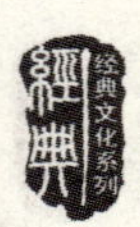

虽然最早的埃及医学中带着不少神异的色彩，但也存在一些独特的治疗方法和对疾病的认识。埃及最早的文献——纸草文（就是书写在一片片草本植物根茎上的文字）中就记载着最原始的医学理论，其中既有迷信色彩的咒文、魔术，也有各种药物，如止咳药、吸入药、熏蒸药、坐药及灌肠药等；外科方面则记载了割开法（即把脓疮割开）、烧灼法，还写到眼科方面的手术；在卫生方面，如住宅与身体的清洁等也有规定；而且常把动物的分泌物和动物身体的一部分作为药物。

埃及是世界上最早利用草药治疗疾病的国家之一，在法老时代就以草药治疗一些疾病和保健身体。甘菊是当地盛产的草药之一，埃及人日常就喜爱喝用甘菊熬成的饮料。它具有镇静和增强人体免疫力的效果，可用于防治咳嗽气喘、贫血、烧伤、皮肤炎、腹泻、发烧、消化不良、失眠、经痛、风湿痛、牙痛等疾病。埃及的黑莨菪、牙签草和哈拉散艾草也是当地有名的草药。黑莨菪对治疗胃功能紊乱和镇痛非常有效；牙签草用于治疗尿路结石、胸腔疾病和咳嗽；哈拉散艾草能够杀死人体内的多种寄生虫。此外，埃及还出产薄荷、莳萝、玫瑰茄、大茴香、小茴香、琉璃草、旃那叶、芫荽子、迷迭香、百里香、鼠尾草等药用植物，均可治疗一些疾病。

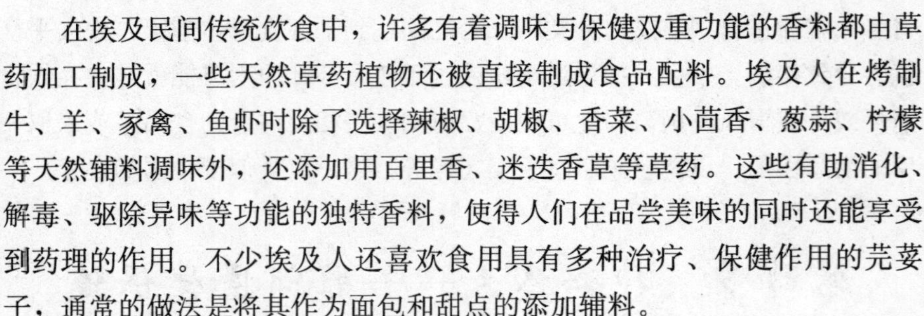

在埃及民间传统饮食中，许多有着调味与保健双重功能的香料都由草药加工制成，一些天然草药植物还被直接制成食品配料。埃及人在烤制牛、羊、家禽、鱼虾时除了选择辣椒、胡椒、香菜、小茴香、葱蒜、柠檬等天然辅料调味外，还添加用百里香、迷迭香草等草药。这些有助消化、解毒、驱除异味等功能的独特香料，使得人们在品尝美味的同时还能享受到药理的作用。不少埃及人还喜欢食用具有多种治疗、保健作用的芫荽子，通常的做法是将其作为面包和甜点的添加辅料。

另外，埃及人普遍喜欢喝茶，除了普通的红茶外，还有各种“草药茶”。其中：有对增加食欲、治疗消化系统疾病以及糖尿病都有功效的“桂皮茶”；有益于治疗肠胃炎、腹胀并有祛痰作用的“茴香茶”；有助于治疗支气管炎、咳嗽多痰、胀气的“大茴香茶”；助消化、利尿、缓解头痛的“小茴香茶”；有清凉作用，对防治高血压、动脉硬化有益的“玫瑰茄茶”；对治疗消化系统疾病有益的“薄荷茶”；以及“甘菊茶”、“柠檬茶”、“番石榴叶茶”、“鼠尾草茶”等等。

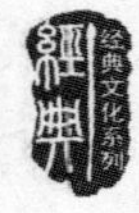

第六章

东西方饮食养生

第一节　内外兼修——东方饮食养生

一、注重调养的饮食养生

“民以食为天”，人活在世界上就离不开吃，这是生存必不可少的条件。从健康角度考虑，利用饮食来调养身体是最简便且最适宜的方法。

饮食养生又称食养或食补，是指利用饮食来营养身体，增强体质和保持健康的方法。但是，要怎样吃才是健康的吃呢？过去由于穷困，人们不得温饱、营养不良。但是，在今天，人们的生活水平显著提高，不但讲究吃饱还讲究吃好，然而在吃好的同时营养不平衡的问题却日益突出了。

东方饮食养生学的观点认为：人类摄取的食物越古老、越原始，对人体的补益越强。按生物进化的顺序，即吃 6 千万年前的四条腿动物，不如吃 1、2 亿年前的两条腿鸡鸭；吃两条腿的不如吃 3 亿年前没有腿的鱼；吃没有腿的，不如吃 3、5 亿年前没有骨头的海参等。

目前，“三高”（即：高热量、高蛋白质和高脂肪）饮食模式正在逐步威胁人类的健康。但是，东方以植物性食物为主的饮食方式被证明可以减少和预防高热量、高蛋白质和高脂肪对人体的危害，从而达到保持和恢复

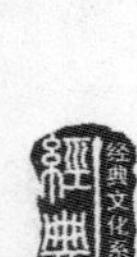

健康的目的。所以有关专家建议：发扬东方饮食文化，保持健康的身体。

以前，人们一直认为：人种不同才使得欧美男性的前列腺癌发病率比东方的中国、日本等国家高很多。但是最近，越来越多的证据表明：东西方饮食结构的不同才是关键原因。在东方饮食中，少吃肉、多吃豆类和蔬菜是远离前列腺癌的秘诀，这对越来越喜欢大鱼大肉的东方男性来说也是很好的保护。

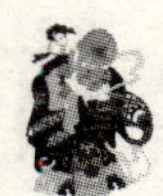

在西方饮食结构中，含高油脂的食品较多，增加了三高症的发生几率。例如：在德国，人们一日三餐离不开肉：早晨吃猪肉片夹面包，中午是肉丁比萨饼，晚上则是牛排套餐。红色带有血腥味的肉类危险性最大，而亚洲人常吃的白色肉类的脂肪则较低，如鱼肉、鸡肉、兔肉等等。这些肉类中所含的维生素 E 同样可以降低三高症的发病率。

西方人一直没有吃豆制品的习惯，但是东方人喜欢吃豆制品。大豆中的异黄酮能降低雄性激素的破坏作用，并抑制和杀死癌细胞。

另外，西方人不喜欢吃蔬菜，但是蔬菜对人体健康很有好处，应该像日本人和中国人那样多吃各种蔬菜，才会使营养平衡。除了白菜外，菜花、西兰花等蔬菜也有很好的功效。另外，蔬菜还有防治癌症的功效。每天可以吃点亚麻籽、西红柿。因为西红柿含有番茄红素，对各种疾病有防治作用。

相关研究还表明：亚洲人喝绿茶的习惯也对防治疾病起到一定作用。随着喝茶的数量和时间递增，绿茶的作用会表现得越明显。因此德国专家建议：西方人喜欢吃饭前后喝酒，也可以像亚洲人一样吃饭时喝点茶，即使喝酒也只能喝一些酒精含量较低的红酒，这样会对身体有好处。

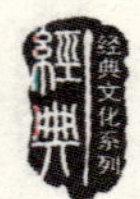

二、蕴涵养生艺术的日本料理

日本是世界公认的长寿之国，科学合理的饮食观念是他们获得长寿的秘密之一。因此，讲究健康营养、蕴涵着博大精深养生艺术的日本料理就成了全球新兴的美食流行代表。

日本料理又称“五味、五色、五法”料理。五味是甘、酸、辛、苦、咸，五色是白、黄、青、赤、黑，五法就是生、煮、烤、炸、蒸。而品尝日本料理的准则在于香、丰、熟、甘、嫩。它们相互搭配、相互补充、相互融合，以期达到最完美的境界，在体现日本饮食文化的精髓时体现着极为丰富的养生内涵。

日本人的饮食素有主食与副食之分。主食以米饭、面条为主；而传统的日本甜食都是简简单单用芝麻或绿茶制作的。副食多为新鲜鱼虾等海产，常配以日本酒。无论是简单的家庭用餐，还是豪华的盛宴，都无一例外地渗透着养生科学。如米饭加酱汤是日本传统式的早餐。酱汤由经过发酵的大豆以及蔬菜、豆腐、香菇、海味等煮制而成。大豆有很高的营养价值，含有丰富的蛋白质（一般在35%～40%之间），其氨基酸组成与动物性蛋白质接近，是极好的饮食蛋白质的来源。大豆还含有丰富的油脂和较丰富的矿物质，以及异黄酮等多种植物化合物。最新研究结果证实：大豆异黄酮具有抗氧化和防癌活性。日本人还爱吃鱼，蒸鱼、烤鱼、炸鱼片、鱼片汤都很受欢迎，其中生鱼片（日语中叫“刺身”）是日本料理中最有代表性、最具特色的食品。它是以非常新鲜的鲷鱼、鲈鱼、金枪鱼、鲣鱼、鲭鱼、沙丁鱼、鲫鱼以及鲜虾、鲜贝、鲜蟹类等做原料，切成片，盘里掂上一两片紫苏叶摆放在盘里，再配以萝卜丝、紫苏花。鱼肉中含有多种不饱和脂肪酸和优质蛋白，营养价值很高，如日本料理原料之一的三文鱼。而寿司作为日本料理的特色之一，是由上选的米经过特殊工艺配以各类刺身精致而成。它精致的造型艳丽的颜色看着就很饱眼福，而吃到嘴里更是味蕾的顶级享受。寿司不仅主要原料营养丰富，而且在制作过程中还使用大量食醋，有增进食欲、滋润皮肤、消除疲劳的效果。而寿司外的绿色海苔，则以富含矿物质和维生素而享有盛名。

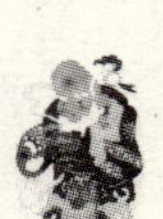

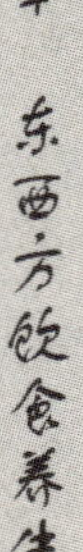

日本料理被公认是最为一丝不苟的国际美食，其烹调方式极其细腻精致。主要精神是讲究自然原味，烹饪时以糖、醋、酱油、味噌（一种自制的酱，类似于中国的面酱）、柴鱼、昆布等为主要调料，烹调用油少，胆固醇与饱和脂肪酸的摄入量较低。从数小时慢火熬制的高汤调味到烹调手法，均以保留食物的原味为前提。由于选料以海味和蔬菜为主，有些菜都是生着吃，因而减少了烹调加工过程中营养的损失。有人用十六个字总结了日本料理的基本特点：色彩鲜艳、味道鲜美、清淡不腻、保持原味。

三、韩国美食养生精华

韩国的饮食风格介于中国和日本之间，以注重养生、回归自然的特点吸引着全世界的眼光。

韩国饮食的主要特点是高蛋白、多蔬菜、喜清淡、忌油腻，味觉以凉辣为主。泡菜是韩国最主要的菜肴之一，种类和美味十分丰富，已有3000多年的历史了。除了广为人知的白菜泡菜外，还有用萝卜、黄瓜等多种蔬菜腌制的泡菜，并佐以栗子、梨、大枣、鱿鱼、章鱼、鲍鱼、虾、松仁等材料，还要放葱、姜、蒜、水芹菜、虾酱等调味品，味道辛辣，非常爽口。即使是发酵了一个冬天的泡菜，吃起来也如新鲜白菜那样清脆。特别是在吃油腻的东西时配以泡菜，会感到无比爽口美味；跟清淡的东西一起吃，则更令人感觉自然清淡。除了美味以外，自然发酵而成的韩国泡菜还有养生的作用，因为其发酵过程中产生的乳酸菌有助于消化，据说还具有防癌作用。

从营养价值的角度来看，韩国饮食极为讲究食补，经常把蔬菜、肉类、蛋类做成科学合理的搭配。拌饭就是韩式美食中最具有代表性的一种，从营养价值、味觉、视觉等角度给人以完美的享受。其中，“石锅拌饭”是韩国独有的食谱。其把黄豆芽等蔬菜、肉类、鸡蛋（生鸡蛋）和各种佐料放在白米饭上，然后盛在滚烫的石碗内，再加上韩国辣椒酱，搅拌后食用，不但味道鲜美、形式独特，而且营养丰富。

韩国饮食的主食是大米饭，但为了提高营养价值，还加以大麦、豆、栗子、玉米或其他谷类，富含维生素和纤维素，能满足人体的需要，达到营养的全面与均衡。

其汤食营养价值极高，是用餐时必不可少的部分，所用材料主要有松子、豆类、南瓜、鲋鱼、人参、鸡肉、野菜、蘑菇、豆芽等长寿食品。如有名的参鸡汤，是把糯米、大枣、大蒜、人参放入童子鸡膛内长时间炖煮而成。食用时，随个人喜好加放胡椒、咸盐，营养丰富，是滋补健身的养生佳品。

韩国饮食在体现美味营养的同时，也追求着新鲜的自然风味。作为素菜料理的野菜就经常出现在韩国的饭桌上，一般做法是将野菜焯或炒，佐料包括盐、酱油、芝麻、香油、蒜、葱等等。另外，韩国人普遍爱吃凉拌菜。凉拌菜是把蔬菜直接切好或用开水焯过后，加上佐料拌成。还有生拌鱼肉、鱼虾酱等菜肴。生拌鱼肉，是把生肉、生鱼等切成片，加上佐料和切成丝的萝卜、梨等，再浇上加醋的酱或辣酱拌成。这种烹调方式不会破坏菜肴中的维生素、纤维素等，有利于人体全面快速地吸收营养成分。

韩国人深信“食物味道全靠酱味”，认为只有用酱味调制出来的饭菜才是顶级的美食。因此，大酱、辣椒酱和酱油是韩国料理中的主要调味品，其蕴含了韩国饮食的秘诀。特别是由大豆做成的大酱，含有丰富的蛋白质、植物性脂肪，能消除胆固醇的维生素 E，对预防疾病十分有效。

四、印度瑜伽饮食养生

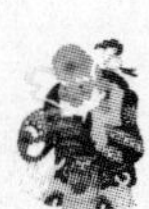

瑜伽饮食疗法源自印度韦达养生学。其包含保健、疗养和饮食。直到今天，瑜伽修行者仍会应用这套疗法，调整饮食和生活习惯，帮助自己调整体质远离病痛。

“Ayurveda”是梵语，意思是“生命科学”，也被翻译为“韦达养生学”。它来自古印度的韦达文明，和其他古文明很大的不同之处是：人们相信它是灵性的，而且直到今日，在现代印度仍然有很多人选择遵循这传统的生活方式和价值观。因为韦达养生学能帮助现代人回复身心平衡健康，并找到切实可行的饮食讯息。而且人们也相信：它不仅能传递健康的饮食观念，更能够引导人们迈向健康的生活之路。

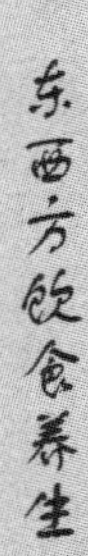

瑜伽饮食疗法就是在“韦达养生学”的基础上发展起来的，它首先讲究消化。有一句西方谚语说：“你吃了什么，你就是什么。”然而，韦达养生学的看法是：“你的身心状态是由你自己消化吸收，加上你不能消化吸收的东西组合而成的。”

这也就是说，你吃了什么也不一定会得到它的益处。原因是：有可能你根本无法消化吸收某种食物。而身心无法消化的“食粮”在身体、精微体当中累积形成“食垢”，成为一切身心疾病的根源。

在印度养生医学的概念中，人体中的三大要素是“气能”、“火能”和“地能”，而且主宰了人体身心机能及能量的运作。“气能”主导身体的行动，与循环系统、神经系统、排泄有关；“火能”可产生热能，控制新陈代谢和消化系统；“地能”则负责保持生理结构和体液的平衡，与呼吸器官有关。与此相关，瑜伽养生把人也分为这三类，并且还搭配了合适的食物：

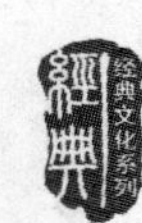

（1）地能型人　地能是主管身体结构的要素，在印度养生学中被视为跟大自然土和水有关。

饮食建议：地能型的人最大的特点就是“放松”，所食的食物应是清淡干燥的，同时辛辣和苦涩的食物可以振奋精神、让态度积极。

（2）火能型人　火能是控制新陈代谢和消化的要素，而激素的产生和火能关系很密切。人体内的火就像大自然中的火，不断地燃烧、转变。

饮食建议：火能型的人就像火一样，所食的食物应是清凉的（但非冰凉），而且不能太油腻，也不要太酸或太辣。

（3）气能型人　气能是主导行动的要素，对一个人产生的影响像风对大自然产生的作用。

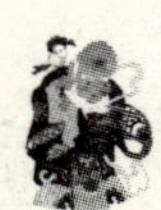

饮食建议：为了制衡气能型人的这些特质，必须吃一些和本身个性完全相同的食物，也就是温热的食物。此外，甜和酸的食物也能对气能型的人产生平衡的作用。

在瑜伽体系里，饮食占相当重要的地位。这是因为食物的性质对个人的身心产生了莫大影响。若没有正确的饮食方法，即使对饮食的基本原则有正确的认识，身心也会在无形中受到损害。

五、阿拉伯人的饮食养生理念

阿拉伯地区地广人多，饮食也五花八门、丰富多彩。他们所倡导的食物都是佳美的食物：纯洁的、可口的、富于营养的。更具体地说：就是有良好的外观形象、鲜香的嗅觉口感和丰富的营养价值才能食用。他们认为：“饮食，所以养性情也”，“凡禽之食谷者，兽之食刍者，性皆良，可食”；又说：“惟驼、牛、羊独具纯德，补益诚多，可以供食”。所以对牛、羊肉情有独钟。

他们的主食是玉米饼、麦饼和豆，喜欢吃蕃茄、黄瓜、洋葱、土豆和牛肉、羊肉、鸡、鸭、蛋类等。他们还喜欢喝酸牛奶、咖啡、红茶和果汁，一般早晨喝浓咖啡、午晚喝桔子汁。也喜欢吃新鲜水果，如香蕉、桃和西瓜等。他们的口味以咸味、辣味为主，不爱吃糖醋味。常吃的调料有椒盐、胡椒、辣椒酱、辣椒油、蕃茄酱等。烹调方法以煎、炸、烘、烤为主，而且喜欢用营养丰富的橄榄油。

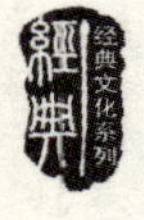

由于阿拉伯人信奉伊斯兰教，所以禁吃猪肉，也不吃不洁之物和已死的动物。仅就养生学而言，这种行为有一定的科学性，因为死去的动物尸体里面含有一种“尸毒”的毒素。在遭受宰割之前的一刻，动物极端恐惧痛苦，体内的生物化学情况大大改变，全身马上布满有毒的副产品，令整个尸体充满毒素，使尿酸及其他有毒排泄物留存在肉里，人吃后会使自己的纤维组织中毒。动物死得愈久，毒性愈强，人吃了这类动物做成的食物以后，毒素随之进入人体和血液，成为产生疾病的潜在因素。特别是生病死去的动物含有各种细菌及癌细胞等有害物质，人食用后会造成更为严重的后果。所以在某种程度上，阿拉伯人这种卫生的饮食方式，避免了许多有毒物质的侵害，为肌体健康树起了一道屏障。

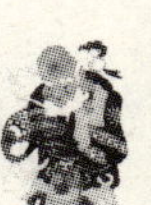

另外，阿拉伯人饮食中还有一个独特的习惯，就是斋戒。它不仅体现了宗教信仰，也蕴涵着阿拉伯人的养生理念。阿拉伯人每年都要进行斋戒。斋戒者在封斋的状态下，一天只吃两顿饭，而且拉长两顿饭的时间，即从黎明到黄昏，约十几个小时。当人在中午感到饥饿时控制自己不进食，胃部就不能像平时那样按时吸收新食物，从而开始吸收积存于胃渣中的有机养分，使其得到最大限度的释放。伊斯兰教的先知穆罕默德在饮食方面曾教导人们说："你们当斋戒，你们就会健康。"又说："我们不饥不食，食不过饱。"伊斯兰医学认为：人的许多疾病都是积存在胃里的残渣引起的，胃渣的形成则与人们长期一日三餐、饱食终日有关。现代医学也证明：胃渣的大量积存会使胃部负担过重，影响营养吸收和新陈代谢，损害人体健康。斋戒其实就是一种清除胃部残渣的方式，与西医的限食长寿理念同出一辙。西医也认为：限食可使机体免疫力在老年时仍保持旺盛，使免疫中枢器官——胸腺的定时紊乱得以推迟，从而延缓衰老。

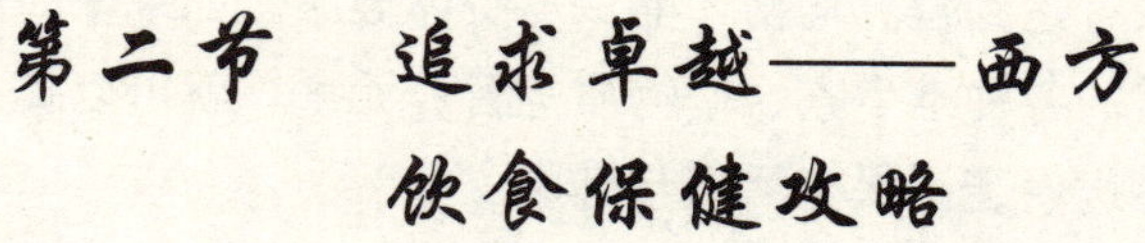

第二节 追求卓越——西方饮食保健攻略

一、追求营养均衡的养生饮食

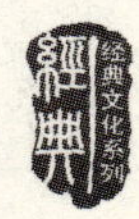

营养平衡、膳食合理是身体健康的重要保障。营养缺乏或过剩，是指现代人们对动物性食物及脂肪的摄入量增加，而膳食纤维的摄入量在减少，从而导致与营养失衡有关的慢性病明显上升。因此只有达到营养均衡，才能获得健康。

现在许多人对各种食物所能提供的营养价值都存在诸多误解，那么怎样的饮食结构才是营养均衡呢？简而言之，人在一天之内应保障四类食物，即五谷、蔬果、乳类和肉类。而这四类食物为人体提供了每天需要的七大养分，包括水分、糖类、蛋白质、脂肪酸、维生素、矿物质和纤维，因此这四类食物合称“均衡的食物”。

现在，人们可食用的食物多种多样，所以平衡膳食必须由多种食物组成才能满足人体的需要，以达到合理营养与促进健康的目的。在多种食物中，最重要的是谷类及薯类。谷类包括米、面、杂粮，薯类包括马铃薯、甘薯、木薯等，主要提供碳水化合物、蛋白质、膳食纤维及B族维生素。应尽量避免只吃副食、不吃主食的倾向，还要注意粗细搭配，保障一定粗杂粮的供给。如果主食摄入量不足，副食进食太多，容易导致脂肪和胆固醇的摄入量也相应增多，从而引起肥胖及并发症。因此，健康成人每天的主食摄入量至少应在300克以上。许多人习惯用蔬菜水果代替主食，这也是不科学的，因为蔬菜水果提供的营养与主食有较大差异性，互相不可代替。

另外，要做到营养平衡，合理安排三餐也是非常重要的。每餐的热能分配以早餐占全日总热能的30%、午餐占40%、晚餐占30%较为适宜。另外要多吃蔬菜水果，其富含钙、铁、镁、铜等矿物质，还含有大量维生素C和其他维生素，以及丰富的纤维素和易被人体吸收的糖类及蛋白质、少量脂肪类等，对人体健康大有裨益。此外，各种压力、环境污染、睡眠不足、缺乏运动等也都是影响营养均衡的因素，具有增加自由基的产生、加速营养素的消耗、减弱免疫细胞的作用。因此培养运动习惯及休闲兴趣、戒除不良的生活习惯也是非常重要的。

所以，只有达到营养均衡才能保障身体健康。如果平时能完整均衡地摄取人体所需的各种维生素、矿物质等营养元素，就可以提高自身的抵抗能力，避免疾病侵袭，保持活力与健康。

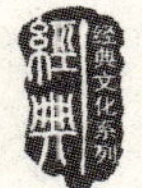

二、美国掀起的素食养生潮

目前，在以肉食为主的美国有越来越多人开始选择吃素，不是因为素食是一种时尚，而是他们日益感到肉食对身体带来的威胁。

美国一份医学研究报告指出：在美国，牛肉业造成的死亡人数比20世纪战争、自然疾病和车祸造成的死亡人数之和还要多。每天进食牛肉、猪肉和羊肉的人，他们产生结肠癌的机会比在一个月内不曾吃肉的人高出3倍。人因牛肉而得蛲虫病的比率，居然高达90%。美国每年大约要花1.4亿—1.71亿美元的额外支出，作为吃肉的医疗代价。

这些可怕的数字为肉食者敲起了警钟：长期过量肉食，可造成癌症、肥胖、心血管疾病等现代文明病，严重损害着人类的健康。现在，吃高脂食物的美国人患乳癌、直肠癌、肺癌的人数名列世界前三位，并且有50%的人死于心脏病、高血压或是心血管方面的疾病，这些足以说明肉食的巨大危害。于是，人们的目光开始转向健康营养的素食，一股素食养生潮正在美国兴起。

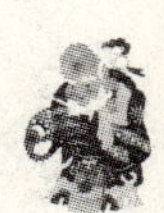

素食主要指以水果、蔬菜、豆类、谷物、种子和坚果等植物类食品，其不含有对心血管构成威胁的有害物质，因此可减少血管疾病的发生。最近美国公布的一个研究报告证实：堵塞的冠状动脉，可以通过素食、运动、服药和减少精神压力等综合措施重新通畅，而不需要依赖手术打通；单靠素食也能达到同样的目的。坚持素食，可在以后十年中不发生使心脏病猝发的冠状动脉病；而不能坚持素食，则会出现冠状病重度再发的情况。另外，素食可以减少癌症发病率，尤其是直肠癌、结肠癌。这是因素食中含有大量纤维素，能刺激肠蠕动加快，利于通便，使粪便中的有害物质及时排出，降低了有害物质对肠壁的损害。据美国有关资料：素食者比肉食者癌症发病率低20%—40%。素食对肾功能不健全的肾脏病患者来讲，能起到让肾脏休息的作用。肾脏病患者若改为素食，外加乳制品的摄入，既可减轻肾脏负担，又不减少蛋白质的摄入量，实为一举两得。众所周知：老年人为了防止骨质疏松，应多吃含钙质的食品，而维生素C有利于钙质的吸收。很多植物食品，如绿色蔬菜、西红柿和某些瓜果等，含丰富的维生素C。相反，动物食品有时却能剥夺身体利用钙质的能力。因此，有人建议素食者喝些牛奶，以补充人体所需的钙质，这样有助于骨质增加密度。

吃素的人往往不容易感到疲劳。这是因为：正常人的体液呈弱碱性，而肉类中的脂肪、蛋白质等被分解后会产生酸性物质，刺激人体组织器官，让人感到疲惫。但蔬菜、水果则大部分是碱性食物，有利于保持体内酸碱度平衡，消除疲劳。专家提醒：吃素要循序渐进，素食者最需要注意的是营养均衡。美国医学家也指出：单纯素食会无法得到只有从荤食中才能获得的维生素B_{12}，可导致记忆力下降等不良后果。他们认为只有坚持荤素搭配的饮食原则才会让营养更全面。如果彻底选择素食，则应该定期进行身体营养检测，并服用一些必要的膳食补充营养品。

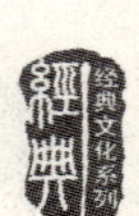

据统计：在美国成人中，约有5%—9%的人是素食者，但美国素

食品的零售额却以每年20%—40%的比例大幅度增加。这说明吃素的原因除了宗教、环保、减肥以外，最为人所推崇的就是养生了。正是因为人们的饮食观念发生了变化，素食才成为一种全新的环保、健康生活方式。

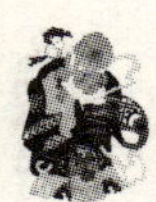

三、英国蔬菜水果中的营养革命

英国是个历史悠久的国家，但不像法国人那样崇高美食，英国菜相对来说也比较简单。他们比较偏爱牛肉、羊肉、禽类、蔬菜等。英式菜的制作大多比较简单，肉类、禽类等大都整只或大块烹制。另外，调味也较简单，口味清淡、油少不腻。但餐桌上的调味品种类却很多，由客人根据自己的爱好调味。

长时间以来，很多英国人拒绝食用新鲜的蔬菜水果，认为这些是“可怕的食物”，反而拼命食用高脂肪、高蛋白、高热量的食物。久而久之，英国成了欧洲最肥胖的国家。目前，英国每五百万人中有23%已在临床上被诊断为肥胖。同时，由肥胖引起的多种疾病在英国日趋上升。于是，人们对以往的饮食方式产生了怀疑，试图寻找一种有效的解决办法。他们开始从蔬菜、水果下手进行一次具有颠覆性的营养革命。英国牛津大学的研究人员指出：多吃水果或蔬菜有益于身体健康，且有很好的减肥作用。因为它们是低热量食物，多吃可以产生饱腹感，排除饥饿感，这样就可以使减肥者少进食高脂、高热量食物。蔬菜、水果中含有多种水溶性纤维素，这些不仅可以满足肌体的需要，还有利于通便，治疗大便结燥。水果、蔬菜中的水分可参加人体代谢，通过肾脏排出体外，起到减肥的作用。由于人体中缺乏消化纤维素的酶类，所以吃进蔬菜、水果后，其纤维素不能产生热能，从而降低了人体对热量的吸收，不致造成热量的增加。纤维素在胃肠道停留的时间较蛋白质、糖类、脂肪更短，加速了食物通过胃肠的时间，从而也减少了人体对营养的吸收。有些蔬菜、水果中含有特殊成分，这些成分可以直接促进人体内脂肪的分解和消耗。此外，水果、蔬菜中的植物纤维还可促进人体中多余的胆固醇排出体外。英国的健康官员正式向公众建议：超重人群应该学会食用水果蔬菜，以调整饮食结构，改变英国作为欧洲最肥胖国家的地位。

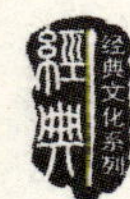

四、法国大餐中的养生科学

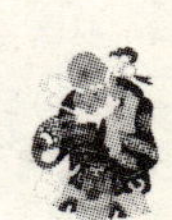

法国作为举世闻名的世界三大烹饪王国之一，十分讲究食物的色香味、营养以及进餐时的情调。他们最爱吃的菜是蜗牛和青蛙腿，最喜欢的食品是奶酪，最名贵的菜是鹅肝，家常菜是炸牛排外加土豆丝。此外，法国人还是世界饮酒冠军，尤其爱喝葡萄酒。

精致豪华的法国料理多以高脂肪、高蛋白、高热量的食材为主，但令人称奇的是由此引发的各种疾病却不多见。究其原因，其秘密就在于法国大餐中蕴涵着丰富的养生科学。对法国人来说，最简单、最传统同时也是最完美的组合就是奶酪搭配面包和红葡萄酒。这一餐包含了易消化的蛋白质和碳水化合物。奶酪富含钙质和维生素，拥有人体肌肉、器官和骨头结构、生长发育以及维护保养的主要元素；面包中的糖分可以长时间供应身体能量；而葡萄酒带来矿物质；再加个水果，身体所需的营养就足够了。

在烹调中，法国厨师喜欢用奶油来代替黄油或其他植物油，使菜肴更加香滑可口。奶油所含有的基本营养成分和牛奶相同，只不过更为浓缩，因而有更多的脂类物质。但和黄油相比，热量低很多，在美味的同时更可享受健康。黄油是法国大餐中不可缺少的配料，黄油中的维生素 A、D 含量丰富，还有铁质和β—胡罗卜素，以及人体必须的脂肪酸，其中 64％为饱和脂肪酸，36％为不饱和脂肪酸。但黄油中也含有一定的胆固醇，是很多心血管疾病的罪魁祸首。世界卫生组织的统计资料表明：乳品与脂肪的消费量与冠心病等心血管疾病的死亡率密切相关。法国人虽酷爱高脂肪的乳制食品，但其冠心病的死亡率却很低，这就是著名的“法兰西困惑”。经研究证实：含黄酮类化合物的食品消费量与冠心病的死亡率成反比。法国人爱喝葡萄酒，而葡萄酒中的营养成分比较丰富，其中的黄酮类化合物能够调节毛细血管的脆性和渗透性，防止血管硬化，对他们的心脏起到了很好的保护作用。早在 1886 年，生物化学学家巴斯德就指出：“葡萄酒是最洁净、最保健的饮料。”

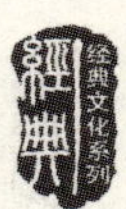

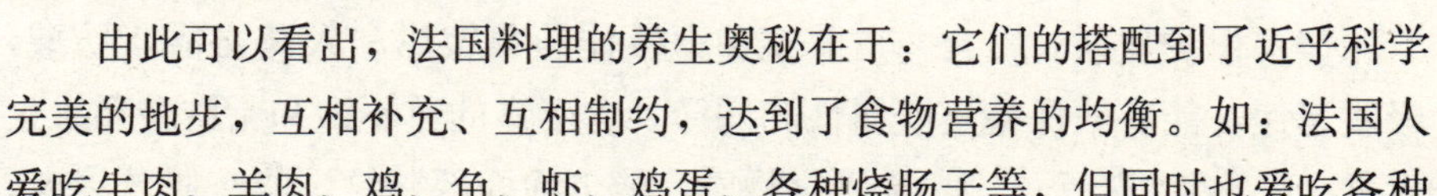

由此可以看出，法国料理的养生奥秘在于：它们的搭配到了近乎科学完美的地步，互相补充、互相制约，达到了食物营养的均衡。如：法国人爱吃牛肉、羊肉、鸡、鱼、虾、鸡蛋、各种烧肠子等，但同时也爱吃各种

蔬菜、水果。另外，餐饭与酒品搭配也很讲究。习惯上，餐前要喝一杯开胃酒，因葡萄酒中所含的维生素 B_6 对于蛋白质的代谢有重要作用，所含的肌醇能够增强肠的吸附能力，促进人的食欲。在用餐过程中，吃肉要配干红葡萄酒，吃鱼虾一类的海味要喝干白葡萄酒，餐后有些人还喜欢喝一点白兰地一类的烈性酒。这样的组合可以抵消每种食物对人体产生的负面影响，对健康没有什么损害，味蕾得到了极大的满足，身体又吸收了丰富的营养，降低了患病的可能性。可见法国大餐中透着聪明绝顶的养生智慧。

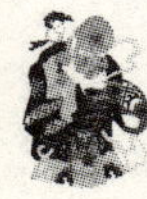

五、希腊橄榄油的养生魅力

橄榄油具有神奇的保健功效，使得地中海成为世界上三大疾病（心脑血管疾病、癌肿、老年痴呆症）发病率最低的地区。尤其在希腊克里特岛，发病率几乎为零。因此，希腊人认为它是智慧、和平、胜利和荣誉的象征，是上帝恩赐的礼物。

为了避免成熟的橄榄在受到撞击等伤害后发酵会影响橄榄油的质量，希腊的种植者们一直沿用古老的手工方式将树上结的新鲜果实采摘下来。采集后，橄榄果要经过清洗、切碎搅拌、加水后压制、油水分离等几道工序，最终才能榨出橄榄油。它是唯一不经过任何化学方法直接压榨出的纯天然果油，完好地保存了原果实的口味和香气以及大量营养成分，具有极高的营养价值。因此，当今医学界把橄榄油公认为最益于健康的食用油之一。

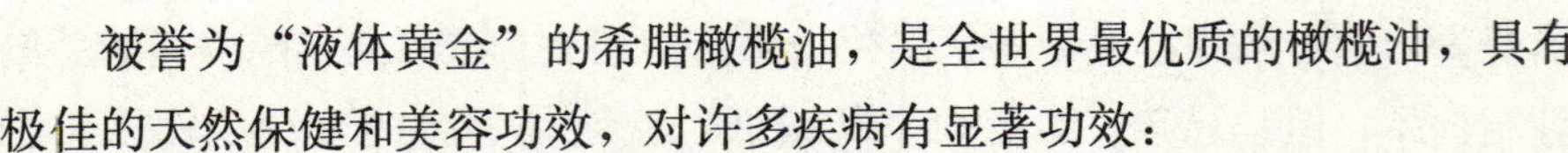

被誉为“液体黄金”的希腊橄榄油，是全世界最优质的橄榄油，具有极佳的天然保健和美容功效，对许多疾病有显著功效：

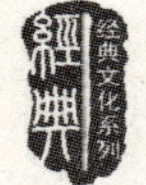

(1) 促进血液循环：能防止动脉硬化及动脉硬化并发症、高血压、心脏病、心力衰竭、肾衰竭、脑出血。

(2) 改善消化系统功能：含有比任何植物油都要高的不饱和脂肪酸、丰富的维生素 A、D、E、F、K 和胡萝卜素等脂溶性维生素及抗氧化物等多种成分，并且不含胆固醇，因而人体消化吸收率极高。

(3) 保护皮肤：富含与皮肤亲和力极佳的角鲨烯和人体必需脂肪酸，吸收迅速，能有效保持皮肤弹性和润泽；含丰富的单不饱和脂肪酸和维生素 E、K、A、D 等及酚类抗氧化物质，能消除面部皱纹，防止肌肤衰老，有护肤护发和防治手足皴裂等功效，是可以“吃”的美容护肤品，甚至能抗击紫外线而防止皮肤癌。

（4）提高内分泌系统功能：能提高生物体的新陈代谢功能。这是因为橄榄油中含有 80%以上的单不饱和脂肪酸和 ω－3 脂肪酸（多不饱和脂肪酸），而 ω－3 脂肪酸中的 DHA 可以增加胰岛素的敏感性，当细胞膜中不饱和脂肪酸的量越高，有的双键数量越多，其活动性就越强。

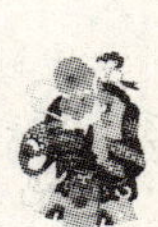

（5）防辐射作用：由于橄榄油含有多酚和脂多糖成分，所以橄榄油还有防辐射的功能，常被用来制作宇航员的食品。经常使用电脑者更视其为保健护肤的佳品。

（6）防癌作用：能防止某些癌变（乳腺癌、前列腺癌、结肠癌、子宫癌）。此外，ω－3 脂肪酸还可以增加放疗及化疗的功效。因为放疗及化疗是通过自由基（高活性分子）的爆发攻击细胞膜，从而杀死细胞的。当细胞膜受到足够的伤害时，癌细胞就会发生自毁作用。

（7）制作婴儿食品：根据其成分和可消化性，橄榄油是最适合婴儿食用的油类。

（8）抗衰老：橄榄油众多成分中，叶绿素具有加速新陈代谢、促进细胞生长、加速伤口愈合的作用，还有助于美化人的外表，减少皱纹的产生。此外，实验表明：橄榄油含有的抗氧化剂可以消除体内自由基，恢复人体脏腑器官的健康状态，防止脑衰老，并能延年益寿。

（9）预防心脑血管疾病：橄榄油在多方面保护着人们的心血管系统：A. 通过降低高半胱氨酸（一种能损伤冠状动脉血管壁的氨基酸）防止炎症发生，减少对动脉壁的损伤。B. 通过增加体内氧化氮的含量松弛动脉，降低血压。C. 原生橄榄油中的单不饱和脂肪酸能够降低 LDA 胆固醇的氧化的作用。D. 橄榄油中所含有的一种叫角鲨烯的物质可以增加体内 HDL（好胆固醇）的含量，降低 LDL（坏胆固醇）的含量；而体内 HDL 胆固醇的数量越多，动脉中氧化了的 LDL 胆固醇的数量就越少。最新的研究证明：中年男性服用原生橄榄油后，平均胆固醇下降了 13%，其中具有危险的“坏”胆固醇竟下降了 21%。E. 橄榄油能通过增加体内 ω－3 脂肪酸的含量来降低血液凝块形成的速度。

第七章

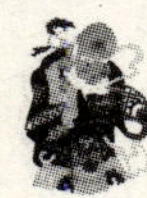

东西方心理养生

第一节 清韵悠然——透视东方人的精神世界

一、印度：拥有平和心态的绝招——打坐冥想

最新研究发现：冥想打坐不但可以放松精神和安稳心灵，还可改变大脑的生理结构，增进智慧。习练过冥想打坐的人都说，这使他们精力充沛。

打坐，能改变大脑生理结构。许多研究显示：打坐时脑部活动的脑波形式改变了，且神经元自发放电节率会协调一致。因此，打坐 40 分钟顶得上睡觉。

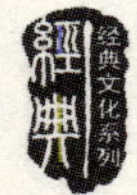

瑜珈的修行者根据自身的体悟总结后列举了一些一般规则：练习者坐立，眼睛闭合；首先放松双足部肌肉，然后向上逐渐放松各个肌群；鼻呼鼻吸、节律整齐；同时还要反复默诵某个词语。练习的环境最好能安静，但不需要任何带有神秘色彩的安排。

冥想可以有多种方式，其中打坐、站立、舞蹈、祈祷、读经都是冥想，念诵题目也可被当作冥想。以舒服的姿势坐正，闭上双眼，集中注意力在呼出的污浊空气和吸入的纯净空气上。只要感觉舒服就继续，最后睁开双眼，试着保持内在的平和。就心理学而言：冥想可以提升更为稳定、更为深沉的平静感，并帮助达到祥和平衡的境界。而就生理学而言：冥想可以降低血压，减轻压力和焦虑的程度，因而帮助脑部运作得更顺畅。当压力提升到某一高度时，肾上腺素和肾上腺内分泌素会刺激肝脏和肾脏的酶，从而活化有害的解毒途径，让毒素积存在体内，时间一长，则在身体的脏腑表现为各种不适和变异，不同程度地损害着身体的健康。冥想是在利用心灵的力量，排除身体的毒素，消除生病的隐患，刺激和引导身体的天然治愈能力。从某个意义上说，瑜伽冥想是最强有力的预防性医药。

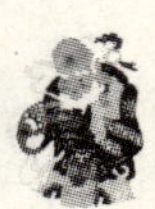

二、日本：淡泊如风的心灵修炼

日本之所以成为世界著名的长寿国家，除了在饮食、生活习惯等方面有自己的养生之道以外，也和他们淡泊、清寂的心态有很大关系。而产生于中国、成长在日本的禅宗，对于造就日本人的性格起着重要的作用，对日本文化的形成作出了很大的贡献，其影响深入到日本人文化生活的各个方面。

禅意认为：人要常清静，天地悉皆归。而静则必能净，如久静之水，必能沉杂而净清，所以可知一个人之心如果能达净静，天地间的万事万物即可洞悉。人的心本静（净），而世人自扰之，使之无以净静，经常打扰自己，不得安宁，所以对生活上所接触的事物，无法明清而陷于无限的困扰之中，这就是烦恼心击倒了清净心。世间所谓的忧愁、烦恼都是因为看不开、识不破、放不下、耐不了而造成的结果，故而要想清净人心，只有真正看淡一切，才能心灵清净。因此，在这种思想的影响下，日本人形成了“空寂”、“幽玄”的淡泊心态。

虽然日本是个经济高度发达的社会，存在着功、名、利、禄、物、色等各种各样的诱惑，但在眼花缭乱、目迷神惑的世象百态面前，日本人，特别是一些老人的心灵深处却依然保留着“慎独其身，固守淡泊”的精神依托，不为凡尘中各种搅扰、烦恼所左右，以一种平常心为人处世，也不在世俗中随波逐流，不为争名夺利而苦恼，从而达到人生豁然开朗的境界。由此可见，淡泊可以将高雅气度、高尚情操交融互补、相映生辉；淡泊可与贪婪凶残、阴暗卑鄙、阿谀奉承高度绝缘。淡泊者，包容万象、谦谦于怀，遇喜怒哀乐，皆泰然处之。

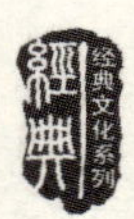

现代医学证明：人体中存在着精神—神经—内分泌系统之间的联系。

当人由于人际关系紧张等原因而长期处于紧张状态时，会引起免疫功能降低，出现一系列病理变化。而淡泊如风、平静怡然的生活态度，使人们经常处于良好的心理状态之中，精神放松，自然化解了心理危机，且保护身体内分泌的平衡，并使免疫水平提高。所以，这样的人能长寿。

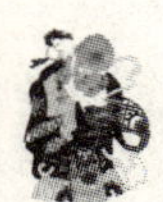

三、韩国：和谐的情感是心理养生的免疫剂

全罗北道的淳昌郡、全罗南道的潭阳郡、求礼郡、谷成郡是韩国知名的长寿地区。汉城大学人体科学老化研究所对上述地区的人们的生活习惯等进行了一次大规模的调查，总结出了韩国长寿老人的共性。

（1）夫妻同甘共苦、注重社会交往

根据这个小组的调查结果：居住在上述 4 个郡的 65 岁以上人群中，85 岁以上的人所占比例甚高，选出的 96 位 80 岁以上的老人中，包括 24 位百岁老人，平均年龄为 95 岁。另一方面的结果显示：有 38%的长寿老人的配偶依然健在而且夫妻共同生活，与配偶分居的只有 1 人。相比韩国 60 岁以上的老年夫妻仍都健在并共同生活的只占同龄老人的 24%而言，长寿地区夫妻一起生活的比例要高得多。而且，长寿老人对配偶的满意度高达 65%—75%，也高于全国 60 岁以上老人 54%的平均水平。

（2）伉俪情深、相濡以沫

韩国最近的一项调查分析显示：和没有离婚的人相比，离婚男性的平均寿命要少 10.2 年，女性要少 7.8 年。看来要想延年益寿，除了注意饮食和锻炼身体外，也必须维持美好的夫妻感情。从目前来看，长寿老年人除了在生活上具有良好的习惯之外，大多数夫妻和睦、精神愉快。而且，他们生活上关怀体贴、精神上安慰支持、没有纷争、幸福生活，往往是我们年轻人所向往的。

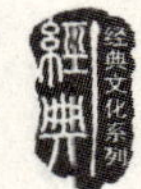

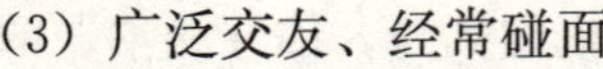

（3）广泛交友、经常碰面

调查发现：韩国长寿老人平均有 10 个左右的好朋友，其中最要好的朋友平均为 2—3 人，1/3 的老人至少每周与朋友见一次面。同时，他们还发现了这样的规律：老年人与朋友交往的次数越多，对生活的满足度就越高。有的人老来无事，就求助于宗教，以寻求精神寄托。但调查显示：长寿老人中，只有 33.7%的人信仰宗教，这是低于韩国 60 岁以上老人的平均信教比例的。可见，长寿与是否信教关系不大。

第二节　品位人生——调制西方人的心灵咖啡

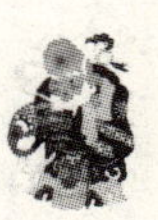

一、美国：保持长寿的秘密是延长青春的心

合理膳食、平衡心态已被世人公认为健康名医。此外，还有一位健康使者贯穿于生活的各个角落，以不同的方式与我们见面，它就是快乐。一个人的生命从年轻到衰老是无法抗拒的自然规律，我们所能做的只能是探索延缓衰老的方法。

曾经有这样一句谚语："保持一生壮健的真正方法是延长青春的心。"要想在心理上青春永驻的法宝就是学会遗忘，它是立竿见影的最有效的方法。如果忘掉逝去的岁月、忘掉不开心的事、忘掉自己正在衰老，保持年轻的心态，常常想一些开心的事，并对生活充满新鲜感和乐趣，同时对周围的事物充满好奇心和求知欲，而且永远要有进取心、自信心，慢慢地你就会发现衰老的脚步已渐渐停止。

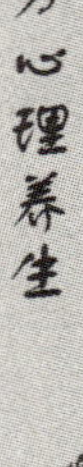

如果说遗忘只是在自我催眠，那么我们就来发掘一条充实自我的道路，现实地使自己健康长寿。人一旦闲下来，就会变得懒散，对生活也失去了兴趣，进而很快就会变老。那就让自己"忙"起来，拥有健康的爱好，那样我们就会感到生活的满足，并在忙碌中体味久违的成就感。精神有了寄托，对生活也将充满渴望。

尼克松说："每个人都应该保持年轻的心态。有时这很难，可又必须这样做，否则衰老就会征服你，打败你。"在尼克松看来，"年龄不过是个数字而已"。1991年2月6日，他打电话给里根祝贺80岁生日。里根说："80岁是39岁生日的第41个纪念日。"他说："说得好！我要记住它。"由于心脏问题，医生一直禁止尼克松喝酒。而他的酒窖里却储藏着一瓶1913年拉非特·罗特希尔德酒，因此他经常开玩笑说它是"促使他活到100岁的动力"。他说：到了2013年，他和那瓶酒都100岁了，那么他就喝那瓶波尔多葡萄酒来庆祝。尼克松认为：自律是让人过上健康生活的关键。他不喝酒、不抽烟、不打牌，十分注意饮食的搭配，并且在保证脑筋的灵活锻炼时，也不忘使身体的锻炼跟上脑筋的步伐，一直严格地遵守锻

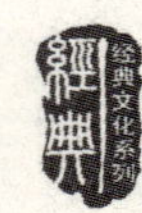

炼的时间安排，有规律地进行体育锻炼。

由此可见，年轻的心态是一种健康积极的心态，能使心永葆年轻，“老”也就不会降临到我们头上。古语说得好“畏老老转迫，忧病病弥缚。不畏复不忧，是除老病药。”保持年轻的心态能从根本上消除由于年龄带来的各种消极心理，焕发出蓬勃生机和新鲜活力。有人说：青春其实是一种意念，不在乎你有多大年龄，只要保持思想活跃、对新事物敏感、对生活充满热情，并有较强的自信心。那么，无论你是中年还是老年，都能拥有青春。

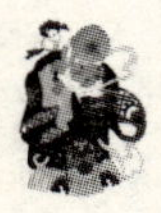

二、英国：乐观的情绪是长寿的良药

英国有两位医学家经研究后认为：情绪和人的健康有密切关系，压抑情绪和经常发脾气泄愤的人容易患癌症。如果情绪过于低沉、悲哀、愤怒，会大大削弱人体的抵抗力，使致病因素乘虚而入，从而引起各种疾病。正如马克思所说：“一种美好的心情比十付良药更能解除生理上的疲惫和痛楚。”所以，人们都把乐观情绪称为健康长寿的灵丹妙药。一般来讲，乐观的情绪体现在以下几方面：

保持家庭和睦。夫妻恩爱、家庭和睦，是保持心情愉快的重要因素。家庭是人们生活的主要场所和安乐窝，人的情绪状态与家庭和睦的气氛息息相关。据日本科学家的研究资料表明：夫妻不恩爱，或者老年丧偶者，男性会缩短寿命 12 年，女性会缩短寿命 5 年。

学会风趣幽默。幽默是有知识、有修养的表现，也是一种高雅的风度。它能帮助人们打开紧锁的眉头、忘却生活中的烦恼。人要想保持心情愉快，就应当学点幽默，善于用幽默的眼光来看待生活中的人和事，搜索到方方面面的乐趣。

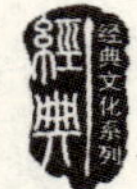

广交朋友。人要学会交朋友，尤其要交识几位能够亲密相处、促膝谈心、排忧解难、真诚相助的知心朋友，这样就能使心理上感到由衷的喜悦、享受人生的快乐。

要充实精神生活。人不仅物质生活要得到满足，更重要的是精神生活要充实，这样才能感受到人生的快乐和意义，使人心情愉快，有益于健康长寿。

人的喜、怒、哀、乐等情绪的发生，必然引起相应的生理变化。现代医学研究确定：情绪反应能刺激脑垂体和肾上腺素。只要消除引起紧张的消极情绪和有较多的轻松愉快的刺激，就能保持内分泌的适当平衡，有益健康。正所谓“快乐忘忧，乃是良药”；“乐观者长寿”；“忧能伤人、怒能杀身”。积极的情绪能促进健康，而消极的情绪容易影响健康。不善于控制情绪引起的疾病，是日常生活中的烦恼忧虑、失望等日积月累超过了机体耐受限度而造成的结果。很多病人的病根多在情绪控制不当，所以应释放压抑在胸中的怒气、凝结在心头的忧闷，寻求适当的机会转化，做出健康的反应，这样才会使人感到轻松愉快而有益于健康。

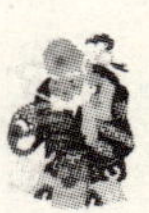

三、法国：健康的心灵比天空更广阔

世界上最广阔的是海洋，比海洋更广阔的是天空，比天空更广阔的是人的胸怀。国外有项研究称：良好的人际关系是健康长寿的主要因素之一。与他人相处和睦者的预期寿命，比人际关系紧张者相对来说要长得多。而处理好人际关系的主观因素，就是要宽容、要理解。

米歇根州大学的心理学家克里斯托弗·皮特森认为：“宽恕是所有美德之中的王后，也是最难拥有的。”而且，宽恕与快乐紧紧相连。若想要得到快乐的心情，就要清醒地认识快乐的形成、构建快乐的元素、采用科学的方法，将快乐牢牢掌握在自己的手中。

法国是多种族国家，文化不同、信仰多样、党派林立、政见互异，“6千万人口6千万种观点”。怎么办呢？只有一个途径：宽容，而宽容绝不等同于涣散、软弱。二战之初，丘吉尔曾这样给戴高乐鼓气：一个有二三百种奶酪的国家是不会失败的。确实，不同思想的交流催生着智慧、意味着力量。宽容是欧洲人从中世纪血腥历史中总结出的两个闪光的大字，也是法国人最值得夸耀的品德。法国人爱争辩，电视上、议会里的辩论常常指名道姓、疾言厉色、近乎吵架，但他们大都就事论事并未影响彼此之间的友好关系，因为宽容的心态给了对方自由的空间。

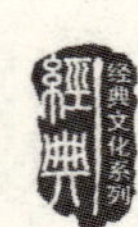

国外有关专家宣称：良好的人际关系是健康长寿的主要因素之一。与他人相处和睦者的预期寿命，比人际关系紧张者相对来说要长得多。而处理好人际关系的主观因素，就是要宽容、要理解。有人认为：“宽恕是所有美德之中的王后，也是最难拥有的。”宽恕还与快乐紧紧相连。若想要得到快乐的心情，就要清醒地认识快乐的形成，构建快乐的元素，采用科学的方法将快乐牢牢掌握在自己的手中。医学证明：当人们设想向那些伤害过自己的人报复时，血压会明显上升；当他们想像原谅那些背叛者，血压则显著下降。血压是人健康的重要标志，试验观察表明：宽容类型的人血压情况更有益于健康。相反的，那些不太宽容的受试者总是容易刺激自己的交感神经系统做出反应，使自己高度紧张，血压较高，甚至在卧床的情况下仍比较高。并且，这种紧张感松弛下来十分缓慢，久而久之，便容易患上一些慢性疾病，如心脏病、高血压和癌症等。

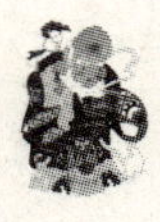

第八章

外国运动养生概览

第一节 活力四射——西方运动养生

一、希腊雅典奥林匹克山上的圣火

除了阳光、空气、水对生命和健康十分重要外，运动的作用同样不可替代。正所谓“生命在于运动”，只有具备良好的身体素质，才不会因病痛而产生遗憾。

古希腊人以徜徉户外为乐趣，习惯并享受着户外体育运动给他们带来的无限欢乐与成效。他们追求健康、力量与人体美，竞技运动的习俗便由此产生。据《荷马史诗》记载：早在氏族公社时期，古希腊人就在播种、收获、婚丧、祭祀等活动中，常常举行赛跑、拳击、舞蹈、掷石饼等比赛。古希腊阿尔菲斯河岸的岩壁上，至今仍保留着当时刻下的一段文字“如果你想聪明，跑步吧！如果你想强壮，跑步吧！如果你想健康，跑步吧！”可见，跑步在古希腊人的生活中有着何等重要的地位，以至于最初的古代奥林匹克运动会就只设了跑步一个比赛项目。

可以说，心理的充实、精神的健全已远远不能满足西方人的追求，他们的视线已渐渐转移到对运动养生的关注。古希腊大哲学家亚里士多德曾说过：构成人类幸福的主要因素包括长寿和身体健康。具备如此理

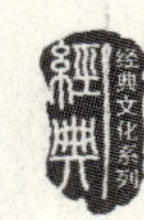

念的他，自然将参加运动作为主要推崇，以望人人得以保持一个健康卓越的体魄。所以，除了具有尽人皆知的教育家身分外，柏拉图还有着另一鲜为人知的身分——体育家。他的身体健康、胸肌发达，活到八十多岁还从来没有生过病。他常对人说：疾病是什么，我活到八十多了，从来不知道它是什么滋味。他提倡以体操锻炼身体，用音乐来陶冶心灵，并且认为精神健康的前提为身体健康，而身体健康的要求就是积极参加体育锻炼。另一方面，他还认为：健全的身体并不能因身体健全而改善精神，但健全的精神却可以改变身体，故而精神应该是健康的首位。西方思想史上著名的思想家苏格拉底也同样认为：人的一切活动都离不开强健的身体和精神，只有拥有它们人才能去完成自己所需要做的事情。因此，由于懒惰或放纵而造成身体衰弱是一个犯罪。他还强调：运动能提高肌体的免疫力、增加食欲、改善睡眠，是最好的养生之道。希波克拉底有两部关于养生的著作——《论健康的养生》与《养生论》。在两部著作中，他按人体的不同体质和体格将人分为肌质型、肥胖型、体瘦型，并且认为不同体质的人应依春夏秋冬各个不同季节，采用不同运动方式进行不同的养生。因而，步行和跑步运动倍受他的青睐。现代西文哲学社会学家的奠基人之一斯宾塞提出：为了你个人、你的家庭以及后代的幸福、健康，每个人必须重视身体锻炼，体质低劣又无教养的民族和家庭，过不了几代就会消亡。

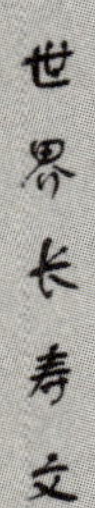

现在，运动养生方法的足迹已遍布东西方的大部分地区，而它的广为流传并不只是一个巧合。科学验证指出：运动能改善大脑的供血量，促进大脑皮层的兴奋，提高中枢神经的工作能力。对于正在成长的少年，体育运动还能促进骨骼生长、机体发育，提高机体的运动力。同时，还能促进人体脏器构造的改善，使机能得到提高。并且，它还能调节人的心理状态，提高现代人对外界环境的适应力。更有人做过这样一个观察：一个不锻炼身体的人，当他的身体进入30岁时，他的肌体已经开始下降了。当他活到55岁时，他的身体只能是他最佳状态时期的2/3了。但是，如果一个人经常参加体育运动，当他到50岁时，身体肌能还会十分稳定；当他活到60岁时，他的心血管系统的功能大约相当于二三十岁不锻炼的人。由此观之，经常参加运动的人比不参加运动的人年轻二三十岁。

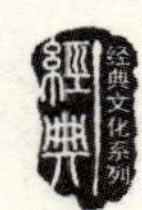

希腊奥林匹斯山上的圣火点燃了人类热爱运动的渴望，开启了西方运动养生的先河，为人们带来了健康、活力和长寿。

二、风靡英法的健身运动

欧洲总是引领着健身活动的发展，世界上不少运动项目都是在他们的基础上加以改造或直接沿用。以下几款健身方式就极具代表性：

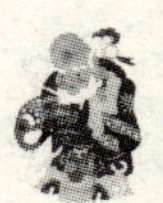

（一）散步及徒步旅行——极其流行的消遣运动

散步，是通过腿、背、臂部等一些肌群交替收缩和放松的协调运动，使呼吸得到加深、肺活量得以扩大、血液循环得以加速，并使更多的氧气输入到大脑中去，起到一定的醒脑作用。由于步行具有适宜的强度，因此有助于人们防止心脏类疾病、骨质疏松症和某些癌症的发生，甚至还能帮大胖子减去一些体重。另外，在步行锻炼过程中，还可以欣赏风景、享受休闲时光。此外，步行的装备也很简单，一双舒适的运动鞋或是旅行靴子足矣。鉴于以上种种，在挪威、德国和意大利等国家，步行运动很流行，并且这些国家还设有专门的步行道供居民进行走步健身。

专家们研究发现：在雨中散步，特别是在细雨、小雨中散步比在晴天散步对人体健康更加有益。因为雨可洗涤尘土污物、净化空气，使树更青、花草更艳。另外，在雨前残阳及在细雨初降时所产生的大量阴离子，素有“空气维生素”之美称，能让人神安志逸，不仅有助于降血压、消除紧张情绪，而且还能起到镇静、镇痛和止咳的作用。细雨也是天然的冷水浴，对颜面、头、皮肤进行按摩，令人神清气爽、耳目一新、疲劳顿消、愁烦具除，进而能促进新陈代谢、提高免疫力、杀灭体内的细菌和病毒、增强肌体对外界环境变化的适应能力。

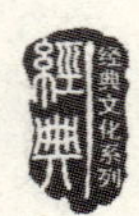

当然，雨中散步最宜在毛毛细雨及小雨天进行。为防止雨水淋湿衣服、踏湿鞋，散步时可打伞、穿雨衣雨鞋。身体健康者也可在不加遮盖的小雨中散步，但时间不要太长，一般控制在30分钟左右，以防着凉。

（二）冰上运动——北欧人之所爱

在一些经常下雪的国家如挪威、芬兰、瑞典、瑞士、奥地利、德国和俄罗斯等，滑冰是最流行的健身运动。它安全性较高，无论大人还是小孩，无论是否有丰富的经验，都可以参加进来。

（三）瑜伽——减轻压力的锻炼

瑜伽起源于古老的印度，现已传及世界各个角落。其特有的联合拉伸、呼吸以及放松方法对人们有很大益处：是一种十分温和的身体锻炼，几乎所有的人都能参与；每日只需 30 分钟，且不要任何设施。虽然瑜伽不会燃烧许多卡路里，但是可以伸展肌肉，并且提高身体的灵活性，对于减压功效显著。

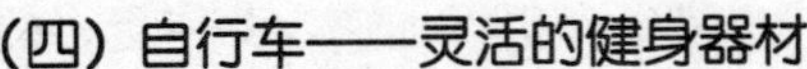

（四）自行车——灵活的健身器材

作为一种灵活的健身器材，自行车的销量一直很高。工作之余，很多人喜欢骑着自行车去郊外或是海滩，有的甚至骑着自行车到邻国旅游。在他们看来，骑自行车是一种必不可少的健身运动，有很多健身功能，如脚踏板对脚有按摩作用，能促进血液循环。一般来说，人到中年以后就会出现各种疾病，特别是心血管方面的疾病。再加上中老年人缺乏运动，时常会导致足底冰凉，这便是静脉曲张的前兆，而经常踏自行车可以得到缓解。老年人适宜选择一些舒缓的运动来锻炼自己，自行车在平稳而缓慢的行进中，使人的腿得到充分放松，并使腿部肌肉充分活动，从而提高了肌肉的活力，使之富有弹性，同时让腿部的血液循环加速，促使全身血液循环畅快。经常骑自行车也使腹部的脂肪消退，让体形变得流畅起来。

三、感受普拉提运动之美

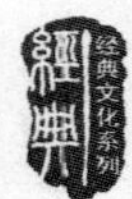

约瑟夫·普拉提，德国人，生于 1880 年，为普拉提（pilates）训练法创始人。他从小体弱多病，哮喘病、佝偻病、风湿病的困扰使其拥有了渴望健康的动力。

普拉提训练法是一款集瑜伽、武术、希腊古老健身术为一体，进行自我练习的训练方式，是他在 7 岁时创造的。它最早用于运动机能的恢复治疗，核心内容是呼吸和运动的配合，强调通过呼吸和精神控制让练习者能面对自己的内心世界。

呼吸是学会普拉提的首要任务。但是，将呼吸理解为日常我们简单的呼吸就大错特错了。因为普拉提的呼吸与我们日常的呼吸正好是相反的，它要求运动者在呼气的时候学会运用腹部的肌肉。

呼吸方法剖析：

（1）用鼻子吸气，用嘴呼气，讲究呼气的深度，尽可能地运用腹式呼吸的方法。

（2）呼吸的速度不易太快，与动作的速度基本一致，不要憋气进行训练。

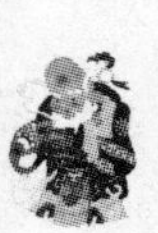

（3）运动时注意呼气，静止时注意吸气。这样可以缓解因肌肉用力而给身体内部带来的压力。

（4）通过控制呼吸，把注意力集中在呼吸上，减少人对肌肉酸痛的敏感度。

普拉提糅合了东方和西方不同的运动概念，即西方的力量和东方的柔韧，并由最初用来给运动员和病人进行运动机能的恢复理疗，演变成后来的健身运动。它是一种肌肉深层练习，通过一些速度缓慢的动作，较长时间地控制肌肉，以达到消耗身体各部位能量的目的。在练习中，还可以借助哑铃、体操棒等健身器材对身体进行训练。除此之外，还通过优美、缓慢、简单的大幅度动作锻炼肌肉，使身体更加纤长、灵活，线条柔软而健美。而动静结合的动作安排，使身体既有紧张也有放松，从而加强身体器官的功能，增强身体的柔韧和协调能力。普拉提锻炼的核心部位是身体中段，现在很多人腹部赘肉较多，可以通过普拉提来进行减肥。值得一提的是：普拉提运动相对平和，几乎不会产生对关节和肌肉的伤害。

原来，普拉提一直是一些舞蹈演员和体操运动员塑造形体和进行力量加强或者恢复的基础训练方法，但同样适用于任何人，没有年龄和性别限制的，尤其对腰、腿疼痛患者和缺少运动、长时间接触电脑和朝九晚五的上班族更为适合。它不受空间的限制，也没有严格的时间限制，在很小的地方就可以练习。通常可以根据自身的身体感受一周做三次或者天天都做，每次锻炼一般可保持在45分钟到一个小时之间。它动作缓慢，并且配合肌肉的控制、呼吸的配合和身体感受的变化，使本来看似简单的动作做起来有一定的难度，需要有正规教练在旁边进行引导。

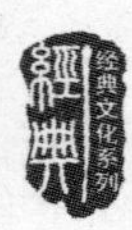

普拉提注意事项：

（1）专注——训练时要集中注意力，静静“聆听”身体的感觉。

（2）控制——动作要到位，尽量做到教练要求的位置。

（3）重心——充分利用自身重力带来的阻力，达到锻炼肌肉的效果。

(4) 呼吸——做动作时，讲究呼气的深度，尽可能地运用腹式呼吸的方法。速度不宜太快，与动作的速度基本一致。运动时注意呼气，静止时注意吸气。

(5) 流畅——要求动作流畅，速度均匀。

(6) 准确——动作不准确，锻炼效果就会“大打折扣”。

(7) 放松——躺在地板上静静冥想，仔细感觉自己的身体：哪个肩膀更高一些，头部和脚部哪个更轻……

(8) 持久——有意识地去收缩需要练习的肌肉，保持较长时间的肌肉紧张感，较大程度消耗身体各部位的能量，这比做上几十个仰卧起坐要管用得多。

第二节 运动有道——东方运动养生

一、喜欢步行的日本人

“你会走路吗?”任何听到这个问题的人都会觉得这是在侮辱我们的智商。但是在日本，有个大师级的人物就专门教别人如何正确地走路。他就是现在风靡日本的更家公爵，一位因教走路成了教授的人。更家公爵1953年出生于日本本和歌山县，大学时期兼职做过模特，后担任服装秀的演出制作人，负责指导模特儿的舞台步法。据说：更家的母亲由于得病无法行走，最终导致身体机能低下而去世。受这件事的影响，更家决心发明一种能够促进人体健康的新步行方法。经过刻苦钻研，他将气功、运动生理学、武术、瑜伽、芭蕾，以及有氧呼吸运动的长处加以整合，发明了独特的不仅可以活化人体细胞、调整身心，还可以美体和减肥的“更家步行术”。现在，慕名而来取经学习的不仅限于青年人，连老人、孩子，甚至负责康复的医疗专家都加入到了跟更家学走路的队伍中。“更家步行术”以引导美体为目的，强调身体各部分该凸的凸、该紧的紧。更家曾经说：“脚跟就是灵魂——如果你举手投足不正确，灵魂就不会干净。”

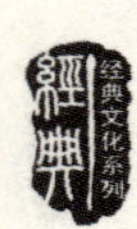

由此可见，日本人爱安步当车，并没有因制造的摩托车畅销全球而视摩托车为主要交通工具。相反，快步行走时他们最流行的选择。而且，还有很多日本人热衷于“每天走1万步”的健身方式，有研究认为这也是当今日本人长寿的主要因素之一。

专家也认为：步行是健身抗衰老的法宝，也是唯一能够坚持一生的有效锻炼方法。英国和美国对8.4万人进行的一项研究证明：每天行走2500米会使患高血压的几率下降83%，心脏的发病率也会减少。这是首次对数量如此庞大的患者进行研究，以证明步行这一简单的体育运动对预防高血压的重要性。当然，如果单纯的指望步行来避免血管梗塞是愚蠢的，若吸烟与饮酒这人类的两大杀手不根除，仍会遭成严重的隐患。因此，医生建议：应该进行有氧运动或走路、跑步、游泳等，并且应该注意运动的规律性，循序渐进十分重要。

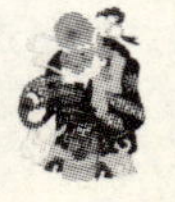

二、强身健体的韩国跆拳道

跆拳道起源于朝鲜半岛，被誉为韩国的国技，是唯一一项起源于韩国并被正式认可的国际运动项目，爱好者不计其数，目前约有3000名韩国教练在150多个国家教授跆拳道。它有像台风一样猛烈强劲的跳、踢的脚法，也有连续快攻的拳法，更能体现人们的坚韧品质，堪称“世界第一拳击运动”。

简单地说，跆拳道是不用任何武器，赤手空拳与敌手格斗、保护自身的武术。它不像散打、自由搏击等项目那么激烈、那么具有破坏性和攻击性。我们所见到的跆拳道高手都有着健美的形体和优雅的气质，有着高超的技术和顽强的精神。两人对面站定，翩翩的白衣彩带、刚毅从容的眼神、气定神闲的行礼，让人在看到这个画面的一刹那就会爱上这项运动。

跆拳道运动不同于显示力量的重量运动，不是调节大而突出的肌肉，而是使无力的脂肪组织变成肌肉，从而使身体变得轻盈敏捷。

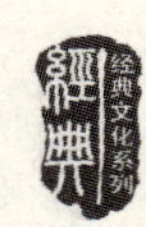

跆拳道尤其对女性特别好，其理由是：可以全面锻炼下腹和腰以及大腿，均匀发达全身肌肉，使女性保持青春与美丽。练跆拳道还可以恢复女性分娩后下垂的腹部和腰，以及大腿内侧的肌肉，对重新塑造健康身体和均衡体形有与众不同的功效。如此看来，跆拳道是保持健康和女性美的最理想的武道。

不仅如此，跆拳道通过科学性修炼和广泛的全身运动，能增加脉搏，长时间提高心脏和肺的氧需求量，能够扩张血管，减少血流阻力，降低心脏血压。除此之外，还能增加供血，尤其是红细胞和血色素；供给更多氧气，使身体组织更加健康；增强心脏，能够抵抗任何冲击；使睡眠安稳，易于排除排泄物。而且，跆拳道不仅使瘦的人增加肌肉，还会使肥胖的人减少脂肪、体重恢复正常。跆拳道不同于一般体育活动，做激烈的活动每小时消耗的卡路里量为 600，体重减少一磅就要消耗 3500 卡路里。因此，一天练一个小时跆拳道，一个星期就能减少一磅。

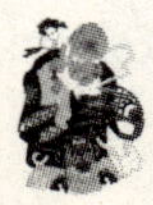

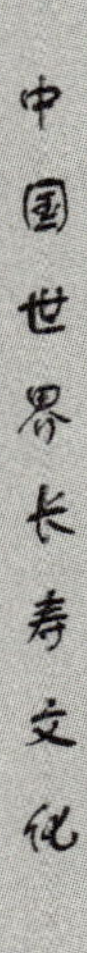

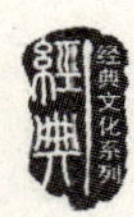

第九章

外国艺术养生

第一节　异彩流金——西方艺术养生

一、古希腊的音乐疗法

法国作家司汤达说："只要听到优美的音乐，我就能更明确、更高度地集中思想从事我心灵要求的写作。"科学年家达尔文说："要是我能重新安排我的生活，我必须规定自己读一些诗篇，听相当数量的音乐。用这种方式或许能使正在衰退的脑子增强活力。对诗篇和音乐缺乏感情，就等于丧失幸福。"

音乐是自然赋予人类的宝贵礼物，是人们心灵跳动的声音。它既是一种艺术，也是一种非常有效的心理治疗手段。早在两千多年前，古埃及乐师就演奏音乐平息神怒以驱除病魔。古希腊学者认为音乐疗法是"把灵魂作为媒介来给予肉体影响的一种心理疗法"。古希腊著名的数学家、天文学家毕达哥拉斯说："把各种音调融合在一起，能使各种莫名其妙的妒忌、冲动等转化为美德。"另一位古希腊哲学家柏拉图说："如果教育得适当，节奏与和声比什么都深人人心，比什么都扣人心弦。"大家知道：当我们用耳朵感受音乐旋律时，精神世界就会起变化。古希腊人很早就注意到音乐对情绪的影响并认为 E 调安定、D 调热烈、C 调和爱、B 调哀怨、A 调

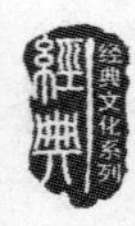

高扬、G调浮躁、F调淫荡。古希腊的哲学家和科学家亚里士多德就推崇C调，认为C调最宜于陶冶情操。关于音乐对人情绪的影响，有人曾选用290种名曲，先后测试过两万人，发现都能引起听者的情绪变化。而且，情绪变化大小与被试人的欣赏能力的高低成正比。但是，音乐只能引起抽象的情绪，如愤怒、畏惧、妒嫉等。

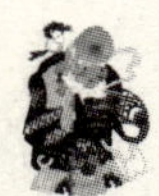

一些科学家曾对声音对听觉器官和听神经的作用进行过深入而详尽的研究。他们发现一根听神经纤维只接收和传导相应的、一种频率的音响。音乐的生理作用首先是通过音响对人的听觉器官和听神经的作用开始的，进而才影响到全身的肌肉、血脉及其他器官的活动。有人认为声音还可以使肌肉增加力量，且快速的和愉快的音乐可以消除肌肉的疲劳。还有人发现：在音调完全和谐或音乐的强度猛然更换时以及一曲乐调将终结时，脉搏和呼吸速度会变快。又有人研究认为：忧伤的音乐使脉率变缓，欢快的音乐则使脉率变快。

由于音乐能影响人的生理活动，特别是情绪活动。因此，人们就能够用音乐来改善和调剂人体的生理和心理功能，进而达到治疗疾病、增进健康的目的。目前，科学家还未能对音乐是否可以治疗疾病，并且在许多地方起到意想不到的作用做出十分精确的回答。但是，通过多年的研究，他们认为音乐主要影响人的高级神经活动，会对人的大脑边缘系统和脑干网状系统有直接影响，能使大脑皮层出现新的兴奋。此外，音乐能促进消化道的活动，影响心脏血管系统，使血脉畅通，加速排除体内废物，有助于疾病的恢复。

“音乐治疗”这一术语是在20世纪40年代才正式出现的，50年代在美国首次有“音乐治疗家”的文凭。现代的音乐治疗是把音乐作为一种活动疗法，即通过具体的音乐活动来求得治疗的效果。这不仅把音乐看作是一种艺术，而且作为一种科学来对待。音乐治疗是针对病理的治疗而不是病态的治疗，所以注重的是人的整体而不是某一部分。它通过对人的整体乃至生活环境的调整，使其取得协调一致，从而消除心理的与身体的病态。而且，音乐对于人来说不仅是一种单纯的声音，而是一种有一定意义的声音的组合，是人与人之间交往的一种工具。因此在音乐治疗过程中，不仅需要音乐治疗者的努力，还要病人发挥其主观能动性，通过双方的合作才能取得治疗效果。

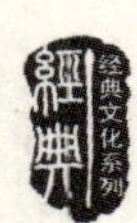

近年来，欧美各国音乐治疗已被广泛使用，许多医院、养老院和康复

机构都采用音乐治疗。临床实践证明：高血压症患者听一首小提琴协奏曲，能使血压降低10—12毫米汞柱；让产妇听音乐，能解除产妇烦躁不安的心情，有利于分娩。英国剑桥大学的口腔治疗室还用音乐代替麻醉药，成功地为200多个病人拔去了病牙。在治疗忧郁型和狂躁型的精神病患者中，音乐更是被广泛运用。

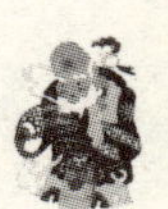

二、怡神悦目的西方绘画

绘画艺术不但是一种非常高雅的艺术活动，也是宁静身心、平衡心态的体育活动。绘画时，思想活跃、身心放松、精神专注，对人体能起到很好的修复作用。而且最直接的受益是：手臂肌肉可以得到多方位锻炼，同时能调节呼吸功能，增大肺活量，进而使气血畅通，延缓大脑和其他身体零部件的衰老，减少疾病。医学研究证明：人在从事绘画活动时，心情会非常愉悦，能使大脑受到良性刺激，分泌令人兴奋的激素，促进心血管系统的有序循环，使身体处于良好平衡的运营状态。这就是许多画家年届耄耋依然身手灵活、体格健康的重要原因。因此在西方的一些国家，特别是法国巴黎、美国纽约这样的艺术之都，很多老人都乐于从事绘画职业，或作为业余爱好，渴望从艺术中获得美的享受、塑造健康的人生暮年。

西方绘画包括油画、木版、铜版、素描、水彩、水粉等画种。西体系是从古希腊、古罗马发展起来的，以欧洲为中心，以油画为主，而后移植到美洲各国。从原始社会到欧洲文艺复兴时期以前，西方绘画体系的发展大致与东方绘画体系相同，都是用简单明确的线条勾画出所要画的形象轮廓，以此作为绘画造型的基础。虽然绘画技巧和表现方法各自不断发展，但其造型手法基本上是相近的。欧洲文艺复兴使得西方绘画艺术有了巨大的突破性飞跃，它吸收了透视学、色彩学、解剖学等新科学的研究成果，逐步形成了自己独立的体系，与东方绘画体系分道扬镳，开始了西方绘画体系与东方绘画体系二者同存并峙的局面。西方绘画的发展过程是人类进步、社会发展的一个缩影。每位画家、每幅作品无不留有时代的烙印。绘画艺术是发展的，绘画艺术是为人类服务的，绘画将伴随人类到永远。

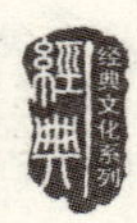

而欣赏绘画作品依然能起到养生的效果。西方绘画的审美趣味在于真和美。其追求对象的真实和环境的真实，重视客观物象形貌逼真的再现。

古典主义的西方绘画体现着庄严、静穆、单纯、和谐的古典意蕴；而现代西方绘画强调自由、放纵的精神和富丽、壮观的气势，以及动荡激越的精神。在世界不朽的绘画经典中，热烈的色彩与飞舞的笔触刻画着风景、人物以及所要描述的故事情节，对身心都是一种高雅的浸润，其艺术魅力可使人们从日常生活的烦恼和压力中解脱出来，于美妙的画面中恢复内心的平静和愉悦，实在不愧为一种高雅而又时尚的养生手段。

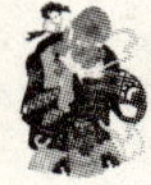

三、电影艺术和人的情绪波动

众所周知，电影是浓缩的艺术表现形式，从它表现和探讨人性的深度与广度就可以判断其产生的价值。其主题往往更集中于表现人的内在精神世界，以人性和心理作为其情节的工具和底色。可是，却很少有人知道看电影还是一种治疗心理疾病的有效方法。

有关专家指出：电影已不仅仅局限于娱乐大众，作为一种特殊的心理养生方式，其可用于辅助或直接治疗疾病，特别是心理疾病，且已经成为一种颇为流行的时尚。美国电影理论家劳逊指出：电影“是一种无比的社会力量，它给予千百万人以文化生活，并给他们解释生活，这种解释影响到他们的信仰、习惯和情绪状态”。而且，在心理学的分科中，艺术心理学就包含了一门电影心理学；而近代发展出的娱乐疗法和影像疗法等等也都包含了看电影、利用影像的意义调动七情这样的心理治疗方法。早在20世纪30—40年代，精神病学和心理学对电影的渗透就已经开始，其借用影像来表现人的心理，或者通过分析文艺影视作品来呈现和探讨心理学的观点，就是心理学中的一种研究方法。

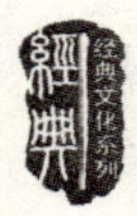

电影的心理赏析是从专业心理学的角度走进片中人物的内心世界，从而感受角色的心灵言语。在心理咨询师的带领下，通过对剧中人物的心理活动与行为表现进行分析，人们可以更深地领会影片的内涵和观影启示，从而在欣赏电影的视觉冲击、视听享受之时，得到心理休闲和身心放松，同时品尝到深入浅出、营养丰富而回味良久的心灵大餐。

电影作为一种结合了表演、美术、音乐、文学、雕塑等艺术形式的所谓“第八类艺术”，其内涵是非常丰富的，能给千千万万的人带来无穷的艺术享受。一部优秀的文学作品往往可以对人的精神世界产生巨大的影响，甚至可以影响一代人。无论什么类型的电影都能牵动观众的情绪，其中的情节更可令观众产生共鸣，甚至能帮助病人解开心中的郁结——心理学家开始利用电影与病人沟通，借此令沉默的病人吐露心事。伦敦的心理治疗师伯尼·伍德称：使观众如痴如醉的电影剧情可以治疗一直隐藏在心底的创伤。他认为：电影治疗法是医学中的一项突破。这项疗法对男性或有难言之隐的病人尤其有用。“在讨论剧情时，他们会因自己是第三者而不自觉地诉说心事。心理治疗师由此便知问题所在。”英国利兹大学讲师兼电影专家玛吉鲁斯也发现电影能对学生产生类似效果。她说：“学生看过电影后，便会向我倾诉心事——而以前他们不会。”她又说：“电影治疗法最成功的地方，是可令不常开腔的人尽诉心中情。”心理治疗需要用到的影像资料可以是整部电影，也可以是电影片段，并通过一定的解说使观看的患者产生某种领悟。

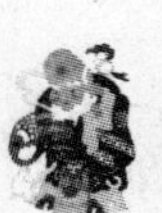

在声光电交织的影像中，演绎变幻无穷的故事，人们随着情节的变化为之悲喜、为之共鸣、为之启迪，于不经意间使情绪得到最大程度的释放和宣泄，从而使心理压力和障碍得到舒解。这就是电影艺术的神奇魅力，也是当代心理治疗中一种颇有发展前途的治疗手段。

四、西方舞蹈与养生

芭蕾作为西方舞蹈的代表，出现于15—16世纪文艺复兴全盛时期，最早是在意大利的宫廷宴会上进行的。当时，王公贵族们竞相把艺术作为炫耀自己权势与扩大政治影响的工具和手段，因此芭蕾从一种游戏性质的舞蹈开始在意大利宫廷中逐渐演变成一种具有确定风格、舞步与技巧的艺术形式。后来随着意大利贵族与法国宫廷的通婚，芭蕾被带入法国。芭蕾中的群舞大多用来表现时代特点、民族习俗、交待故事环境、营造意境等，不存在政治目的，有着极强的娱乐性。高难度的技巧通常在独舞、双人舞中体现，音乐多为慢板，由双人舞、男独舞、女独舞、结尾双人舞4部分组成。

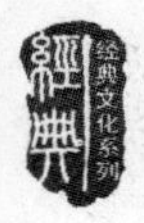

芭蕾舞是通过表演者的肢体和造型来表达感情的，无论是独舞还是双人舞，都要求舞姿的完整性、动作的延续性。而音乐旋律的起伏大多表现情节色彩与人物心情，给人以梦幻、美妙的心理享受。其艺术形象通过听觉、视觉器官直接作用于人体神经系统，从而对人的基本生命活动、心理过程、内脏与内分泌机能、觉醒和注意力等发生积极影响，可以消除精神紧张、集中注意力、催眠、增强记忆力、抑制疼痛、使血压下降或防止血压上升、减轻哮喘等等。舞蹈作品是按照艺术美的规律创造出来的，在表演过程中，它通过音响、形体动作造型、美术、诗歌等多种感性形式向人们传达了综合美的信息。人们在欣赏、接受这些美的信息时会产生愉悦感，从而促使大脑释放出一种化学物质——脑肽。脑肽对于人体健康十分重要，它使人感到健康、愉快，能激发其对生活的热情、信心和力量。

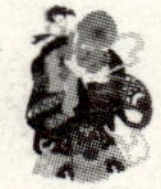

踢踏舞是流行于西方的舞蹈形式，融健身与艺术于一体。跳舞者在运动的过程中不仅可以明显提高其下肢及躯干肌肉的力量、耐力速度、柔韧性及协调性，还对上肢肌肉和内脏器官以及身体组织的生长发育有较为明显的促进作用。此外，踢踏舞的方式、节奏还可对胸部产生一定强度的、连续不断的震撼刺激，变相地对乳房进行按摩，在使胸部肌肉生长得更富有弹性的同时也间接地促进乳腺小叶及乳房悬韧带的发育，使人获得健康与美丽。

跳舞是一种有益于身心健康的高雅文娱活动。老年人不宜参加激烈的体育运动，而交谊舞则是一种适宜的体育锻炼。它能促进全身血液循环，使身体各器官及各部位肌肉得到充分滋养，加快新陈代谢。实践证明：在紧张的劳动之余或晚餐后安排适当的时间跳舞，可以减少消化不良、肥胖、痔疮、高血压和动脉硬化等病症的发生，还能够促进大脑更好地休息，有益于夜间睡眠。

第二节　古韵悠长——东方艺术养生

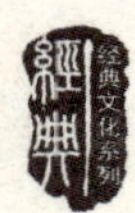

一、日韩的书法情韵

中国是日本的文化之源，书法也不例外。如今，日本还藏有几件重量级的王羲之书迹唐摹本，稀若凤毛麟角，珍如拱璧明珠。

目前，日本的书法艺术从人数、规模到普及程度、装裱质量等方面，都已超过了中国。日本人为什么那么喜欢书法？除了文化的原因外，还有一点就是用作修身养生、益智延年。很多人练习书法更多地是为了陶冶情操，从艺术中享受着这喧嚣的城市所没有的韵味。但是，仅仅将目光定格在此未免辜负了这一高雅艺术的真谛。其实，练习书法更是一种健身活动。因为练习书法讲求姿势正确，即：要求头正身直、臂开足安、悬肘松肩、平气凝神、排除杂念。表面看起来挥毫启笔只有手在动，实际上是手指、腕、肘、肩带动全身的运动，将精、气、神全部倾注于笔端。整个过程酷似打太极拳，又像练气功，意、力并用，动静结合。既增强了手、脑的协调能力，又锻炼了四肢的功能。另外，练习书法还可调节情绪，尤其是当完成一幅作品，看到自己的劳动成果时，人会有一种快慰感。一幅成功之作还会使人沉浸在艺术美的意境中，从而得到很好的精神享受。再者，练习书法可益寿延年。许多老年学家认为：书法艺术与延年益寿有着密切的内在联系。从历年大书法家的年谱也可看出，多数都是长寿者。还有一点就是：练习书法的要求与气功和太极拳的宗旨不谋而合。因此练习书法与太极拳、气功在健身益寿方面有着异曲同工之处。

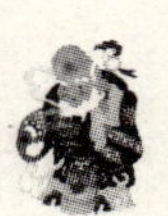

在韩国，书法被认为是一种高雅艺术，书法家也受到人们的尊重。韩国的书法组织虽不像中国那样具有完整的体系，但其民间组织却非常普及，而且活动频繁。

热爱书法的韩国老人很多，他们常常把书法作品像绘画一样挂在墙上欣赏，赞赏它的每一笔独到之处，用墨的韵味，以及整幅布局的功力、骨格、神韵等等。在心情烦闷的时候，不妨练练书法，忘却一切烦恼，保持头脑的冷静和心态的平和，把书法当作密不可分的好友，从中寻求快乐，获得健康与长寿。

二、东方特色的绘画艺术

医学专家认为：绘画是一种陶冶性情的极好形式，对健康非常有益。提笔作画之前，要有一个严谨的构思过程，或山水、花鸟，或人物、动物，从立意到主题乃至图的结构，都要有一个深思熟虑的构想。提笔作画时，又要手、眼、脑密切配合，将自己所要表达的主题准确生动地表现在画面上。当一幅满意的作品完成时，人又会产生一种成功之后的喜悦之感，非常有益于心身健康。

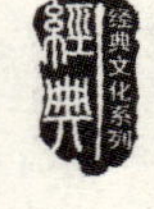

古老而神秘的东方，从来就是孕育人类文明催生悠久文化的诞生地，从古埃及、波斯、印度和中国等东方文明古国发展起来的东方绘画，与从古希腊、古罗马绘画发展起来的以欧洲为中心的西方绘画，构成世界上最

重要的两大绘画体系。具有民族特色的东方绘画艺术，宛若一方七彩的幕布，绽放着绚丽的异彩。

东方的绘画艺术注重表现情感，富于韵律感和装饰美，如古埃及浮雕和绘画中使用平直简练的线条刻画事物，几乎将形象简化为一种作为生命载体的符号；画面色彩朴素，在褐、白、黄、红的基调中稍加蓝、绿；在表现人物时，恪守固定的造型比例，在外劳作的男子肤色多为棕红色，操持内务的女子肤色则为淡黄或淡红色，人物面部极少表情，姿态端庄呆板，排列符合节奏。东方绘画艺术不仅是造型，更追求形象的内在意味，突出形象的蕴含。不仅要求艺术家选择好恰当的物质材料，运用相应的艺术技巧在特定的时空中创造出集中而概括的视觉艺术形象，而且要求在“形似”的基础上，做到“神似”，形神兼备，赋予造型以丰富的艺术内涵，显示内在美的本质特征。

而且，欣赏优秀的绘画作品本身也是一个愉悦心情的过程。不同风格的绘画作品给人不同的感受，或气势磅礴、或温婉细腻、或神秘狰狞，观众的情绪常常会受到作品的感染，为之喜悦、振奋或感动。沉浸在艺术的氛围里，人们的心境会随之平和，在得到审美愉悦的同时，脏腑气血也处于平衡状态，排除了一切负面的情绪，为身体注入了健康的因子。所以，无论是挥毫作画还是欣赏绘画作品，都可有效地延缓身体的衰老，使之健康长寿。

三、抒情的东方乐舞

舞蹈是一种高尚的艺术活动，它以美的动作、美的造型、美的线条、美的旋律组成美的视觉形象，使人们得到美的享受、满足人们对美的追求、陶冶人们的艺术情趣、激发人们对生活的热爱。

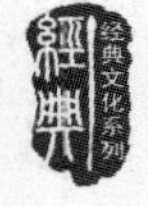

埃及是东方舞的发源地，具有特殊的舞蹈韵律。它的胯部扭动技巧既表现出女性的妩媚又表现了女性的健美，在亚、非、欧三大洲舞坛被普遍效仿。阿拉伯文化圈的土耳其舞蹈，以高原民族风格为主，融合了西方舞特点，形成了自己民族的韵味。女性舞蹈注重上脚步和腰部的动作，“抖胯”是其突出特点。由于扭动胯部还要牵扯到腹部，所以又称为“肚皮舞”。印度尼西亚的巴厘舞，是被誉为“东方希腊”的巴厘岛的传统舞。其追求曲线美，讲究“三道弯”，即身体各个部分：躯干、胳膊、腿、头、眼、手等需要沿着弧线成S形路线动作，腰肢、脚步、眼神的“波拉”律动都是一种曲线造型或沿“8”字波动的语汇，是全身运动的最好形式。此外，印度舞蹈、斯里兰卡的康提舞等都是传统的、具有代表性的东方舞蹈。

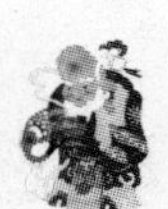

跳舞不仅可以给人带来舞动的乐趣，还是健身塑形的有力工具。不同的人群，练习不同的舞蹈，均可收获不小的利益。对于长期久坐的上班族而言，肚皮舞可以特别针对腰腹部分进行彻底运动，取代花费大番力气的全身运动，自然是不二之选。练习肚皮舞动作，不仅没有传统、枯燥、乏味的单调训练动作，更添一种对异国情调的崭新体验；迥然全异的中东舞蹈动作元素，让男人更具雄性美，也让女人更加增添性感迷人的独特韵味。而且，它也像一种身体与心灵的对话，练习得愈多，体会得愈多。你会发现它教你生活的态度、教你懂得爱自己、教你用肢体语言来表达及抒发情绪。肚皮舞可以说是一种由内而外、生理与心理兼顾的正面能量。当然，雕塑腰腹不仅仅能让腰围变小，避免穿裤子硬撑或是坐着就要挺一个肚子般的窘态与不适；还可以顺畅肠子蠕动，提高新陈代谢，消除便秘；同时可怡情养性，以增加自己的自信心。

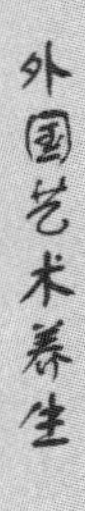

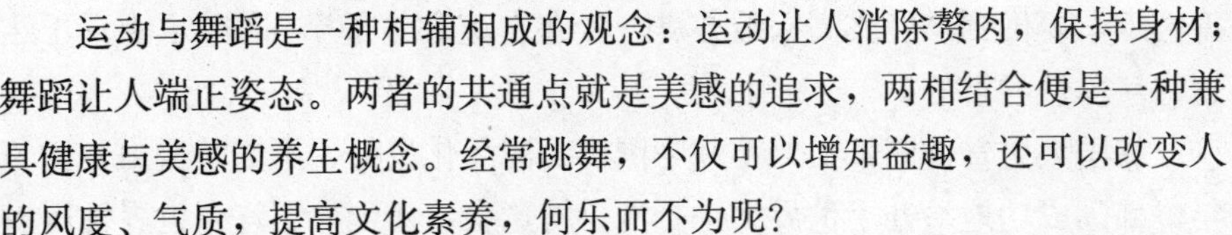

运动与舞蹈是一种相辅相成的观念：运动让人消除赘肉，保持身材；舞蹈让人端正姿态。两者的共通点就是美感的追求，两相结合便是一种兼具健康与美感的养生概念。经常跳舞，不仅可以增知益趣，还可以改变人的风度、气质，提高文化素养，何乐而不为呢？

跳舞自然好处多多，但也要适度进行，根据自身情况有选择地练习，万不可盲目，以免适得其反。那么，我们在具体实践中应该注意些什么呢？

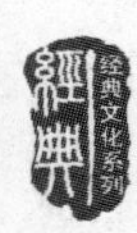

患有严重高血压病和不稳定型冠心病的患者不宜跳舞。他们经不起跳舞时的疲劳和情绪的波动，跳舞会加重病情，甚至发生中风和心肌梗死。患有糖尿病、胃下垂、癫痫及神经衰弱的人也不宜跳这种舞蹈。

一定要选择合适的舞蹈。舞蹈，在跳法上有快、慢、繁、简之分，在活动幅度上也大小不同，在时间上有长有短，可根据自己的身体实际情况来选择。

长期跳迪斯科、霹雳舞，接触剧烈、高亢的立体音响，会使人体受到危害，引发神经性耳聋。而老年人宜多跳一些柔美、流畅、轻松、节奏稍缓的舞蹈，少跳或不跳动作剧烈、具有强烈刺激的舞蹈，而且跳舞时间不宜过长，动作不宜过大，体力消耗不宜过多。

四、棋艺之中养精神

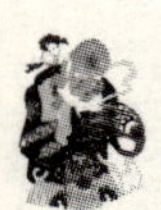

棋类是被众多人喜爱的一种娱乐活动，也是一种斗智的艺术。日本人喜好围棋，水平也较高。除了国家正规的围棋比赛以外，很多日本老人以此作为业余爱好充实晚年的精神生活。下棋时，两人相坐对弈，神经系统处于高度紧张状态，大脑对于各种营养物质的消耗不亚于其他体育项目。一盘棋的艺术表现需要严谨的构思，每一步都要深思熟虑、绞尽脑汁，方能取胜。稍一疏忽，棋错一着，满盘皆输。故而，下棋可提高人的记忆力及思维能力。大脑是身体的主宰，指挥着身体各部位的活动。棋类运动能锻炼大脑，使它的工作能力增强，衰老减慢，有利于延年益寿。下棋还可调节心情：棋逢对手，全神贯注，能忘却一切忧思烦恼和疲劳，心中只有一盘棋，犹如气功的“意守丹田”。由于棋艺变化无穷，经常下棋可使人思维活跃，具有辩证能力，从而延缓大脑的衰老，提高神经系统的功能。但有一点值得注意：下棋时间不宜过久，不要废寝忘食，更不要把胜负看得过重，要做到“胜亦高兴败亦喜，贵在友谊和情趣”，这样才能真正达到修身养性的目的。

韩国大力宣传围棋文化，并为围棋的国际化进行了不懈的努力。1997年，韩国成功地举办了世界第一个围棋博览会，还创办了许多世界性围棋赛，建立了世界第一个大学围棋系、围棋博物馆筹备组等。据有关部门统计：韩国有1400多万围棋人口。如果没有这样的社会基础，韩国围棋不可能在这么短的时间内称霸世界。

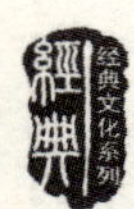

正所谓无规矩不成方圆，下棋也有着严格的竞赛规则。双方在同等条件下进行竞技比赛，能促使自己的智力、技巧、体力、耐力逐渐提高，对身心健康极为有利。围棋是一种竞技，也是一门艺术，在激烈的博弈中，人们的身心能得到锻炼，不愧为独特的、充满智慧的养生方式。

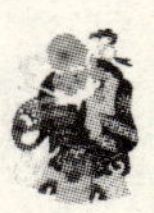

第十章

外国养生故事

第一节 星光灿烂——世界名人养生故事

一、非凡与恒久的生命交响

在这个世界上，无论名人还是普通人，对生命的期冀是一样的，都渴望生命的长度最大限度地得到延伸，但他们之间本质的不同是，二者为社会创造的价值大不相同，一般人虽能尽享天年，却平凡一生、默默无闻。但对名人来说，他们的存在对整个人类和世界都产生着巨大的影响，因为他们的才智推动着人类社会的进步和发展，这些人的长寿不仅对个人，而且对社会来说都有着极其巨大的价值。

叔本华说："一个天才活着的时候，人们无法估价他的伟大；待到一个世纪后，世界就会承认他的伟大；渴望他能够回来。"可是，不管多么伟大的人物、多么杰出的天才、多么"渴望他能够回来"，他也永远回不来了。一旦死去，他的伟大才智即刻灰飞烟灭、烟消云散。这是对天才早逝的沉重叹息。因此，名人长寿的价值已经远远超出了个人的范畴，而更多地赋予了社会的意义，因为长寿的英才智者为创造人类做出的贡献比一般人更加卓越，他们在灿烂的一生中，奏响了非凡与恒久的生命交响。

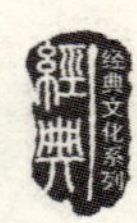

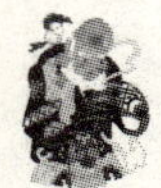

其实在世界众多名人当中，也不乏长寿的人选。如萧伯纳、罗素、萨马兰奇等等，他们除了自身拥有的先天素质以外，也各有一套养生经。如：18世纪德国哲学家康德虽然体质差，却活了80多岁。他的健身方法是使头、脚、胸保持冰凉状态，用冰水洗脚。少睡觉，只在夜间睡觉，要睡的短而酣。多活动，自己照料自己，坚持散步。

名人的养生之道虽然值得我们去借鉴，但每个人都有使自己成为健康人的方法，只要这种方法无害，就不要违背它，就是一种好的养生方法。不要刻意继承、利用别人的方法，要知道最有效的方法就是适合自己的方法。还是那句话，别人的永远不会是自己的，但是自己的将会有可能成为别人的。不要总是处于模仿的初级阶段，生命是掌握在自己手中的，认真观察生活，观察自己，找出一款独一无二的养生秘籍，在拓展生命宽度的同时，延长生命的长度。

二、各国首脑的健身爱好

近年来，像德国前总理科尔一类大腹便便的首脑已很少充斥人们的视线。国家首脑级人物在保证政治工作完成的同时，更多地注意到运动健身和均衡膳食，其对健康与健美的追求丝毫不亚于我们普通人。下面我们就来介绍几位代表性人物。

1. 帆船能手普密蓬

泰国国王普密蓬多才多艺，在音乐、绘画、体育上均有所长。体育方面，除了积极提倡国民锻炼外，自己还身体力行。他酷爱赛车、帆船和羽毛球，驾驶帆船更是拿手好戏。他自己设计的两艘新型竞赛快艇曾在亚洲运动会上获得金质奖章。他还亲自制造过长达4米的游艇。1966年他驾驶帆船从泰国湾西岸驶向东岸，在风浪中拼搏航行了18个小时。在普密蓬的影响下，泰国民间丰富多彩的活动如斗牛、驯象、斗鱼、玩蛇等项目都得到了继承和发扬。

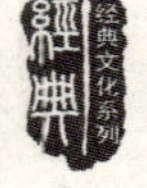

2. 足球健将布莱尔

英国首相布莱尔从中学时代开始就活跃在运动场上，是一个相当出色的校橄榄球队队员，还当过校板球队队长，以后又喜欢上了篮球和网球。每到周末，布莱尔夫妇就会带着4个孩子到位于伦敦郊外的一座16世纪的古堡，呼吸乡野的清新空气。兴致所至，他们一家就在这里同保镖们摆开架势，展开一场别开生面的家庭足球大赛。当他们踢得精疲力竭、满身大汗时，又一同跳进露天游泳池游个痛快。他说：“我现在的身材跟大学刚毕业时一样标准。”

布莱尔现在还定期游泳、打网球、上健身房。有一年他与美国总统布什在美国大卫营举行记者会之前仍不忘到健身房运动。

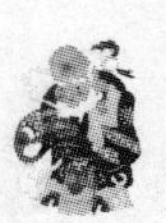

3. 跑步楷模布什

布什总统固定在健身房利用健身器材及跑步机强身，还进行坐姿推举、扩胸与扩背运动。因工作繁忙时间甚少，他经常利用一切可以利用起来的空隙跑步，哪怕只有一点点时间。在访问墨西哥途中，他就在空军一号会议室里的一台跑步机上跑了起来。可以说，布什是走到哪里就跑到哪里，他跑步的身影在美国许多地方出现过。在克劳福德农场上度暑假时，他甚至成立了一个所谓的“100 度俱乐部”，也就是自己身边的保镖中有哪些人能够坚持在 100 华氏度的炎热天气下每天跟随他去跑步。迄今为止，他的个人跑步最好成绩是 6 分钟 45 秒跑完 1 英里，这是有一年的感恩节他在戴维营创造的。据悉，布什的周锻炼日程表是：每周跑步四到五天，举重至少两次。其中周四进行长跑；周日一般进行快跑训练；其他时间进行慢跑和器械练习。

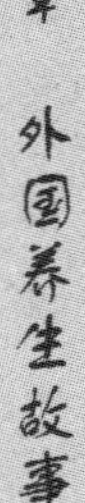

4. 篮球迷卡斯特罗

古巴领导人卡斯特罗一生酷爱体育运动，最着迷的是篮球。在大学时代，他不但白天不停地练习投篮，还说服学校管理人员晚上打开篮球场的灯让他一个人练。对他来说，在众人面前表演球技就像发表演说一样自如。即使后来成了一国之尊，他也常即兴冲进在街上玩篮球的孩子们中间露一手。他还是一个钓鱼迷，曾创下不到 4 小时就钓鱼 184 公斤的纪录。他还常戴上氧气面罩潜到 18 米的海底。卡斯特罗年轻时对棒球运动的热爱也近乎疯狂。他对锻炼身体有独到的见解，说：“我锻炼身体和练习潜水，是因为人们对我要求很严……只有进行身体锻炼，血液才可以流到每一个脑细胞，从而更好地为革命工作。”

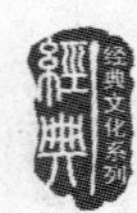

5. 健身舞者吴作栋

新加坡总理吴作栋身高 1.8 米，在各国领导人中算得上是一个“高人”。他鼓励全体新加坡人把体育锻炼当成与刷牙和看电视一样的生活习惯。几年前，他曾在新加坡“健康生活方式日”带领数万国民共跳健身舞。他还喜欢打网球和高尔夫球，认为流汗能够使自己保持“最佳健康状态”。

6. 柔道高手普京

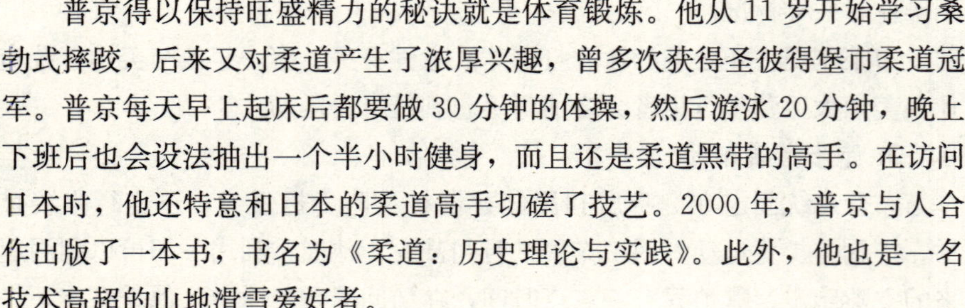

普京得以保持旺盛精力的秘诀就是体育锻炼。他从 11 岁开始学习桑勃式摔跤，后来又对柔道产生了浓厚兴趣，曾多次获得圣彼得堡市柔道冠军。普京每天早上起床后都要做 30 分钟的体操，然后游泳 20 分钟，晚上下班后也会设法抽出一个半小时健身，而且还是柔道黑带的高手。在访问日本时，他还特意和日本的柔道高手切磋了技艺。2000 年，普京与人合作出版了一本书，书名为《柔道：历史理论与实践》。此外，他也是一名技术高超的山地滑雪爱好者。

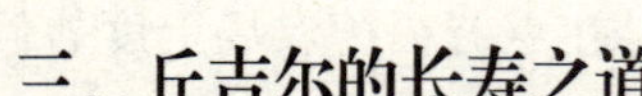

三、丘吉尔的长寿之道

丘吉尔是英国前首相、世界著名的政治家。他身材矮小、肥胖，是医生公认的易发心血管病的体形。他一生经历了战争、和平颠覆交替的动荡时期，身肩国家的重任，日理万机、操劳不已，但艰难而又漫长的岁月没有消损他的生命之树，反而造就了他健康长寿的体魄。他活到了 91 岁的高龄，是第二次世界大战各国领袖中最后一位离开这个世界的。剖析丘吉尔的长寿之谜，无外乎四条原因：

1. 坚忍不拔、胸怀宽阔。丘吉尔曾几次竞选首相失败，但他毫不气馁、屡战屡败、屡败屡战，仍然像“一头雄狮”般顽强执着，最后取得了成功。坚定的信念促使他一步步走向胜利的彼岸。且他对任何人都怀有一颗宽容的心，能够谅解他人的过失，包括那些曾强烈反对过他的人，如此宽阔的胸怀使他摆脱了人际上的许多烦恼和压力。

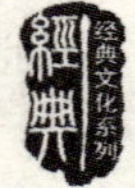

2. 开朗乐观、诙谐幽默。丘吉尔被英国人称为“快乐的首相”。不论在公开场合，还是与家人在一起，他的谈话都充满幽默感。当有人询问他的长寿之道时，他幽默地说：“凡是可以坐下的地方，我从不站着，而凡是可以躺下，那我就决不坐着。”甚至在生命垂危之时，他也没忘记幽默。当时有人问他怕死不？他诙谐地说：“当酒吧间关门的时候，我就要走了，再见吧，朋友。”

3. 劳逸结合、兴趣广泛。第二次世界大战最激烈的日日夜夜，丘吉尔不停地奔忙，没有足够的睡眠时间。他每天乘汽车穿梭于政府各部门之间，要在车上度过三四个小时，于是就抓住在车上的空隙小睡一会儿。更有意思的是：当德国法西斯的飞机对伦敦狂轰滥炸时，有人却发现他正在地下室里织毛衣呢！另外，他的兴趣相当广泛，音乐、美术、文学、军事、政治等无所不通。在绘画上他造诣很深，在文学上曾获诺贝尔奖。如此广泛的爱好陶冶了他的高尚情操和博大的胸怀，构筑了他无比强大的精神世界。

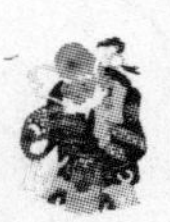

4. 饮食合理、酷爱运动。丘吉尔喜欢吃新鲜蔬菜，酒、肉从不过量。合理的饮食保护了他的心脏血管，防止了机体的衰老。多年来他一直保持着运动的习惯，从青少年时代起就酷爱体育运动，骑马、开车、击剑样样精通，还是个游泳健将，并喜欢风浴、水浴、日光浴。40 岁时，丘吉尔开始偷着学开飞机，最后竟然成为一名合格的飞行员，把银鹰开上了蓝天……长期坚持锻炼给了他一副强健的身体，使他在风云变幻的世界政治舞台上所向披靡、游刃有余，成为一名声名显赫的政治家，也成为一名笑对人生的长寿者。

四、运动是雨果长寿的秘密武器

雨果被誉为 19 世纪法国浪漫主义最杰出的代表。他一生经历了漫长而动荡的历史时期，他的诗和小说丰富多彩、雄浑有力。

但是鲜为人知的是：雨果是个身体多病的作家，曾经和死神擦肩而过，但由于他乐观的心态和得法的养生之道，最终赢得了长寿的桂冠。雨果才华横溢，20 岁开始发表作品，29 岁就创作了长篇小说《巴黎圣母院》，轰动了法国文坛，以后又创作了一系列的戏剧、诗歌、小说。可是，正当他激情奔放的时候，心脏病恶性发作了，这时他正好 40 岁。看见雨果发青的脸，沉重的喘息，人们万分惋惜地说："唉，这颗巨星将要陨落了。"可是雨果对自己的病情既不恐惧也不悲观，积极配合医生的治疗，进行体育锻炼。开始时每天清晨他在湖边散步、做操，等到体力增强了以后他又开始跑步、游泳、爬山……就这样，奇迹终于出现了。雨果的心脏病得到了控制，他又获得了充沛的精力，重新拿起笔，投入到忘我的创作中去。这期间他虽然因反对路易. 波拿巴而被迫流亡国外，但仍不忘锻炼身体。他曾说："人在逆境里要比在顺境里更能坚强不屈，遭厄运时比交好运时更容易锻炼身心。"当他六十岁时又创作了《悲惨世界》这部世界文学名著。后来仍然创作不懈，写出了大量的作品。80 岁那年，还写了

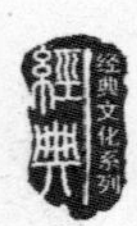

一部戏剧《笃尔克玛》。雨果在82岁高龄时说：“什么也不做，这就是老年人的灾难。”

大文豪的长寿秘诀其实很简单，就是面对疾病和困境的时候，时刻保持着乐观的心态，有战胜疾病和一切困难的信心和勇气，并讲究科学的养生方法。无论是谁、身处怎样的境遇，只要拥有这几样法宝，就能将生命的命脉掌握在自己的手中，焕发生命的异彩。

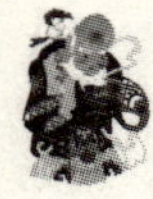

五、巴甫洛夫的长寿妙招

巴甫洛夫是前苏联伟大的生理学家，创立了著名的“条件反射”学说，成为世界上第一个获得诺贝尔生理学奖的人。他的高级神经活动学说，至今对医学、心理学、哲学等领域的研究工作仍有着重要的指导意义。巴甫洛夫生于1849年9月14日，逝世于1936年2月27日，其中有60多年是在实验室中从事各种紧张的科学实验活动，期间还经历了俄国十月革命。他能在如此恶劣的生活环境下获取卓绝的成就与贡献，享有87岁的高寿，究竟有哪些长寿妙招呢？

巴甫洛夫小时候就是个闲不住的人，经常与小伙伴们做游戏，互相追逐，跑得浑身是汗。平时，他常在菜园或果园里帮助父亲干活，帮助母亲洗碗碟，给弟弟洗澡。稍大些后，他还学过木匠、铁匠。在他86岁高龄时，仍爱好劳动，如在花园里扫地、种花、挖土、施肥、浇水、捉虫。他曾愉快地说：“劳动后，虽然肌肉会感到疲劳和酸痛，但这会给人增添精神上爽快的健康感觉。”他还说：“在大地上劳动，使我终生保持精力充沛，我想，这是我长寿的主要基础。”

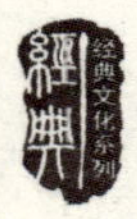

巴甫洛夫在青年时代就喜爱体育运动，并坚持了很多年，他曾被选为体操爱好者和自行车旅游医师协会的主席。每周四都去练体操，并把这一天戏称为“肌肉兴奋日”。据他的一位学生回忆：“这一天，这位世界上最有名的生理学家身穿白色衬衣，系着黑色‘蝴蝶’领结，兴致勃勃、情绪激昂地在双杠、吊环和其他器械上翻飞腾挪……”巴甫洛夫还爱好游泳、划船、滑雪、跑步、玩击木游戏，直到老年，兴趣犹浓。他经常对人说：“如果不锻炼身体，大脑就不能很好地工作。科学需要我们具有强烈的热情并要付出繁重的劳动，没有一个健壮的身体怎么能行呢？”70岁时，他还骑自行车进行几十公里路的旅行。70岁以后，他主要锻炼快步走。80

岁后还时常进行负重锻炼，即肩上背着包裹长时间散步。长年不断的体育锻炼，使他身体强壮，冬天根本不用穿皮裤，更不用围围巾。8旬高龄还以充沛的精力著书立说，从事科研工作，直至临终前6天，他还在制定年度工作计划。

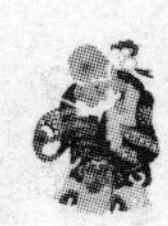

巴甫洛夫很注意饮食的合理与营养，他平时常吃多种蔬菜，诸如土豆、大葱、甜菜、西红柿、洋白菜等。在肉食上，他吃瘦牛肉、烤雏鸡、清蒸多种活鱼。大麦粥、黑面包、牛奶为他每天必食之物，并按时定量进餐。此外，他从不抽烟、喝酒。

巴甫洛夫生活工作井然有序，通常清晨7时左右便起床，然后做早操，8时进早餐，9时便进实验室开始他的科研工作。12时左右进午餐，饭后休息片刻，闭目养神，下午1时半左右又开始工作。晚6时进餐，然后休息并从事体育活动或劳动。睡前翻阅报刊、信件等，10时半左右就寝。他遵循着这样一套严格的作息时间，并恪守了近50年，因此他极少有失眠或食欲不振现象，从而保证了充沛的精力。有过这样一件趣事：一次，实验室里的10多名同事正为谁的手表时间准确进行争辩，后来一位同事说："大家不必争了，我有个办法，巴甫洛夫教授登上实验室门槛的时刻，便是下午1点50分。"话音刚落，巴甫洛夫便走进实验室，大家赶快一齐对表，后来经过报时台验证，果然准确。大家都说，巴甫洛夫教授的生活规律如同钟表一样准确。

当有人向巴甫洛夫问起长寿秘诀时，他回答说："一是节制烟酒，因抽烟喝酒会损伤人们的内脏；二是生活有规律；三是多劳动多锻炼。"最后，他还留下一句名言："一切顽固的忧郁和焦虑，足以给各种疾病大开方便之门。"

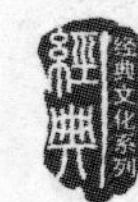

第二节　奕奕神采——外国老寿星的养生魔法

一、创造人类生命的奇迹

翻阅人类长寿的秘笈，外国耄耋老人的长寿真谛总是能给人耳目一新的感觉，他们总能在平凡的生活中创造出很多令人意想不到的生命奇迹。

印度浦那一位101岁的梵语教授德奥达尔说："人是大自然的产物，因此新鲜的空气，适当的锻炼，足够的水果和蔬菜，就是我不可分割的一部分。""天地合一，一切都是一体的，都在手足亲情的包容之中"。

瑞典的博尔斯塔有一位91岁的老人霍格隆德说："人生在世，诚实与和谐应是我们时刻牢记的信条。"

身居玻利维亚海拔3000米高的喀喀湖畔的92岁农妇胡安那·马马尼的健康长寿之道，是："不要懒惰！不要说谎！不要偷盗！"

印度洋的桑给巴尔岛一位94岁的渔翁奥马里，望着一望无际的大海，对人说："一切都在变，我们也要跟着变！"

德克萨斯州一位98岁的农民泽曼诺娃说："知足者常乐。"并且"无论家里发生了什么事情，只要能够宽容，你就会感到高兴。"

澳大利亚詹伯鲁一位93岁的山民雷·佩奇，她的生活真谛是："必须尽可能地活跃，这样才能精神愉快。"

不少外国老人在传统的保健基础上，又开发了许多娱乐性的养生方法，为我们拓宽了养生思路。

法国老人骑驴子：法国马赛等城市的宠物商店出售或出租驴子，而骑驴者大多是去乡下郊游的老人。他们说："驴子生性老实、脾气温和、步速慢，对老年人很合适！"

美国老人泡"浮箱"："浮箱"是以玻璃钢为原料制成的，内注入一定浓度的盐水和天然芳香剂。当老年人裸身浸入"浮箱"后，即处于半浮半沉的状态。箱内关闭后，水温渐渐升高，香味愈来愈浓，健身者随即进入高质量的深度睡眠。"浮箱"有降低血压、软化血管、减少中风和心脏病发作之效，同时还能防治多种皮肤病。

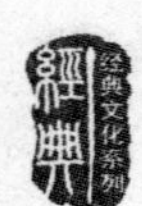

巴西老人学爬行：自从巴西老年病治疗专家创办了"爬行俱乐部"以来，在老人中掀起了一股"爬行热"。那些身患心血管疾病、痔疮、消化功能紊乱等症的老人纷纷在家中地板上学起了爬行，爬行运动不仅可以预防缓解20余种老年病，而且不易受伤。

英国老人赤足跑：在英国，老人们最时兴的新潮健身活动首推赤足跑。赤足跑一般在户外进行，场地为草坪、自行车道或路面光滑的乡间小路。

外国一位医学专家经过数十年的研究：告诫中老年人想"返老还童"，

延年益寿务必动用以下这几招，可以达到立竿见影的效果。

保——保持大脑的活力。中老年人要多用脑，坚持读书看报，绘画下棋，培养各方面的兴趣爱好。一个经常用脑的 65 岁老人，其脑力并不比不爱动脑的 35 岁的青年人差。

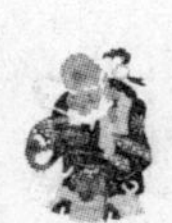

活——活动手指。经常活动手指，做两手交替运动及转动健身球，可以刺激大脑两半球，达到健脑益智、延缓大脑衰老的功效。

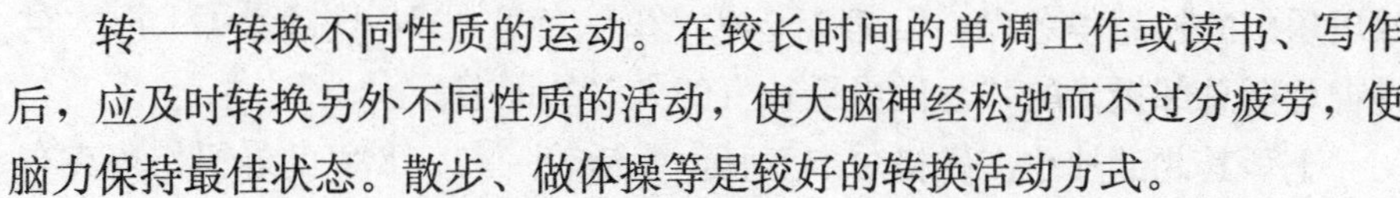

转——转换不同性质的运动。在较长时间的单调工作或读书、写作后，应及时转换另外不同性质的活动，使大脑神经松弛而不过分疲劳，使脑力保持最佳状态。散步、做体操等是较好的转换活动方式。

参——参加社会活动和体育活动。结交年轻朋友，以接受青春活力的感染，使自己经常保持愉快的情绪，脱离孤僻的生活环境。积极有趣的体育活动，可消除疲劳、增强体质、使身体更健康。

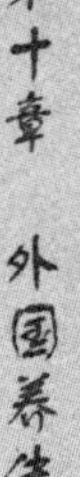

睡——保证睡眠充足及质量。中老年人要学会有规律地生活，合理安排作息时间，保证一天有 8 小时（老年人 10 小时左右）的睡眠时间。

调——调节饮食。做到粗细混杂、荤素搭配、兼收并蓄，多吃维生素和矿物质丰富的红枣、牛奶、豆浆、蛋黄、桑葚、芥菜、芝麻、胡桃仁、百合、猪脑、猪心、木耳以及大部分蔬菜水果；少吃些动物脂肪和含糖类食物。

听——听优美动听的歌曲。优美的旋律可调节中枢神经系统的功能，使人有一种心旷神怡的欢乐感觉。

二、挑战吉尼斯记录的寿星

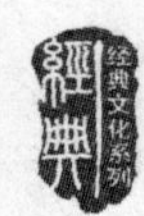

“吉尼斯”原是一家啤酒厂的名字，“吉尼斯世界记录”的产生出于一次偶然争论。一天，酿造厂经理比佛在打猎时，突然看见一只从未见过的飞鸟。大家便开始议论这种鸟是不是欧洲飞得最快的鸟。但找不到文字记载，最后只好不了了之。不过，比佛没有放弃。1954 年 9 月 12 日，他与孪生兄弟成立了一个专门收集世界之最的机构，取名为吉尼斯公司，并马上开始了编写工作。1955 年 8 月 7 日，第一本《吉尼斯世界记录大全》正式出版。现在人类对挑战极限的狂热成就了无数的世界纪录，种类层出不穷，其中世界各国的寿星也在跃跃欲试地在刷新着长寿年龄的世界纪录。

在吉尼斯世界记录榜上有名的长寿老人很多。如：美国人法里鲁斯，2002 年 3 月 18 日去世，享年 115 岁。112 岁的意大利人安东尼奥托德是最长寿的男人，他于 2002 年 1 月 3 日晚上在意大利的撒丁岛去世。法国的寿星是 115 岁的玛丽布雷蒙，她于 2001 年 6 月 6 日去世。日本的长寿冠军是北乡门真，2003 年迎来了 116 岁的生日。有一对长寿双胞胎，人们称她俩叫金婆、银婆，去年去世，活了 108 岁。中国的一位长寿老人，四川乐山的杜品华老人，年满 116 岁，2002 年 6 月 18 日接受了上海大世界吉尼斯总部授予的“全世界最长寿的人”的证书。

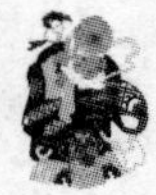

土耳其北部杜兹杰省格尔卡亚县，生活着一名 118 岁的老奶奶玛克布蕾·阿依登。她虽然年事已高，但生活自理能力依然很强。

玛克布蕾老奶奶的身份证显示她出生于伊斯兰教太阳历 1303 年，即公元 1887 年，也就是说老奶奶今年已经是 118 岁高龄了。玛克布蕾老奶奶孤身一人，日常起居并不需要别人的照顾。在她的饮食中从来不断酸奶、黄油、蜂蜜和牛奶，另外坚持劳动也让她受益匪浅。

土耳其一名 122 岁的女寿星，日前向吉尼斯申请成为世界上仍健在的最长寿的女性。这名土耳其妇女名叫舍海尔·布卢特，生于 1884 年，目前生活在土耳其东南部的比特利斯省。由于布卢特已经非常老迈，她的申请由比特利斯省省长代为递交。设在土耳其办事处的吉尼斯负责人库拉尔介绍说：“布卢特共生育了 8 个子女，有 250 个孙辈和重孙辈后代。”库拉尔已经将布卢特的申请上报吉尼斯总部，目前正在等待答复。

现年 117 岁的厄瓜多尔妇女玛丽亚·埃丝特·卡波维拉是目前被吉尼斯纪录确认的仍健在的世界上最长寿的女寿星。

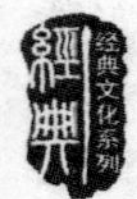

三、塞尔维亚老寿星谈养生

中欧的塞尔维亚在贯穿于欧洲的多瑙河的中间位置，多瑙河流经十个欧洲国家，将西欧和东南欧的经济和文化紧密联系在一起。多瑙河在塞尔维亚境内的无数支流和湖泊，编织了无比秀丽的风景，许多绵延起伏的山峦和接近森林的地带，使那里的气候宜人，环境没有污染。

据说塞尔维亚卡梅什尼查村有一个村民叫阿夫多维奇，今年已有 110 岁，目前身体还很健康。当记者见到这位快乐的老寿星时，发现站在眼前的阿夫多维奇眼不花、耳不聋。他乐呵呵地说："我虽然已活了110岁，但是总觉得还不到离开人世的年龄，肯定还能活许多年。"老人谈话思路清晰、谈吐自如、富有哲理。（Q——记者问题，A——老人答语）

Q：您这么大年纪，平时还活动吗？

A：当然活动，因为我懂得，活动是身体强壮的基础。为了保重身体，我特别注意活动，几乎天天散步，经常找左邻右舍一起喝咖啡、聊天。夏天，我帮助儿子割草，还干其他农活呢！

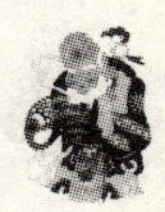

Q：您的长寿秘诀是什么？

A：我不知道什么是长寿秘诀，您想问什么问题尽管问。我乐意回答。

Q：您平时吃啥、喝啥？

A：我一生总是粗茶淡饭，饮食方面从来不挑肥拣瘦。但是，我多年一直坚持喝山羊奶、吃大麦面包。

Q：您遇到烦心事怎么办呢？

A：我生活中经常遇到烦心的事，但是我从不怨天尤人，而是找人谈话诉说或独自散步思考，找出解决办法，尽快摆脱烦躁状态，从来没有陷入不良情绪。

Q：您这么大年纪，身体这样硬朗，平时一定很重视保养身体吧？

A：是的。我一直特别重视保养身体，注意劳逸结合。我一生干活很多，但是任何时候我都注意适当休息。多年来，我每天都午睡一会儿，并且右侧卧睡，这样可使心脏得到休息。我在午睡前还坚持喝一杯山羊奶或牛奶。这些都能保养身体。

Q：您现在觉得生活怎样？

A：我现在感到生活幸福美好！现在城里一些人只是由于没有豪华汽车就感到苦恼，就认为生活不如意。这毫无益处。我觉得我在卡梅什尼查村生活十分美好，因为这里有绿树鲜花和新鲜空气，而且我还有6个十分孝顺的儿女。

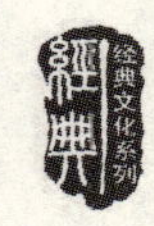

简单的问题，简单的回答，确使我们从中体味出了诸多的不简单。长寿是我们追求的共同主题，老人的话使大家受到很大的启发，劳逸结合、心情愉悦、懂得满足、享受生活的美好幸福，这就是长寿的最好秘方。生活中的点点积累，才有可能铸造生命坚固的堡垒。

四、瑞典孪生姐妹同庆百岁生日

瑞典最老的双胞胎西丽·英瓦松和贡希尔德·耶尔斯泰德特姐妹俩，28 日度过了她们的 100 岁生日。这天，5 名记者拿着照相机在她们位于斯德哥尔摩的公寓里挤来挤去，不断按动快门，这让手捧生日蛋糕和两束鲜花的两位老寿星有点茫然不知所措，因为她们活了 100 年还从来没有见过这样的阵势。

媒体的特别关注使得两姐妹很难理解，妹妹耶尔斯泰德特快人快语，她在记者拍照时发问：“为什么需要 5 个人拍照，难道一个人拍照不足以使我们的形象留在底片上?”英瓦松则称，100 岁的生日“用不着这么大动干戈”，她觉得 100 岁生日和 99 岁生日没有多大区别。

英瓦松和耶尔斯泰德特姐妹俩身体非常健康，每天仍自己动手做家务。由于经常有人问她们关于长寿的秘诀，现在她们对这类问题已经厌倦了。她们只是重复同一个回答：真的并没有什么长寿秘诀。“我们喜欢开玩笑说我们长寿是因为我们曾经只以萝卜为食”，耶尔斯泰德特说：“一战期间，萝卜就是我们的全部食物。”即便是现在，姐妹二人的饮食也很普通。不过，平常的饮食却一点都不影响她们的身体健康。两姐妹除了生孩子之外（每人只生了一个孩子，英瓦松的儿子斯迪格·英瓦松以及耶尔斯泰德的一个女儿），很少住院。

在瑞典，老年人可以获得免费家政服务，但是这对老姐妹坚持自己到商店买东西、打扫卫生、做饭和洗衣服。

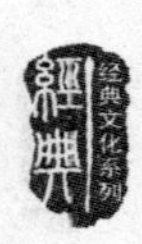

两位老人的丈夫早已去世，这对孪生姐妹住在同一幢公寓已经 50 多年了，她们的孩子也不跟她们一起生活。英瓦松住在二楼，而耶尔斯泰德特住在三楼。她们所住的公寓没有电梯，但是她们每天上下楼毫不费力。62 岁的斯迪格是一个钟表匠，现在定居在美国的波士顿，他说：“这姐妹俩爱活动的生活方式也许就是她们长寿的原因。”

第十一章

外国长寿文化习俗

第一节 奇风异俗——西方长寿文化习俗

一、分享快乐的西方寿诞

大多数西方人过生日都是在蛋糕上插蜡烛，然后与祝寿者同食蛋糕，除了这众所周知的习俗外，不同地域的人们也有着各自不同的方式。

英国，送茶祝寿。用茶叶祝寿源于中国，不仅有享尽天年的祝愿，而且还因为饮茶确实能防病养生，对长寿有一定的作用。在闽南和台湾等地方，给亲戚朋友祝寿送礼时必须有两包茶叶。这一习俗传到了国外，被英国人接受并流传起来。相传：在十八世纪初，英国皇家贵族向女皇祝寿，就必须用中国安徽的祁门茶做礼品。

西班牙：设宴过“命名日”。西班牙国王胡安·卡洛斯一世命名日（国王命名日）——6月24日

荷兰：挂在绳子上的生日礼物。荷兰的孩子们过生日，不仅得到礼物，也把礼物分给别人。

俄国：吃生日馅饼。很多俄国儿童都会收到生日馅饼而不是生日蛋糕。馅饼的壳上刻着生日祝福。

丹麦：挂旗。窗户外面飘着一面旗帜表明住在此屋的某人在过生日。

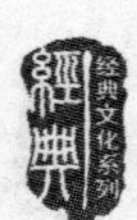

孩子们还在睡梦中时礼物就摆满了他们的床头，所以一睁开眼就能看到。

美国：盛大的生日宴会。美国人在每次过生日时，不仅庆祝年龄又大了一岁，而且也庆祝又一年过去了。因此，蜡烛既是生命和死亡的象征，也是希望和恐惧的象征。当过生日的人对着蜡烛许愿时，他/她是在祈求神的庇护以便能够交好运。当过生日的人吹熄蜡烛时，他/她则是在希望自己能掌握即将降临到自己身上的任何事情.

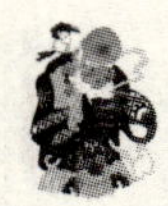

新西兰：生日派对。新西兰人喜欢款待亲朋好友，你也会被邀请在朋友的家里共同用餐，在夏天通常是以烧烤方式用餐。大部份客人也需献上一道菜式：如沙律或者一些肉（牛排或香肠），并且自备啤酒或酒。主人如果盼望客人带一道菜来时，通常在邀请的同时会告知客人需带那款菜式。

晚宴通常较为正式，围坐在餐桌用餐，由主人准备食谱，而主人宴请客人在餐厅用餐则较不普遍，除非是商业应酬，或者是婚宴。如果被邀约在餐厅一起用餐，通常是各付各的费用。参加晚宴时最好能带一瓶酒或简单的礼物给主人，如果你对酒的类别不清楚，可以直接问卖酒的人。

墨西哥：半夜祝寿。在墨西哥，生日那天要尽可能早地致以祝贺，以图吉利。过生日的人常常在半夜被祝寿的朋友叫醒。

二、祝父母健康长寿的父亲节和母亲节

父亲节、母亲节已不再是西方人的节日。因为它有独特的意义，中国也已将其引进。虽然说孝敬父母是理所应当的，但是节日这一天，我们可以将对父母的爱无尽地扩大。

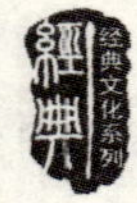

母亲节起源于19世纪60年代的美国，是为感谢所有的母亲而特别设立的节日。第一个母亲节起始于1908年5月10日，在西方国家，以后每年5月的第二个星期天作为法定的“母亲节”。

在美国费城小城镇，人们彼此之间的关系十分不友好，经常打架。当时有一位叫贾维斯的女士希望能改变这种状况，于是她就开始了一个所谓“母亲友谊节”（Mother's Friendship Day）。在母亲友谊节这一天要去看望其他人的母亲，并劝她们能和好如初。她于1905年5月9日去世，其女安娜继承了她的事业并决心建立一个纪念母亲的节日。于是她开始给当时有影响的人写信，提出自己的建议。在她的努力下，Philadelphia 于

1908 年 5 月 10 日第一次庆祝了母亲节。

“母亲节”是英国的传统节日，它的由来不同于美国。在“四旬斋月”的第四个星期天，人们都要回到自己曾经接受“洗礼”时的教堂——“母亲教堂”去做礼拜。自然而然地，这也代表了回到家乡的意思。那时，年仅 10 岁的孩童外出打工是很平常的事，因此在那天回到家中跟家人团聚也就成了一种习俗。渐渐地，这一天变成了对母亲表示尊敬和爱戴的节日。

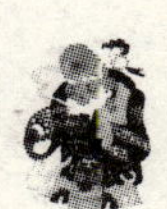

每逢母亲节，做儿女的会送给自己的母亲节日贺卡、鲜花以及母亲们喜欢的精美礼物等。同时，在这一天做父亲的会领着子女们包揽家务，以便让做母亲的有个休息的机会。

在美国，“父亲节”的建立略比“母亲节”晚些，是在“母亲节”的推动下产生的。第一个父亲节起始于 1909 年 6 月第 3 个星期日，在西方国家，以后每年 6 月的第三个周日作为法定的“父亲节”。

1909 年，住在美国华盛顿州士波肯市的杜德夫人桑娜，当她参加完教会举办的母亲节主日崇拜之后，杜德夫人有很深的感触，她心里想：为什么这个世界没有一个纪念父亲的节日呢？于是她首次提出父亲节的想法。当时，她希望把自己的父亲威廉·斯·马特先生六月的生日作为特别的日子来庆祝，来向父亲表达敬意。1910 年 6 月 19 日，华盛顿斯波坎镇的人们庆祝了首个父亲节。大约在同一时期，美国许多村镇和城市也开始庆祝一个叫做父亲节的日子。直至 1924 年，美国总统科立芝支持父亲节成为全美国的节日。1966 年，美国总统詹森宣布当年 6 月第 3 个星期日，也就是斯·马特先生的生日月份为美国父亲节。1972 年，美国总统尼克松签署正式文件，将每年的六月第三个主日订为全美国的父亲节，并成为美国永久性的国定纪念日。

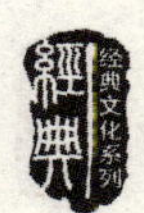

除了父亲节和母亲节以外，1978 年，当时的美国总统卡特签署了一项提案：将每年 9 月份美国劳动节后的第一个星期天，定为美国的“祖父祖母节”，这天全美各地都要举办敬老活动，实际上也成为美国的敬老节日。

三、长寿吉祥石——琥珀

琥珀，一种极具价值与灵气的植物，是古代松科植物的代表。如同枫树，松树的树脂埋藏在地下而又经久转化成化石样物质一样，是一种吉祥物的象征。

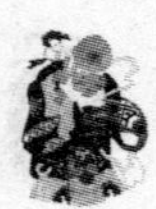

4000万年前，欧洲北部有大片森林。那时的气候温暖，尚无人类，树脂由今日松杉的祖先植物里淌下。那些原始森林没入水下，被泥士沉积物掩埋，树脂因此得以保存至今。后来许多北欧大片的地方变成了海底，这就是琥珀大多出产于波罗的海沿岸的原因。

自古以来，琥珀就是欧洲文化的一部分，除了有宝石的风采之外，琥珀的美更在于它的内涵是含蓄的、智慧的。琥珀象征着快乐与长寿，凡属狮子座，双鱼座及天蝎座的人，都适合佩带琥珀，因这些星座和琥珀是互相关联的。同时，琥珀也是十一月份的“生日石”．它与金、银、珍珠、珊瑚、车渠、琉璃一起被列为佛教七宝，并且是流传于北欧和意大利的爱情宝石。据说：男性可藉由它让逐渐冷淡的爱人回心转意，但因为红色透明的特色会破坏爱情，所以必须把它和三枝蔷薇一起燃烧，烧好后，可以在灰烬中发现金色水珠状石子，将它和女友的头发绑在一起，再大喊三声她的名字，这样就可以唤回女友的心。

关于琥珀，还有这样两个美丽的神话：

之一：海神波赛顿（Poseidon）最小的女儿人鱼公主，因叹息与王子的悲恋所流下来的眼泪凝固后，就成了半透明的琥珀．这也是人鱼的眼泪的传说．

之二：太阳神阿波罗之子帕耶特（Phaethon）从小看着父亲驾着太阳马车的英姿，十分向往。有一天，他终于开口要求父亲让他试试看，阿波罗勉强答应了。起初非常顺利，但因为帕耶特太得意忘形，技巧也尚未成熟，因此在快要到达最高点时，天马忽然失去控制，载着火热太阳的马车偏离了轨道，冲到地面造成了大灾害。全知全能的天神宙斯为了挽救一切，只好以雷击将马车和帕耶特一起打入水中。帕耶特的妹妹赫利阿得斯（Heliades）对他的不幸遭遇万分悲痛，不久就因受不住打击而变成了河堤两岸的白杨树。她们流下来悲伤的泪水凝固后，就成了半透明的琥珀，所以琥珀又有“太阳之石”的说法。

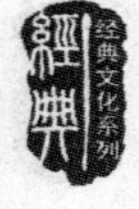

在古代欧洲，人们称为“北方之金”的琥珀多为贵族阶层拥有。18世纪末到19世纪初，琥珀又成为美国新贵的珍爱。当时的美国第一夫人玛丽·华盛顿所佩戴的琥珀项链至今仍展示于美国历史博物馆中，它温润如玉、璀璨胜金、晶莹似钻。琥珀具有非常强的可塑性，可以细碎纤弱、可以稳重典雅、亦可张扬前卫。它作为独特的、永恒的生命归宿更加意味深长。

全世界80％—90％的琥珀产于波罗地海沿岸的波兰、俄罗斯、立陶宛等国家，波罗地海琥珀颜色金黄透明、质地晶莹、品质好，适于作为首饰。另外，多米尼加、中国抚顺、缅甸等也有少量琥珀出产。

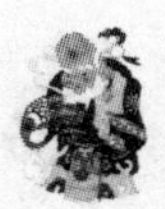

四、康寿之石——珍珠

珍珠是珠宝中历史悠久的珍贵品种。其晶莹闪烁、奇光异彩，古往今来就是人们公认的珍宝，被视为权威、圣洁、爱情和友情的象征。古今中外，有着许许多多关于珍珠的神话传说，有人说珍珠是神女的眼泪，珍珠将为人类带来美好、幸福；也有传说，每当海上升明月，珠蚌即浮上水面，对着天空打开贝扇，让内里的珍珠吸取月华，滋养生命。西方传说中珍珠是月神的宝石，是月神的眼泪滴到蚌壳内而生成了珍珠。在印度神话中，珍珠具有强大的守护力量。据说，文艺复兴时期的名画《维纳斯诞生》就描绘了珍珠形成的神话故事：维纳斯女神随着一扇张开的巨贝徐徐浮出海面，睁开惺忪的双眼，摇曳身姿，身上落下许多水滴，顷刻变成粒粒洁白的珍珠。由此可见，每一颗珍珠都是美神的化身，美神的恩赐。

在入时的珠宝首饰中，珍珠是流行的宝饰之一；而在世界的珠宝习俗中，被誉为“康寿之石”，是6月份的诞生石，象征着健康、富足和长寿，也有着“宝石皇后”的美称。

除作为贵重装饰品外，珍珠也是一种重要的药材。珍珠中含有铁、铝、镁、锰、铜、硒、银、锌等十多种微量元素，尤其硒、锗等微量元素是难得的防癌、抗衰老的物质。它还具有安神定惊、清热益阴、明目解毒、收口生肌等功效。珍珠中所含的多种氨基酸，对缺铁性贫血、十二指肠溃疡、关节炎、肝炎、肝硬化等疾病有治疗效果。常服还能增强新陈代谢的功能，促进表面细胞的再生，使皮肤柔嫩、洁白、细腻、滋润、光滑，能减少皱纹、防止衰老、焕发青春。

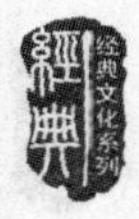

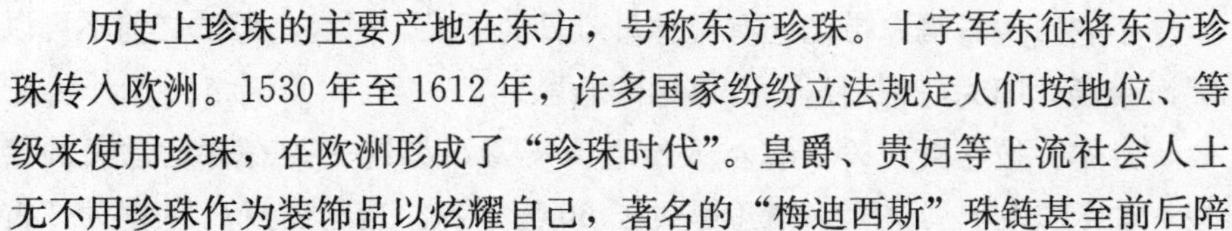

历史上珍珠的主要产地在东方，号称东方珍珠。十字军东征将东方珍珠传入欧洲。1530年至1612年，许多国家纷纷立法规定人们按地位、等级来使用珍珠，在欧洲形成了“珍珠时代”。皇爵、贵妇等上流社会人士无不用珍珠作为装饰品以炫耀自己，著名的“梅迪西斯”珠链甚至前后陪伴了14位女王。贵族阶层的窈窕淑女非常珍视优雅的珍珠饰品，因为他们相信，这种光彩奕奕的珠宝所具有的魔力将保护他们免受伤害。确实，具有关资料记录：女士佩戴珍珠首饰能治疗某种病。在月经期间、更年期，珍珠可以起到较好的调节、缓和作用，还可防治慢性咽喉炎及甲状腺病等，同时使皮肤格外光洁、细腻。早晚用珍珠轻轻按摩皮肤，有护肤、美容和去斑、消皱的作用。

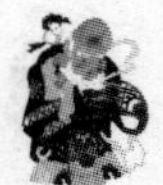

时至今日，珍珠首饰更是“集万千宠爱于一身”。无论是英国前首相撒切尔夫人，还是前美国第一夫人南希女士，对珍珠都是百般钟爱。究其原因，除了其尊贵与优雅的气质以外，它特有的养生功效也是其中的重要原因。

第二节 古风别韵——东方长寿文化习俗

一、注重生命庆典的亚洲寿诞

印度：在黎明前祈寿和祝福。印度人过生日有宗教色彩，必须在黎明前祈祷和祝福。

泰国：夜晚点燃两只长蜡烛。泰国人在生日前的夜晚要点燃两支长蜡烛，一支同过生日者一样高，以求长寿。如果过早熄灭，则是不祥之兆。

韩国：60岁花甲寿筵。60周岁生日称花甲，而祝贺花甲是家庭的一件大事。仪式一般在长子家中进行，亲戚朋友也来祝寿。祝寿仪式也很隆重，儿孙、亲朋按辈份依次施礼，赠送礼品，祝老人长寿。70周岁为进甲。其祝贺仪式与花甲相同。花甲宴服是子女们为花甲的父母举办的仪式，祝父母身体健康、长寿，并摆上宴席祝寿。花甲宴的男性穿戴金冠草服；女性穿小礼服一唐装。另外，韩国人过生日的时候都会喝海带汤。海带是韩国最普遍的食物之一，韩国人从过生日、坐月子到吃早餐，顿顿都少不了它。生日喝海带汤还有纪念母难日的意义。但是，考试之前不可以喝海带汤，因为海带很滑，有落第的意思。

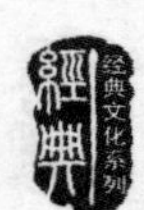

日本：按年龄祝寿。日本人给老人祝寿，都选一些有特定意义的年岁，如61岁为“还历”，意思是过了60为1岁，返老还童；70岁为“古

稀”；77 岁为“喜寿”；88 岁为“米寿”，因汉字“米”拆开可变成八十八；99 岁为“白寿”，因为“白”字上面加一横为“百”。

菲律宾：蛋糕、面条和弥撒祷告。菲律宾的生日习俗是东西文化的结合。生日蛋糕大小不一、式样各异。生日庆典上吃象征长寿的面条，屋子里悬挂气球和彩色陶罐。生日那天早上，全家人要去教堂做弥撒，感谢上帝。

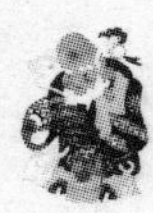

二、韩国七夕求长寿

自古以来在中国，每年农历的七月七日是传说中的牛郎织女相会的日子，是一个纯粹和爱情有关的节日，可以说是中国的情人节，但在汉代只是一个乞巧的风俗。七夕最具代表性的风俗就是祈求织女星，希望自己也跟织女一样有着灵巧的手。当天早晨妇女们把香瓜、黄瓜等瓜果放在桌子上磕头祈求，让女人们织布的手艺越来越好。过一会儿，如果桌上摆的瓜果上面有蜘蛛网的话，就认为天仙答应了她们的要求。或者她们会在酱缸台上面摆放着井华水（早晨担的第一桶井水），在盘子里装着灰抹平放在那上面，祈求自己有针线活的手艺。第二天如果在灰上有什么痕迹就相信有灵验了。之所以盛行这种风俗，是因为人们把织女当成了在天上管针线活的神。

当这个节日在唐代传到韩国以后，它的内容变得更为丰富，同时也包含着对亲人长寿的美好憧憬。在崔南善的《朝鲜常识》中记载着、七夕原来是中国的习俗传到了韩国，恭愍王（高丽第 31 代王）跟蒙古王后一起祭拜牵牛（牛郎）和织女，并在那天把俸禄给百官们。到了朝鲜王朝在宫廷里摆宴会，给儒生们实行节日制的科举。在韩国，七夕那天，各个家庭都摆着麦煎饼和今年第一次收获的水果，女人们在酱缸台上摆着井华水祈求家人长寿，祈求家庭平安无事。而且，韩国有些地方在那天也祭拜举行祈求丰收的田祭。在中部地方有“迎接七夕”的风俗，这是一种让巫婆祈求子女安然无恙的仪式。

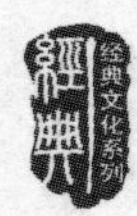

今日的七夕风俗已演变成用牵牛（牛郎）和织女的传说给充满童心的世界增添一个梦想而已。现在的韩国年轻人对传统七夕关注的也并不多，他们只会借着这一天的机会在一起约会、吃饭、互送礼物。

三、日本的“老人节”

日本不仅老人多，同时也是一个有尊老敬老传统的国家。社会流行长者为尊的风尚，行路、乘车、入座、购物必优待老人。在家庭里，长者更具尊严，常常是一言堂。而社会、团体、学校甚至政府领导人中也是老人居多。每到“老人节”时，日本常掀起一个敬老热潮，热烈之情，颇为感人。

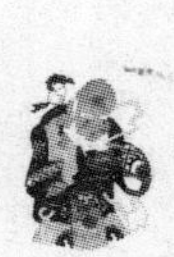

日本的“老人节”在9月15日，也叫“全国敬老日”，敬老活动常从15日持续至20日。此时的日本秋高气爽，气候宜人，是一年中最好的季节，适宜人们参加户外活动。老人们会由团体组织或三三两两的自由结合，参加登山、下海、入林、踏野活动，锻炼身体、抒发情怀。许多老人还特意到富士山参加攀登活动，以示不老。家庭也有敬老聚会，在外地的子女常会赶回来，向老人献花献礼，孩子们也会唱起尊老歌曲。也有的家庭乘此良机一起到郊外旅游，点篝火、吃野餐，让老人高兴地度过节日。老人们肯会组织起来，排练节目，到社区表演，一展老人的风采。他们还将自己创作的诗歌、书法、美术、工艺作品集中起来，举办展览。节日中最盛大的活动是“全国老人健步大会”，这些由各地选派出的70岁以上的老人，到东京参加环绕皇宫跑一圈的体育比赛，优胜者获奖。届时，街道上站满参观的人，他们为参赛者鼓掌加油，情绪十分热烈。健步大会显示出老年人生命不息、活动不止的深刻内涵，所以受到社会赞许，也更受到老人们欢迎。

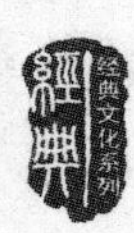

图书在版编目（CIP）数据

中国世界长寿文化/刘丽芳编著. —北京：时事出版社，2007.1
ISBN 978-7-80232-041-3

Ⅰ. 中…　Ⅱ. 刘…　Ⅲ. 长寿—文化—研究　Ⅳ. R161.7

中国版本图书馆 CIP 数据核字（2006）第 157535 号

出 版 发 行：时事出版社
地　　　址：北京市海淀区万寿寺甲 2 号
邮　　　编：100081
发 行 热 线：（010）88547590　88547591
读者服务部：（010）88547595
传　　　真：（010）68418647
电 子 邮 箱：shishichubanshe@sina. com
网　　　址：www. shishishe. com
印　　　刷：北京百善印刷厂

开本：787×1092　1/16　印张：22. 375　字数：370 千字
2007 年 1月第 1版　2007 年 6 月第 2 次印刷
定价：35.00 元